Yoga Walk

Dieses Buch wurde gefördert im Rahmen des Stipendienprogramms der VG WORT in NEUSTART KULTUR der Beauftragten der Bundesregierung für Kultur und Medien.

NEU START KULTUR

Allgemeine Hinweise:

Aus Gründen der besseren Lesbarkeit wird bei Personenbezeichnungen die männliche Sprachform verwendet. Gemeint ist sowohl die männliche als auch die weibliche und die diverse Form.

Das vorliegende Buch wurde sorgfältig erarbeitet. Dennoch erfolgen alle Angaben ohne Gewähr. Weder die Autorin noch der Verlag können für eventuelle Nachteile oder Schäden, die aus den im Buch vorgestellten Informationen resultieren, Haftung übernehmen.

Sollte diese Publikation Links auf Websiten Dritter enthalten, so übernehmen wir für deren Inhalte keine Haftung, da wir uns diese nicht zu eigen machen, sondern lediglich auf deren Stand zum Zeitpunkt der Erstveröffentlichung verweisen.

KERSTIN KLIMENTA

YOGA WALK

Bewegte Entspannung in der Natur

Mit Audio- und Videodateien

Atemübungen · Asanas im Stehen · Yogaflows

Meyer & Meyer Verlag

Yoga Walk

Bibliografische Information der Deutschen Nationalbibliothek
Die Deutsche Nationalbibliothek verzeichnet diese Publikation in der Deutschen Nationalbibliografie; detaillierte bibliografische Details sind im Internet über <http://dnb.d-nb.de> abrufbar.

Auckland, Beirut, Dubai, Hägendorf, Hongkong, Indianapolis, Kairo, Kapstadt,
Manila, Maidenhead, Neu-Delhi, Singapur, Sydney, Teheran, Wien
Member of the World Sport Publishers' Association (WSPA)
Gesamtherstellung: Print Consult GmbH, München

FSC www.fsc.org MIX Papier | Fördert gute Waldnutzung FSC® C084279

ISBN 978-3-8403-7812-6
E-Mail: verlag@m-m-sports.com
www.dersportverlag.de

INHALT

Exkurse

VORWORT

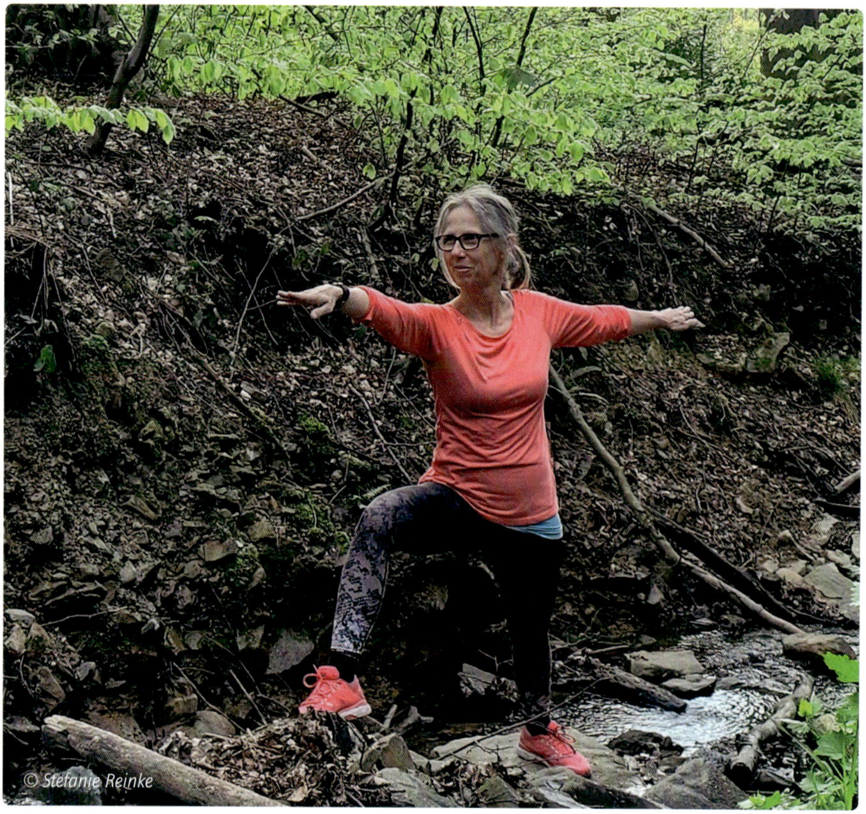

Als ich anfing, Yoga zu unterrichten und noch kein Geld für einen Yogaraum hatte, entstand die Idee, Yoga einfach mit nach draußen zu nehmen.

Da ich mit meinem Hund viel in Wald und Flur spazieren gehe, habe ich auf unseren Touren immer mal wieder verschiedene Achtsamkeitsübungen mitgenommen und festgestellt, dass ich auch unterwegs das „Affentheater" im Geist prima bändigen kann.

Ich experimentierte mit verschiedensten Übungen herum, bis daraus (m)ein „Yoga Walk" entstand, der ein gezieltes Achtsamkeits- und Atemtraining, verbunden mit stehenden Yogasequenzen, beinhaltet, für das keine Matte erforderlich ist und das im Grunde „ortsunabhängig" durchgeführt werden kann.

Leider geriet er dann erst mal etwas in Vergessenheit, bis Corona kam.

Diese schwierige Zeit hat mir einmal mehr gezeigt, wie heilsam der Yoga Walk ist. In der Natur ist es so viel leichter, wirklich zur Ruhe zu kommen und neue Energien zu tanken und Kraft zu schöpfen. Die Kombination der einzelnen Übungen in der Natur ist einfach Balsam für Körper, Geist und Seele.

Dabei schulen die Achtsamkeits- und Meditationsübungen die Konzentration, wirken beruhigend und entspannend und helfen dabei, Stück für Stück die Kontrolle über den Geist wiederzuerlangen. Dafür ist es also nicht zwingend notwendig, stundenlang still auf einem Kissen zu sitzen; man kann viele Übungen unterwegs machen.

Für mich persönlich fühlt es sich effektiver und auch nachhaltiger an, denn durch die Natur und die frische Luft komme ich viel leichter und tiefer zu mir selbst. Zudem hilft mir der Yoga Walk auch dabei, Achtsamkeit besser in meinen Alltag zu integrieren.

In die Übungsphasen des Walks werden auch verschiedene Yogaflows (überwiegend stehende Sequenzen) sowie einzelne Asanas integriert. Die Übungen sorgen dafür, dass unser Körper geschmeidig und flexibel bleibt. Verspannungen können gelöst werden und Schmerzen aller Art kann vorgebeugt oder sie können gelindert werden. Darüber hinaus wird die Körperwahrnehmung geschult.

Und natürlich dürfen Atemübungen nicht fehlen, schließlich ist der Atem unser Lebenselixier. Atem und Yoga gehören einfach zusammen.

Zu allen Phasen des Yoga Walks stelle ich viele effektive Übungen vor, die du individuell und nach deinen persönlichen Vorlieben zusammenstellen und miteinander kombinieren kannst.

Wenn du dich anfangs lieber erst mal „führen" lässt: Ich stelle den Lesern dieses Buchs eine kostenlose Audiodatei für einen Yoga Walk zur Verfügung. Wer eher visuell veranlagt ist, bekommt die Möglichkeit, sich die von mir in der Audiodatei angeleiteten Übungen vorab auf einem Video anzuschauen, sodass du auch siehst, wie die entsprechenden Übungen ausgeführt werden.

Ich wünsche dir jedenfalls viel Freude bei der Lektüre und auf deinem Weg und hoffe, dich mit meinen „Yoga to go" inspirieren zu können.

Kerstin Klimenta

BEVOR ES LOSGEHT

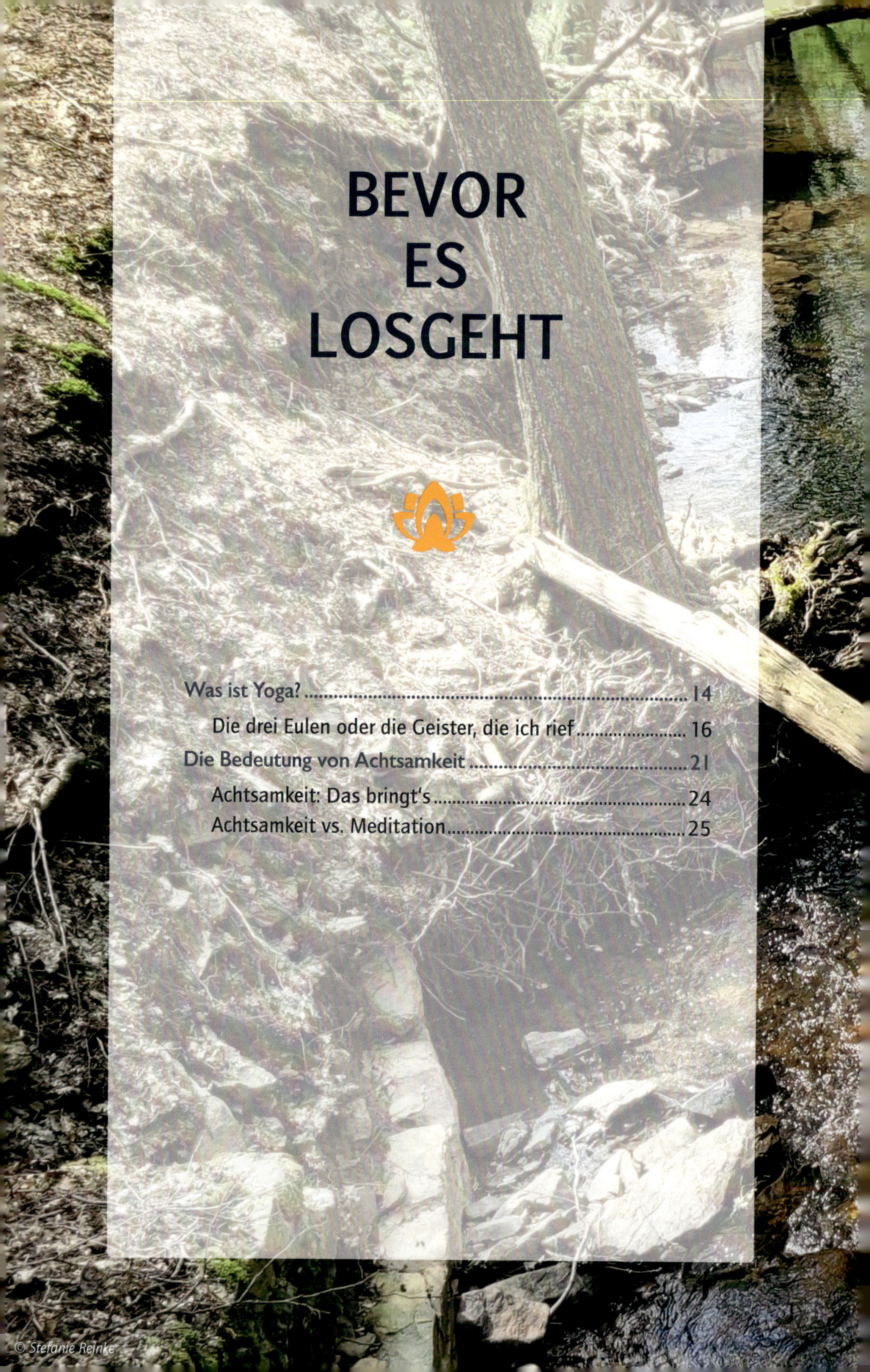

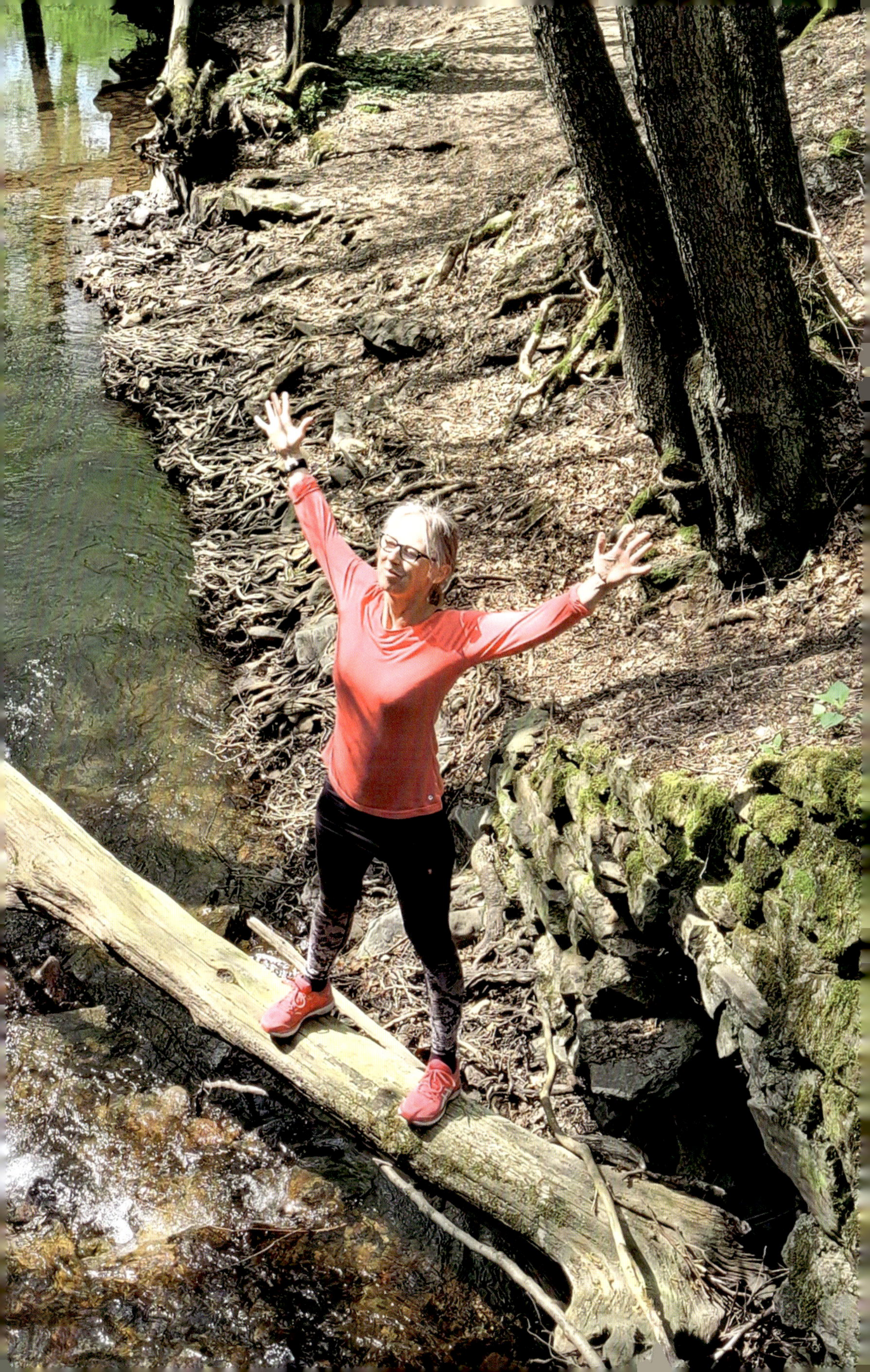

Bevor es richtig „losgeht", möchte ich zunächst kurz auf ein paar Begrifflichkeiten eingehen, die für dieses Buch wichtig sind. Für alle, die zum ersten Mal mit „Yoga" in Berührung kommen, erkläre ich kurz, was Yoga überhaupt ist.

Und da Achtsamkeit im Yoga Walk eine große Rolle spielt, gehe ich auch darauf näher ein. Außerdem möchte ich eine schöne Yogageschichte mit dir teilen, die dir deine drei „Mitbewohner" einmal vorstellt.

Was ist Yoga?

Yoga ist eine der sechs klassischen Schulen der indischen Philosophie, die auch Darshanas genannt werden. Es ist eine der ältesten Lehren und Methoden, die sich mit der Gesamtheit des Menschen – Körper, Seele und Geist – und seiner Harmonie und Einheit beschäftigt.

Als Begründer des klassisch-philosophischen Weges – der bis heute Gültigkeit hat – wird Pantanjali genannt und er definiert Yoga als ein Zur-Ruhe-Kommen der sich ständig verändernden mentalen Muster. Sein Werk, das *Yoga-Sutra*, ist ein praktischer Leitfaden, um dem Zustand der inneren Freiheit (Kaivalya) näherzukommen ...

Das Herzstück dieses Leitfades ist der achtgliedrige Pfad (Ashtanga Marga), der folgende Punkte beinhaltet:

1. Yamas – der Umgang mit anderen Menschen, Lebewesen, der Umwelt
2. Niyamas – der Umgang mit sich selbst
3. Asana – der Umgang mit dem Körper
4. Pranayama – der Umgang mit dem Atem/bewusste Beherrschung/Regulierung des Atems
5. Pratyahara – der Umgang mit den Sinnen
   6.-8. Samyama – der Umgang mit dem Geist
6. Dharana – Konzentration: den Geist schulen und auf die Meditation vorbereiten
7. Dhyana – Meditation
8. Samadhi – das Höchste, die innere Freiheit, Erleuchtung, Erwachen

Dieser klassische philosophische Yogaweg, wie ihn Pantanjali beschreibt, wird auch als Raja-Yoga bezeichnet, der Königsweg. Es ist ein rein spiritueller Weg, der darauf abzielt, die Kontrolle über den Geist wiederzuerlangen.

Es gibt auch noch andere Yogawege, von denen der heute populärste und bekannteste Weg der des körperlich orientierten Hatha-Yoga ist. „Ha" heißt „Sonne" und spricht die männliche (aktivierende, wärmende) Energie an, und „tha" heißt „Mond", was für die weibliche (aufbauende, kühlende) Energie steht. Und diese Energien gilt es, mit Körper-, Atem- und Entspannungsübungen auszugleichen.

Aus dem Hatha-Yoga haben sich bis heute unzählige Yogastile entwickelt. Welchen Yogaweg wir auch immer beschreiten und welchen Stil wir üben – alle haben das gleiche Ziel: die Selbsterkenntnis. Wenn wir uns also wirklich auf diesen Weg einlassen, begeben wir uns auf eine spannende Reise ins Innere, um Freiheit (Kaivalya) zu erlangen. Es ist ein Weg, der uns allmählich vom Haben (Äußeres) ins Sein (Inneres) führt.

Die gesellschaftlich herausfordernden Zeiten wecken in vielen Menschen den Wunsch nach einem höheren Sinn, nach Gemeinschaft und innerem Frieden, was erklärt, warum Yoga in seiner ganzen Bandbreite zunehmend an Popularität und Bedeutung gewinnt. Denn der Weg des Yoga führt uns weg von dem Gefühl der Isolation, Leere und Sinnlosigkeit – im Yoga als Maya (Illusion) bezeichnet – hin zu einem Gefühl der Verbundenheit.

Im Alltag verlieren wir uns gerne in Gedanken und identifizieren uns mit ihnen, was unweigerlich zu Leid führt. Mithilfe zahlreicher Anregungen aus den verschiedenen Schriften, Yogawegen und Yogastilen kann es gelingen, wieder „Herr" über den eigenen Geist zu werden.

Yoga in seiner Vielfalt und Tiefe gibt uns zahlreiche geistige und körperliche Praktiken an die Hand, mit denen wir unseren Geist reinigen und kontrollieren, das Bewusstsein erweitern und am Ende das, was allgemein unter „Erleuchtung" verstanden wird, erlangen können.

Auch der Yoga Walk bedient sich der bewährten Techniken, die als „Yoga to go" einfach „unterwegs" praktiziert werden können.

Im Grunde spielt es überhaupt keine Rolle, wie und warum du zum Yoga gekommen bist oder womit du einsteigst: Es gibt kein Besser oder Schlechter, denn alles ist Yoga. Fange einfach an und finde heraus, was dir guttut. Gehe den Weg für dich und in deinem eigenen Tempo.

Die drei Eulen oder die Geister, die ich rief …

– Eine Geschichte zu den „Gunas" von Kerstin Klimenta

TAMAs Story

Eine der drei Eulen heißt Tamas.

Tamas liebt die Einsamkeit und mag sich nicht so gerne unters Volk mischen. Stattdessen liegt sie lieber auf der Couch oder im Bett und denkt über das Leben nach – am allerliebsten über die Vergangenheit.

Tamas ist oft sehr deprimiert, denn in ihrem Leben ist einiges passiert, was ihr sehr wehgetan hat. Natürlich war auch vieles schön, aber das ist ja jetzt auch vorbei! Das ist alles schrecklich traurig. Und Tamas hat oft Angst, denn es könnte ja sein, dass sie noch einmal so bitter enttäuscht wird.

Tamas mag ihre Arbeit nicht wirklich gerne, aber sie traut sich nicht, etwas Neues anzufangen. Wer weiß, ob dann nicht alles noch schlimmer wird. Und so hat sie wenigstens ihr sicheres Auskommen. Sie würde auch gerne mal wieder tanzen, das hat sie früher so gerne gemacht. Aber was würden die Leute sagen? Vielleicht kann sie es auch gar nicht mehr ….

Tamas wird oft wütend auf Gott und die Welt und versteht einfach nicht, warum es gerade ihr so furchtbar schlecht geht! Sie fragt sich immer wieder, was sie denn wohl Schlimmes getan hat, um mit diesem oder jenem bestraft zu werden.

Ja, Tamas hat es sehr schwer. Und um diese Schwere leichter ertragen zu können, isst sie gerne viel Schokolade oder trinkt Wein. Tamas schaut auch gerne fern – Hauptsache, die Glotze läuft. Für einen kurzen Augenblick findet sie in diesen Dingen Befriedigung und Ablenkung – bis die Nacht kommt … In der Nacht tauchen sie alle wieder auf, die Gespenster der Vergangenheit.

Wenn Tamas mal spazieren geht, dann sieht sie die Schönheit um sich herum nicht, denn ihre Gedanken sind mit den Geistern der Vergangenheit beschäftigt.

Nein, glücklich ist Tamas wahrhaftig nicht …

RAJAs Story

Rajas ist auf Zack und hat immer viel zu tun … Sie ist selten zu Hause. Und wenn sie zu Hause ist, dann kocht sie, macht sauber, arbeitet am Computer, telefoniert, wäscht die Wäsche, sitzt auf ihrem Crosstrainer, schreibt E-Mails oder was sonst so zu tun ist. Am liebsten alles auf einmal!

Rajas ist immer in Action und hat immer viele Ideen. Rajas liebt die Bewegung und mischt sich gerne unters Volk.

Rajas ist immer einen Schritt voraus! Auch in ihren Gedanken.

Rajas lebt für morgen, den Morgen, an dem sie für ihre Mühen belohnt wird.

Während sie Wäsche wäscht, ist sie schon beim Einkauf und während des Einkaufs beim Meeting mit einem Kunden. Rajas ist oft erschöpft, denn sie findet einfach keine Ruhe!

Ganz oft merkt Rajas auch, dass sie neidisch ist auf andere, weil die mehr Erfolg haben, mehr Anerkennung bekommen, mehr Geld verdienen und eben das haben, was Rajas nicht hat. Und dann legt sich Rajas noch mehr ins Zeug, denn sie will mehr! Mehr Erfolg, mehr Anerkennung, mehr Geld, mehr Spaß, mehr Liebe, mehr ... !

Rajas hat viele Bekannte, aber sie hat wenig Zeit, um all diese Bekanntschaften zu pflegen.

Und wenn sie sich mit Bekannten zum Essen oder auf einer Party trifft, ist es oft anstrengend, denn die Gedanken sind oft schon einen Schritt weiter ... Der nächste Termin wartet.

Es fällt ihr schwer, sich mal wirklich hinzusetzen und zu entspannen, weil sie dann Kopfeschmerzen bekommt, so laut ist es in ihrem Kopf ...

Wenn Rajas spazieren geht, sieht sie die Schönheit um sich herum – wenn überhaupt – nur flüchtig aus den Augenwinkeln im Vorbeigehen ... Und dann sind ihre Gedanken schon wieder viel, viel weiter.

Eigentlich läuft es ganz gut bei Rajas, aber nur eigentlich.

Es fehlt was! Nein, richtig glücklich ist Rajas wahrhaftig nicht ...

SATTVAs Story ...

Und dann ist da noch Sattva. Tamas und Rajas sind einfach zu sehr mit dem Gestern und dem Morgen beschäftigt, um Sattva zu bemerken. Dabei wohnt sie auch in der WG.

Sattva ist immer HIER! Sattva lebt im Moment.

Wenn sie kocht, dann kocht sie. Wenn sie arbeitet, dann arbeitet sie. Wenn sie sich mit Freunden trifft, dann ist sie ganz bei den Gesprächen. Sattva strahlt, denn sie hat ein Auge für die schönen Dinge des Lebens. Sattva lebt in diesem Moment und auch wenn er mal nicht so prickelnd ist, weiß sie: Es ist eben nur ein Moment und der vergeht.

Sattva hat nicht mehr und nicht weniger als Tamas und Rajas und auch Sattva hat eine Vergangenheit und ihre Geschichte und vielleicht auch Pläne für die Zukunft, aber Sattva fließt mit dem Leben mit.

Sattva weiß, dass Gedanken und Gefühle kommen und gehen und sie lässt sich davon nicht beherrschen.

Come together ...

Eines Tages begegnen sich die drei zufällig auf einem Spaziergang.

Tamas ist gerade noch mit einem alten Gedanken beschäftigt, als sie auf einmal Sattva bemerkt. „Was machst du denn da, du siehst so glücklich aus?", fragt sie Sattva verwundert. „Ich gehe spazieren und genieße diesen Moment mit allen Sinnen", antwortet Sattva, „ich atme und bin einfach hier."

Rajas ist wieder einmal bei der gedanklichen Planung des nächsten Tages, als sie ganz plötzlich Sattva bemerkt. „Was machst du da, du bist so ruhig und ausgeglichen?", fragt sie Sattva neugierig. „Ich gehe spazieren und genieße diesen Moment mit allen Sinnen", antwortet Sattva, „ich atme und bin einfach hier."

Tamas guckt sich verwundert um und nimmt auf einmal die Umgebung wahr. Sieht die wunderschönen Blumen am Wegesrand! Waren die schon immer da? Sie vernimmt das Zwitschern der Vögel und hört die Blätter rauschen. Der zarte Luftzug streichelt ihre Haut. Ist das HIER wunderschön! Und vergisst dabei das Gestern. Die Geister der Vergangenheit lösen sich in Luft auf ...

Und Rajas verlangsamt ihren Schritt, kann jetzt alles in Ruhe betrachten. Sie ist fasziniert von dem kleinen Wunder, das einfach da ist! War es immer schon da? Und dann spürt sie ihren Atem! Mit jedem Atemzug wird er ruhiger und gleichmäßiger. HIER ist es einfach genial! Und vergisst dabei das Morgen. Die Geister der Zukunft lösen sich in Luft auf ...

Denn genau HIER spielt das Leben.

Wir alle haben sie in uns, die drei „Eulen" – mal Tamas, mal Rajas, aber auch Sattva ist da!

Bleibe stehen, spüre in dich hinein, spüre den Atem, nimm den Moment wahr – dann findest du sie!

Sattva ist HIER! In diesem Moment! Lasse ihn zu und genieße den Tanz des Lebens!

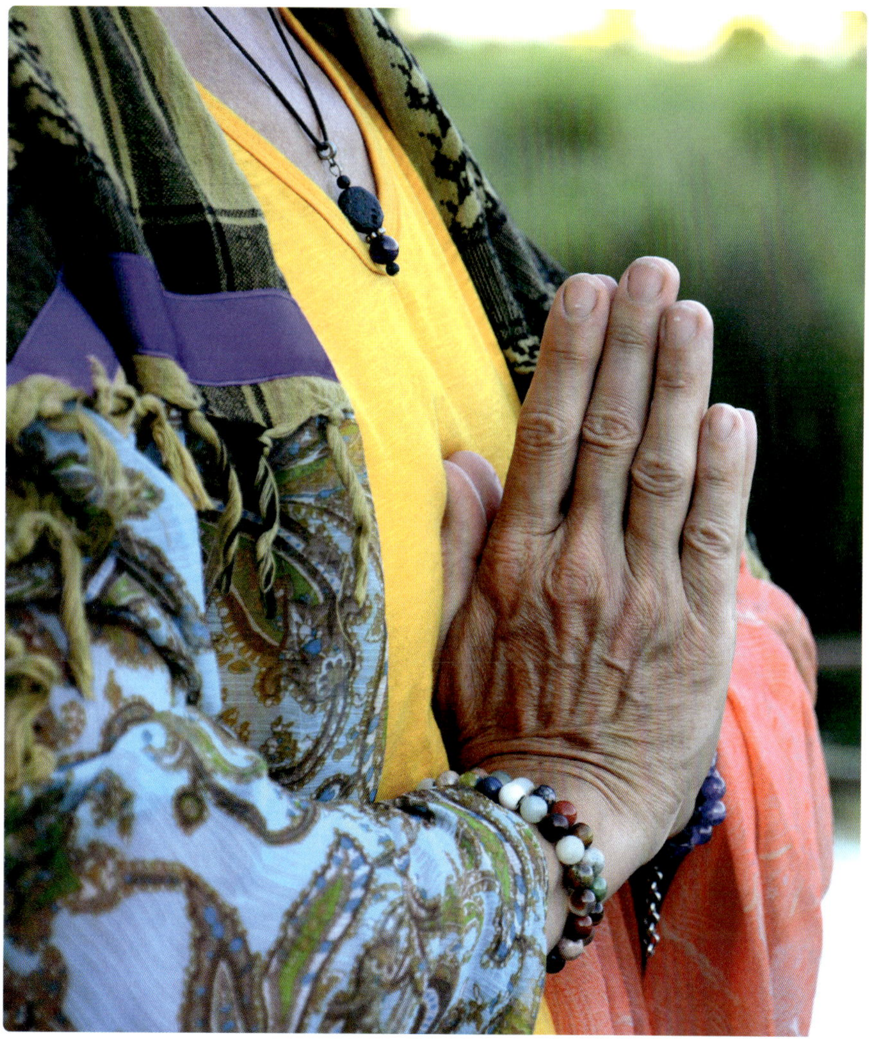

INFO

Die Gunas und die Kleshas

Tamas, Rajas und Sattva werden im Yoga die drei Gunas genannt, Eigenschaften, die uns allen zugrunde liegen.

Tamas steht – kurz zusammengefasst – für das Dunkle, Schwere, Trägheit, Faulheit.

Rajas können unter anderem die Begriffe Leidenschaft, Dynamik, Bewegung und Entwicklung zugeordnet werden.

Sattva steht für Klarheit, Ruhe, Hamonie, Güte, Licht oder auch Gegenwärtigkeit.

Tamas spielt sich in der Vergangenheit ab, Rajas in der Zukunft, Sattva ist gegenwärtig. Und genau diese Eigenschaft in uns wird im Yoga Walk gestärkt.

Die Hindernisse im Geist, die uns davon abhalten, unsere wahres Selbst zu leben, werden im Yoga als „Kleshas" bezeichnet. Und diese Hindernisse führen letztlich immer zu Leid.

Es werden fünf Kleshas unterschieden:

Mit **Avidya** ist eine grundlegende Unwissenheit gemeint. Sie wird gerne als eine Art „Nebel" bezeichnet, der unsere Wahrnehmung trübt und kein klares Denken/kein klares Bild zulässt. Der „unwissende Mensch" schöpft aus seinem „subjektiven Wissen", was er in der Vergangenheit angehäuft hat. Eine objektive Wahrnehmung ist so nicht (mehr) möglich. Aus *Avidya* erwachsen die vier übrigen Kleshas.

Asmita bezeichnet die Identifizierung mit dem Ego/dem Denken. Es resultiert aus der Verwechslung unseres unsterblichen Wesenskerns *(Drasta)* mit dem sterblichen und meinenden Selbst *(Citta)*. Asmita führt dazu, dass wir uns getrennt von anderen sehen. Es kann sich in übertriebenem oder mangelndem Selbstwertgefühl äußern.

Raga ist das Verlangen, etwas unbedingt haben oder behalten zu wollen. Es entsteht zumeist durch positive Erfahrungen, die wir in Bezug auf ein Objekt, eine Situation oder einen Menschen gemacht haben und diese wollen wir aufrechterhalten oder wiederholen. Raga ist z. B. der Auslöser diverser Süchte.

Dvesha bezeichnet die Abneigung/Ablehnung und meint im Gegensatz zu Raga, dass wir etwas ablehnen/unbedingt loswerden wollen. Das kann eine Krankheit sein, ein Schicksalsschlag oder einfach schlechte Erfahrung, die wir gemacht haben und die sich nicht wiederholen soll.

Abhinivesha: Sie bezeichnet die Angst im Allgemeinen und die Angst vor dem Tod im Besonderen. Angst kann zu großem Leid führen, da sie bisweilen lähmt und uns unfrei macht.

Je mehr wir unsere sattvische Seite stärken und die Achtsamkeit schulen, desto leichter wird es uns auf Dauer fallen, die Hindernisse im Geist zu erkennen und aus dem Weg zu räumen.

Die Bedeutung von Achtsamkeit

Da Achtsamkeit für den Yoga Walk eine große Bedeutung hat, möchte ich noch einmal kurz erläutern, was ich unter Achtsamkeit verstehe.

Forscher haben herausgefunden, dass uns etwa 60.000 Gedanken am Tag durch den Kopf gehen, die meisten davon sind nicht nur überflüssig, sondern auch noch destruktiv und dabei meist völlig unbewusst und geprägt von den frühen oder auch späteren Konditionierungen, die sich im Laufe der Jahre gefestigt haben und daher nicht mal eben so abzuschütteln sind.

Und diese unbewusste Dauerbeschallung kann dafür sorgen, dass wir zu „Marionetten" unseres unbewussten Geistes werden.

Allein schon die Zahl ist unfassbar! Da ist also jemand in unserem Kopf, der permanent irgendwas, meist unwichtiges Zeug, erzählt. Allein die Vorstellung lässt einen unruhig werden, oder?

Und wenn wir dann mal zur Ruhe kommen wollen, tobt der Mob im Kopf so richtig los! Dann wird uns der Lärm erst bewusst und natürlich möchte man ihn am liebsten sofort stoppen. Das ist auch der Grund, warum sich viele Menschen wie die beiden Eulen Tamas und Rajas verhalten und sich mit irgendetwas ablenken.

Doch Ablenkung – in welcher Form auch immer – ist keine Lösung. Der Lärm wird nicht gestoppt, im Gegenteil.

Mit Achtsamkeit hingegen kannst du dieses Hamsterrad durchbrechen, Bewusstheit schaffen und den Geist im Zaum halten – so lange, bis wir irgendwann die Zügel wieder selbst in den Händen halten und ein bewusstes Programm auswählen.

Jiddu Krishnamurti, ein indischer Philosoph, bringt die Bedeutung von Achtsamkeit in einem Satz auf den Punkt: ***Achtsamkeit ist ein aufmerksames Beobachten, ein Gewahrsein, das völlig frei von Motiven oder Wünschen ist, ein Beobachten ohne jegliche Interpretation oder Verzerrung.***

Um dahin zu kommen, bedarf es einer bestimmten inneren Ausrichtung, welche die Grundlage jeder Achtsamkeitsübung bildet. Und diese Ausrichtung zu entwickeln und zu verinnerlichen, ist ein Prozess, der letztlich so lange andauern wird, wie du Achtsamkeit kultivierst.

Am Anfang ist das nicht ganz einfach, aber je mehr wir üben, desto länger werden die achtsamen Augenblicke und wir werden irgendwann direkt merken, wenn wir uns in Gedanken „verlieren". Durch diese Bewusstheit ist es uns dann möglich, einen Schritt zurückzutreten.

Werte wie Akzeptanz, Offenheit, Neutralität, Vertrauen, Absichtslosigkeit und Geduld gehören zu den „Grundpfeilern" von Achtsamkeit.

Akzeptanz beschreibt eine offene und interessierte Einstellung, mit der wir bereit sind, allem ins Auge zu blicken, was der Fluss des Lebens mit sich bringt und dazu gehören eben auch unerwünschte Situationen, Momente, die Widerstände in uns auslösen.

Eben jene inneren Widerstände und das Ablehnen einer unabänderlichen Situation verbraucht unendlich viel Kraft und verhindert eine Veränderung.

Erst dann, wenn wir der Tatsache ins Auge blicken, können sich neue, heilsame Wege auftun.

Akzeptanz hat absolut nichts mit Gleichgültigkeit zu tun. Wenn die Situation, die dir zu schaffen macht, durch dein Tun und Handeln positiv verändert werden kann, solltest du hier natürlich aktiv werden. Akzeptanz bedeutet, der Wahrheit ins Auge zu blicken und sie zu akzeptieren, so unangenehm sie im ersten Augenblick auch sein mag.

Erwartungen, Wünsche oder auch Vergleiche sind weitere Stolpersteine auf dem achtsamen Weg. Wenn du diese Eigenschaften mit in die Übungen und Meditationen nimmst, bist du nicht mehr offen für das, was der Moment tatsächlich bringt. Offenheit nimmt unvoreingenommen jedes Erleben auf, gleichgültig, was es ist.

Jede Art von Erfahrung, ob angenehm, unangenehm oder neutral – jede Sinneswahrnehmung, jeder Gedanke, jedes Gefühl, jede Körperempfindung –, alles wird wertungsfrei zur Kenntnis genommen.

Wer sich dafür entscheidet, achtsamer durchs Leben zu gehen, wird dafür oft Gründe haben, die mit der Erwartungshaltung oder Wünschen einhergehen. Umso wichtiger ist es, dass du dir immer wieder bewusst machst, dass du nicht auf irgendetwas hinarbeitest und auch nichts erreichen möchtest. Beabsichtige nichts, denn je mehr du dich auf den gegenwärtigen Augenblick einlassen kannst, desto leichter kann sich die Wirkung entfalten.

Und das Allerwichtigste: Bleibe geduldig, denn der Weg der Veränderung braucht einfach Zeit. Es wird immer Tage geben, da wird es dir schwerfallen und dein Geist wird sich ständig zu Wort melden. Bleibe einfach am Ball und wann immer du das Geplappere bemerkst, lasse los und kehre zum gegenwärtigen Augenblick bzw. zu deinem Anker – der jeweiligen Achtsamkeitsübung – zurück.

Wie schwer es am Anfang auch sein mag, jeder achtsame Augenblick ist wert- und wirkungsvoll!

> *„Jeder Moment von Achtsamkeit ist eine Bekräftigung für das Leben. Jeder Moment von Achtsamkeit zählt.“ – Jack Kornfield*

Und mit der Zeit wächst das Vertrauen in dich und deine Intuition. Du wirst erkennen, was dir wirklich guttut und was nicht.

Also: Lasse dich einfach drauf ein und lege los. Denn jede Reise beginnt mit dem ersten Schritt. Es lohnt sich!

PRAXISTIPP

Achtsamkeit: Das bringt‘s

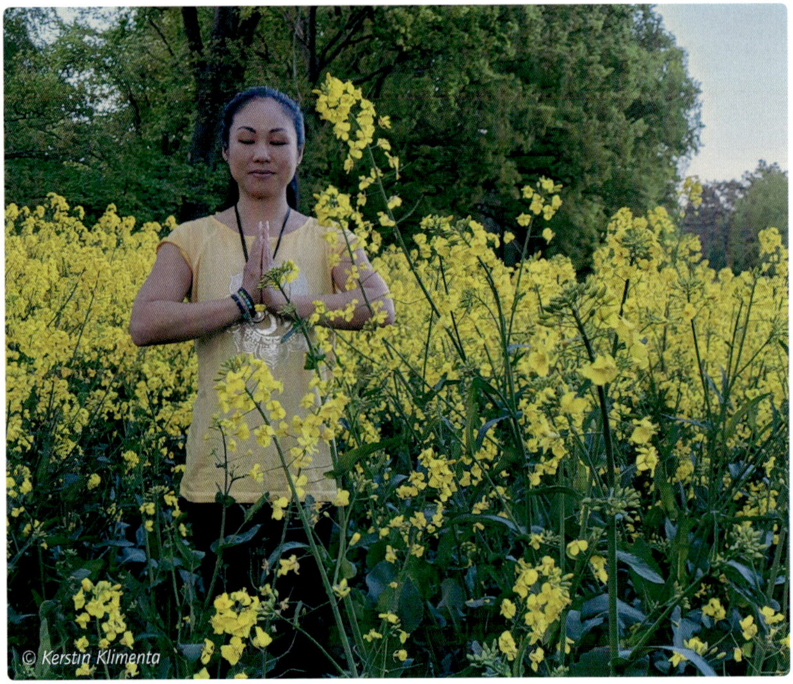
© Kerstin Klimenta

Wer sich regelmäßig in Achtsamkeit übt …

- hat mehr Kontrolle über seine Gedanken.
- erkennt destruktive Gedanken und Handlungen schneller und kann somit schneller auf ein konstruktives Programm umswitchen.
- ist weniger von äußeren Faktoren beeinflussbar.
- kann sich besser auf die wichtigen Dinge im Leben fokussieren.
- reduziert nachhaltig körperliche Beschwerden.
- arbeitet konzentrierter und produktiver.
- ist entspannter und zufriedener.
- kommt besser mit seinen Mitmenschen klar/verbessert die Qualität seiner Beziehungen auf allen Ebenen.

INFO

Achtsamkeit vs. Meditation

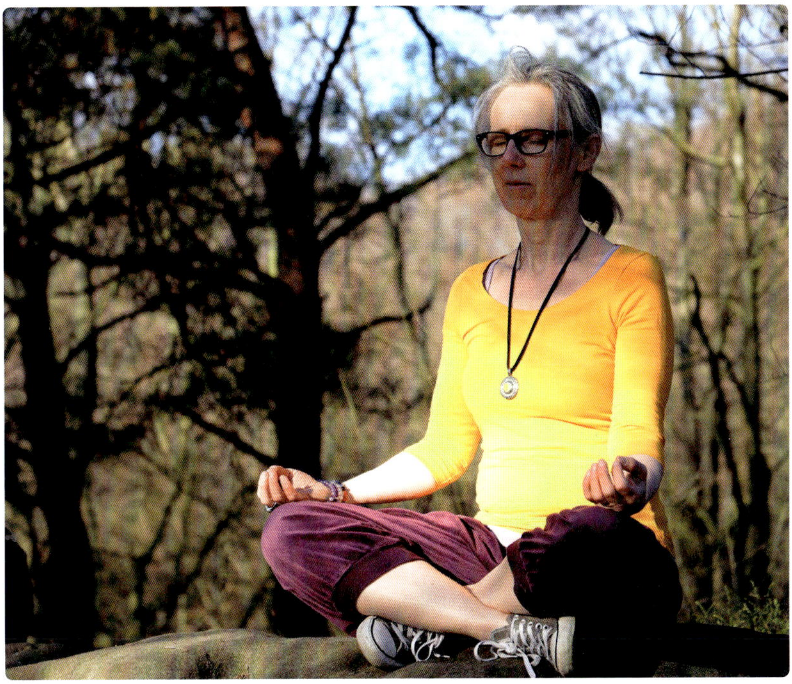

Achtsamkeit kann – wie ausführlich beschrieben – als eine Wahrnehmungsschulung und Meditation als Konzentrationsschulung bezeichnet werden.

In einer Meditation geht es meist darum, die Sinne zurückzuziehen und sich auf ein „Bild"/eine „Sache" zu konzentrieren, sei es ein Mantra, ein inneres Bild, ein Gefühl unter anderem mit dem „Ziel", den Geist zur Ruhe zu bringen.

Es gibt unzählige Arten von „Achtsamkeitsübungen" und „Meditationen" und sicherlich gibt es hier auch gelegentlich Überschneidungen. Und im Grunde spielt es auch keine Rolle, denn es sind nur Begrifflichkeiten.

All diese „Techniken" unterstützen uns dabei, die Konzentration und die Wahrnehmung zu schulen und damit unseren Affengeist im Zaum zu halten.

Probiere einfach ein paar Übungen aus und finde so heraus, was dir persönlich guttut und hilft.

DER YOGA WALK IM ÜBERBLICK

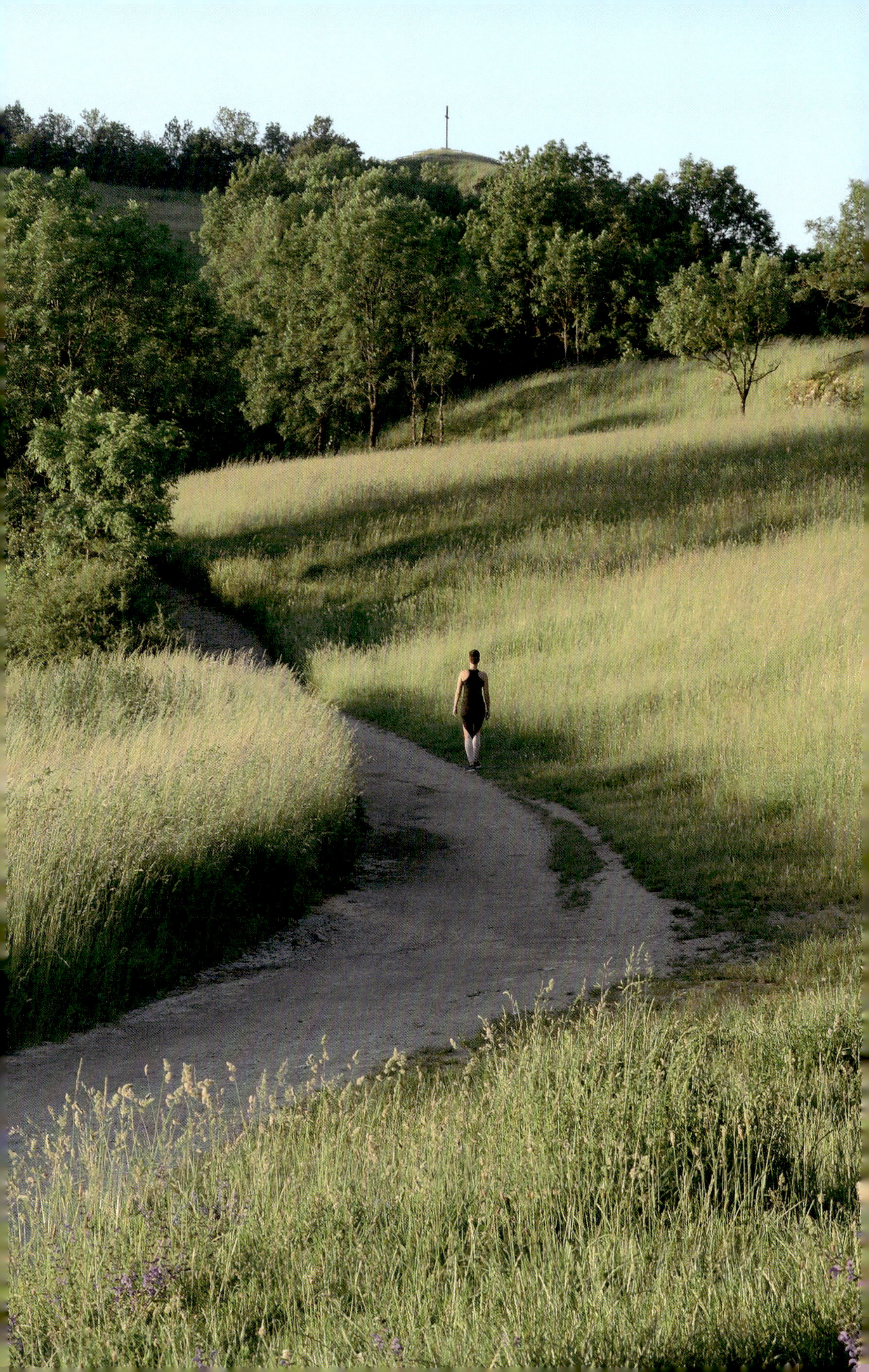

Der Yoga Walk verbindet Achtsamkeits-, Atem-, Yoga- und Meditationsübungen mit einem „bewussten Spaziergang/bewusstem Gehen/Walken/Laufen".

Am schönsten ist es in der Natur etwas abseits vom „Schuss", aber wenn du in der Stadt wohnst, kannst du ihn auch in einem Park oder in ähnlichem Gelände praktizieren.

Das Besondere am Yoga Walk ist, dass du wirklich nichts brauchst, außer dem Wetter entsprechende Kleidung.

Wenn du dich erst mal „führen" lassen möchtest, dann solltest du noch (d)ein Handy/MP3-Player und Kopfhörer dabeihaben. Wenn du dich dafür entscheidest, die Audiodatei über das Handy abspielen zu lassen, dann stelle es während des Yoga Walks auf den Flugmodus, damit du nicht gestört wirst.

Die Länge und die Phasen des Yoga Walks bestimmst am Ende natürlich du selbst.

Der Yoga Walk in seinen einzelnen Phasen hilft dir dabei, innerlich zur Ruhe zu kommen, deine Mitte zu finden und die Eigenschaften der dritten, in den meisten „Geist-WGs" eher schüchternen Eule Sattva (vgl. S. 17f.) zum Vorschein kommen zu lassen.

So nutzt du dieses Buch

In **„Bevor es losgeht" (S. 12 ff.)** mache ich dich mit Begrifflichkeiten, die für den Yoga Walk wichtig sind, vertraut.

Beim **„Yoga Walk im Überblick" (S. 26 ff.)** erfährst du, wie der Yoga Walk aufgebaut und zu praktizieren ist.

Aus den ab S. 39ff. vorgestellten Übungen kannst du dir deinen persönlichen Yoga Walk immer wieder neu zusammenstellen. Du musst dieses Buch also nicht von hinten bis vorne durchlesen. Sobald du verstanden hast, worum es im Yoga Walk geht, pickst du dir die für dich relevanten Übungen heraus und nimmst sie dann mit auf deine Auszeit in der Natur.

Die **Achtsamkeitsübungen (S. 39 ff.)** sind bestens für den Beginn und das Ende der Praxis geeignet, die „Anker to go" auch für unterwegs, also in den Walking-Phasen.

Pranayama (S. 53 ff.) und Asanas (S. 64 ff.) praktiziert du – bis auf wenige Ausnahmen – am besten an einem festen Ort während der „Übungsphasen".

Mit einer der in diesem Buch vorgestellten **Meditationen (S. 144 ff.)** kannst du den Yoga Walk beenden.

Die erwähnte Praxis eines **„Wald-/Naturbades" (S. 49)** eignet sich besonders dann, wenn du dir eine längere Auszeit gönnst.

Mit dem **„Yoga Walk der Elemente" (S. 161 ff.)**, möchte dir aufzeigen, wie du persönliche Lebensthemen/Blockaden mit auf den Walk nehmen und dich bestenfalls von ihnen lösen kannst.

Die Länge der einzelnen Phasen und die Übungen, die du auf deine Auszeit mitnehmen möchtest, bestimmst du ganz alleine – es gibt kein Richtig oder Falsch. Meine Zeitangaben auf Seite 34 dienen lediglich der groben Orientierung. Du kannst den ganzen Yoga Walk natürlich zeitlich „unbegrenzt" ausdehnen. Eine Stunde solltest du dir allerdings als Minimum einplanen, wenn du den Yoga Walk in seiner Ganzheit üben möchtest.

Jeder Mensch ist individuell und hat seine besonderen Vorlieben. Probiere aus, was dir guttut, „spiele" mit den Übungen, lasse dir Zeit und setze dich nicht unter Druck.

Ich bin oft überrascht, wenn die Leute nach ein- oder zweimal Yoga bzw. Yoga Walk behaupten, dass das nichts für sie sei, weil sich die gewünschte Entspannung nicht auf Knopfdruck einstellt. Hmm. Da sind sie wohl mit einem großen Koffer voller Erwartungen angereist. Ja, prinzipiell wäre es natürlich schön, aber so läuft es nun mal nicht. Auch Selbstreflexion, Achtsamkeit und Entspannung wollen gelernt sein.

Einen Marathon laufe ich auch nicht mal eben aus dem Stegreif und selbst, wenn er einmal „geschafft" ist, heißt es nicht, dass ich ihn immer wieder bei Bedarf mitlaufen kann. Natürlich ist das Training das A und O. Und genauso verhält es sich mit der Achtsamkeit.

Es geht nicht von heute auf morgen und es bedarf stetiger Übung.

Aber es lohnt sich, denn jeder noch so kleine achtsame Augenblick zählt!

PRAXISTIPP

Wähle für den Yoga Walk – gerade dann, wenn du damit beginnst – eine Strecke, die du schon kennst. Vielleicht gibt es einen schönen Rundweg oder du gehst irgendwann den Weg wieder zurück. Wenn es dich nicht stört und du ausreichend Zeit hast, kannst du natürlich auch eine gerade Strecke wählen und den Weg später entspannt zurückschlendern.

Es ist empfehlenswert, den Weg vorab schon einmal zu erkunden. So kannst du nach passenden Stellen für die sogenannten *Übungsphasen* Ausschau halten. Während dieser Phasen bist du länger an einem Ort. Da sich ja doch auch mal andere Menschen in die Natur verirren, macht es Sinn, die Übungen etwas abseits vom Weg zu praktizieren, da bist du einfach ungestörter.

Das Ganze geht auch völlig spontan, aber wenn du dann losläufst und ständig nach Plätzen für die Übungen Ausschau hältst, bist du mit der Aufmerksamkeit natürlich nicht bei deiner jeweiligen Übung.

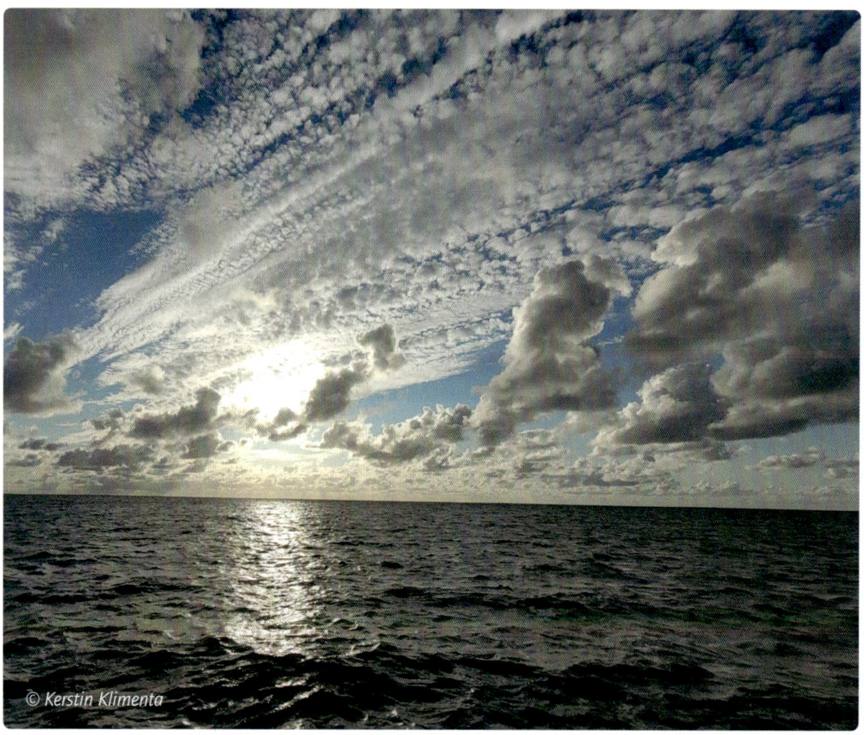

Die Phasen des Yoga Walks

Anfangssammlung

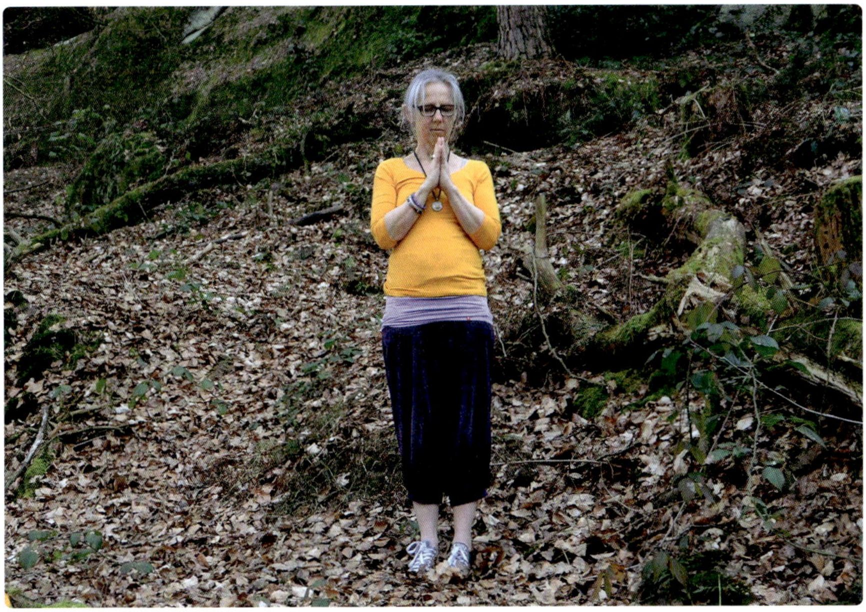

Du begibst dich an den Ort, an dem du den Yoga Walk beginnen und gegebenenfalls später auch wieder beenden möchtest. Es sollte ein Ort sein, an dem du dich wohlfühlst und von dem du weißt, dass du von hier aus deine Auszeit entspannt beginnen kannst.

Geübten „Yoga Walkern" gelingt es vielleicht, direkt vor der eigenen Haustür zu starten, da sie bereits gut in Achtsamkeit geschult sind und die äußere Umgebung sie nicht abzulenken vermag. Aber wer weniger geübt ist, sollte sich lieber einen ruhigen Ort in der Natur suchen. Eine schöne, harmonische Umgebung hilft beim Abschalten und Auftanken.

An diesem Ort „groovst" du dich z. B. mit einem wertfreien „Check-in" auf den Yoga Walk ein.

- Was denke ich gerade?
- Wie fühle ich mich?
- Wie fühlt sich mein Körper an?
- Was könnte ich gerade brauchen?

Du aktivierst deinen „inneren Zeugen", der bewusst und wertfrei das wahrnimmt, was gerade ist (vgl. S. 47) Nimm dir so viel Zeit, bis du das Gefühl hast, im Augenblick und bei dir angekommen zu sein.

Natürlich kannst du dir auch eine andere der vorgestellten Achtsamkeitsübungen (vgl. S. 38ff.) wählen.

Die erste Übungsphase – Warm-up und Pranayama

In der ersten Übungsphase wärmst du deinen Körper mit ersten Dehnungen und sanften, achtsamen Yogaflows zunächst auf und bereitest dich so auf den Yoga Walk vor.

Du kannst in dieser sowie in jeder anderen Übungsphase auch eine Atemübung (S. 53ff.) einbauen.

Die erste achtsame Walking-Phase

Bevor du dir aus den Achtsamkeitsübungen einen „Anker" suchst, finde einen für dich entspannten Schritt. Ich empfehle, die Arme locker hängen und „schlenkern" zu lassen. Wenn das Tempo und der Schritt locker sind, schaue, dass dein Blick ebenfalls entspannt.

Und dann nimmst du dir deinen „Anker" und versuchst, die Aufmerksamkeit während des Walks auf eben diesen Anker zu richten. Du wirst anfänglich häufig abschweifen und feststellen, dass dein Geist immer wieder etwas Neues findet, um dich abzulenken. Das ist normal und überhaupt nicht schlimm.

Wann immer du dies bemerkst, lässt du den Gedanken einfach wieder los und schwingst mit deiner Aufmerksamkeit zurück zum gewählten Achtsamkeitsobjekt. Wenn du dich durch den Audiowalk von mir führen lässt, werde ich immer mal wieder nachhaken, ob du noch im Hier und Jetzt bist.

Die zweite Übungsphase – stehende Yogasequenzen

In der zweiten Übungsphase suchst du dir aus den Körperübungen und den Yogaflows das heraus, was du gerne üben möchtest. Entscheide selbst, ob du die Asanas lieber statisch oder fließend praktizieren möchtest.

Wenn du deinen Körper schon gut kennst und in eine Art „Meditation in Bewegung" abtauchen möchtest, wähle einen oder mehrere Yogaflows, die du nach Belieben wiederholen kannst. Beim achtsamen Üben spürst du mehr in dich und deinen Körper hinein, beim meditativen Üben verschmelzen Atem und Bewegung zu einem vom Atem angeführten Tanz ineinander.

Die zweite achtsame Walking-Phase

Wenn es keinen Rundweg gibt, dann gehst du jetzt den Weg, den du gekommen bist, wieder zurück. Natürlich kannst du auch einfach eine gerade Strecke wählen, wenn du genügend Zeit hast, um den Weg später noch einmal zurückzugehen.

Zunächst achtest du wieder auf einen entspannten Gang und wählst dann deinen Anker. Es kann wieder der Anker der ersten Walking-Phase sein; du kannst jetzt aber auch eine andere Übung wählen.

Ich empfehle, anfangs beim Atem zu bleiben. Wenn das gut klappt und du merkst, dass du die Aufmerksamkeit hältst, dann probiere andere Übungen aus.

Die dritte Übungsphase: Cool-down

Die Übungen können frei und nach individuellen Vorlieben gewählt werden. Ich persönlich mache zum Abschluss gerne ein paar Übungen, die ich länger halte. Ich fange langsam an und höre langsam auf – den Mittelteil hingegen „tanze" ich gerne.

Den Walk beenden

Um einen schönen Abschluss zu finden, kannst du noch ganz entspannt eine kleine Geh- oder Naturmeditation anhängen. Auch eine Achtsamkeitsübung wie der Bodyscan oder eine Atemmeditation wären für den Abschluss denkbar.

Wie lang sollen die einzelnen Phasen sein?

Wie lang die einzelnen Phasen sein sollen, kannst du im Grunde genommen frei entscheiden. Es wäre auch möglich, noch weitere Walking- und Übungsphasen einzubauen. Das alles hängt natürlich mit der Zeit zusammen, die dir zur Verfügung steht, die du dir nehmen möchtest. Um wirklich einen positiven Effekt zu erzielen, solltest du dir anfangs etwa 60 Minuten Zeit nehmen und diese dann wie folgt einteilen:

- Ankommen und erste Übungsphase: 10 Minuten
- Erste Walking-Phase: 10 Minuten
- Zweite Übungsphase: 20 Minuten
- Zweite Walking-Phase 10 Minuten
- Dritte Übungsphase: 5 Minuten
- Den Walk beenden: 5 Minuten

PRAXISTIPP

Tipps für deinen Yoga Walk

Starte den Yoga Walk an einem Ort, an dem du dich wohlfühlst. Nimm dir ausreichend Zeit dafür. Wenn du einen geführten Yoga Walk wählst, achte darauf, dass dein Handy im Flugmodus ist.

Dein Magen sollte nicht zu voll sein. Bei vielen Übungen werden die Bauchorgane massiert und das kann mit vollem Magen zu Unwohlsein führen. Außerdem macht ein voller Magen auch träge bzw. müde, was die Achtsamkeit erschwert.

Respektiere die Grenzen deines Körpers und achte auf deine Sicherheit! Wähle nur die Übungen aus, die zu dir passen. Wenn du dir unsicher bist oder du gar Schmerzen hast, frage einen Arzt oder einen Yogalehrer vor Ort um Rat.

Die „asymmetrischen" Übungen/Flows (Drehungen, Seitneigen, Kriegerpositionen, Dehnungen) sind immer von beiden Seiten zu praktizieren.

Achte auf deinen Atem! Der Atem ist immer ein wundervoller Gradmesser. Wenn die Haltung/der Flow zu fordernd ist, wird es schwierig, den Atem tief und entspannt durch dich hindurchfließen zu lassen.

Dann heißt es: Lieber einen Gang runterschalten – mache einfachere Asanas, lasse was aus oder mache eine Pause in Tadasana, der Berghaltung. Du kannst jede Einheit nach Belieben wiederholen! Steigere dich einfach langsam. Versuche, während der Praxis immer wieder den Fokus auf den Atem zu richten.

Beim Yoga Walk geht es nicht darum, ein bestimmtes Ziel zu erreichen. Übe abseits vom Ideal „höher, schneller, weiter" und genieße ganz einfach den Weg.

Und auf diesem Weg tust du dir etwas richtig Gutes, wenn du dich nicht mit anderen oder auch mit deiner eigenen „Leistung" vergleichst.

Es ist nicht ganz leicht, aber versuche, möglichst wertfrei zu praktizieren. Wahrnehmen, ohne zu werten: eine hohe Kunst, die zu einem wohltuenden inneren Frieden führt.

Bewahre dir den sogenannten *Anfängergeist*. Gehe immer wieder neugierig, ohne Vorbehalte und jegliche Erwartungen in deinen Yoga Walk hinein, so, als wäre es das erste Mal. Einfach spüren und abwarten, was passiert.

Vielleicht brauchst du eine Weile, bis du „deine" Übungen/deine Übungsfolgen gefunden hast und der Yoga Walk zur lieb gewonnenen Routine wird. Damit das gut gelingt, kannst du auch ein Yoga Walk-Tagebuch führen, in welchem du deine Erfahrungen nach der Auszeit festhältst.

Lasse dir Zeit, sei geduldig mit dir selbst und bleibe am Ball – dann wird der Yoga Walk mit Sicherheit schnell zu einer nicht mehr wegzudenkenden Oase im trubeligen Alltagseinerlei.

PRAXISTIPP

Wann immer es möglich ist: Schuhe aus!

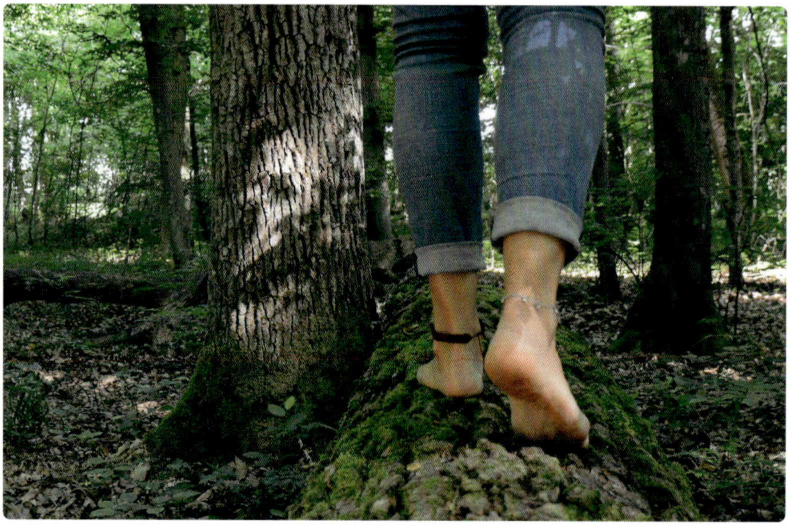

Es tut den Füßen einfach gut, richtig atmen und sich entsprechend ausdehnen zu können. Der Kontakt zur Erde ist intensiver und außerdem befinden sich an den Füßen zahlreiche Energiepunkte, die barfuß erst richtig stimuliert werden können und dazu beitragen, dass die Energie im Körper ungehindert fließen kann.

Barfußlaufen ist einfach rundum gesund. Der gesamte Bewegungsapparat und der Rücken wird durch das Barfußlaufen gestärkt, die Haut an den Sohlen wird mit der Zeit unempfindlicher, die Standfestigkeit wird noch besser geschult und natürlich wird dadurch die gesamte Fußmuskulatur trainiert. Manchmal hört man, dass dadurch die Füße gewärmt und als Folge davon das Immunsystem verbessert wird und da ist was Wahres dran.

Also: Wenn es das Wetter und die Bodenbeschaffenheit erlauben, dann praktiziere den gesamten Yoga Walk oder einzelne Phasen barfuß.

Und wenn du merkst, dass der Yoga Walk „deins" ist, dann wäre es eine Idee, in ein paar gute Barfußschuhe zu investieren. Gute Barfußschuhe kommen dem Barfußlaufen schon sehr nah und sind eine gute Alternative für alle Fälle!

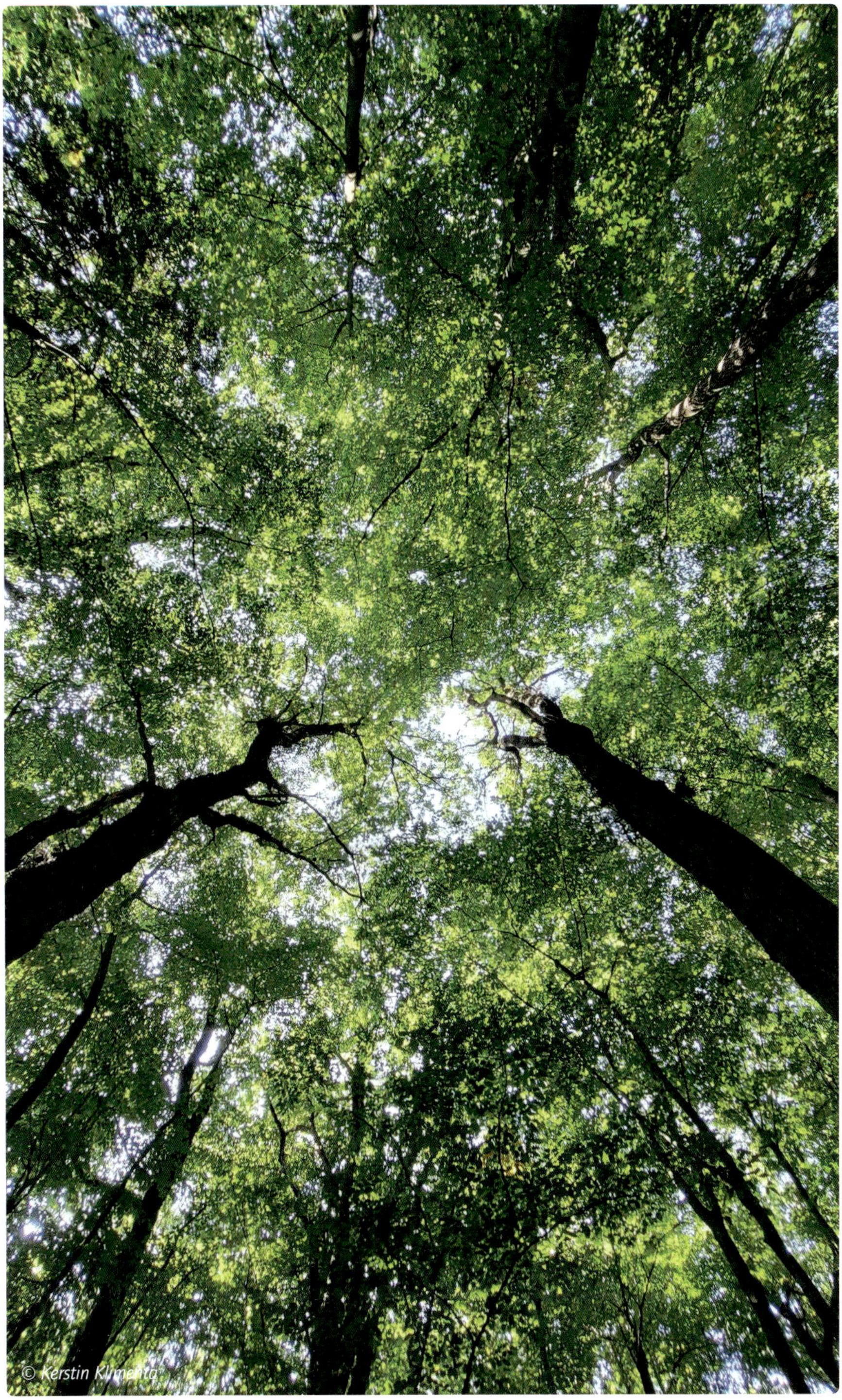
© Kerstin Klimenta

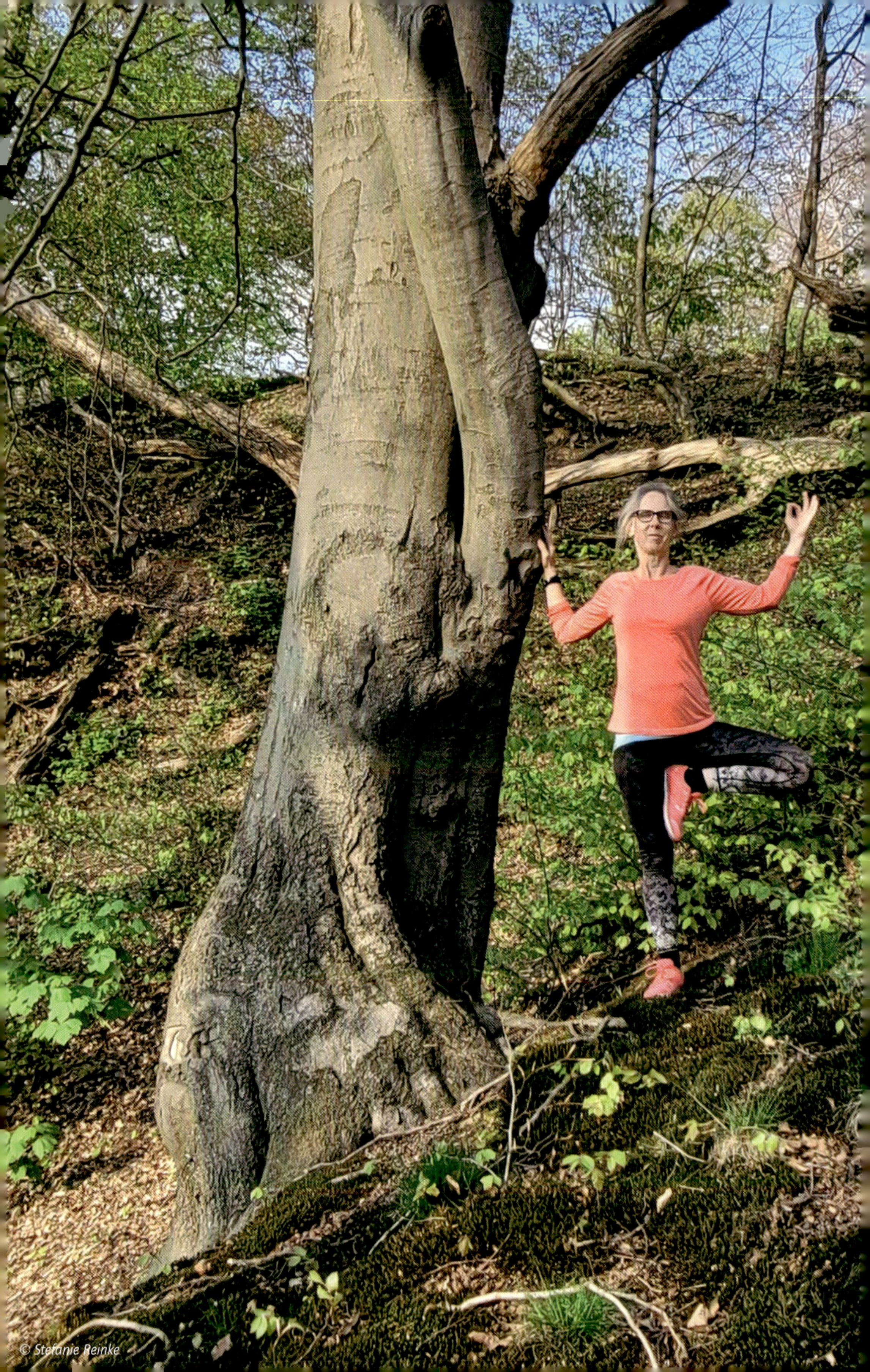

DIE ACHTSAMKEITS-ÜBUNGEN BEIM YOGA WALK

Beim Yoga Walk schulst du ganz bewusst deine Achtsamkeit und kombinierst sie mit wohltuenden Körper- und Atemübungen – und das Ganze in der Natur! Eine wirkungsvolle Kombination, die dich ZENtriert und Gegenwärtigkeit erfahren lässt – eine „Zeit", in die der ewig denkende Geist keinen Zutritt hat.

Anmerkung: Es wird Tage geben, an denen dein Geist sehr hartnäckig versuchen wird, dich mit seinen Geschichten über Vergangenes oder Zukünftiges aus der Gegenwart herauszureißen. Nimm es einfach zur Kenntnis, glaube frei nach Heinz Erhardt nicht alles, was du so denkst und kehre einfach zu deinem Achtsamkeitsanker zurück. Immer wieder.

Die folgenden Achtsamkeitstechniken sind zum „Mitnehmen" – du kannst sie also während der Walking-Phasen ausüben. Suche dir die „Anker", die dir helfen, achtsam und gegenwärtig zu bleiben.

Probiere die Übungen aus und bleibe liebevoll mit dir selbst. Es ist überhaupt nicht wichtig, alle Anker zu „beherrschen"; picke dir die heraus, die zu dir passen.

Je häufiger es dir gelingt, dich bei allem selbst zu beobachten, desto leichter wird es dir mit der Zeit fallen, die Achtsamkeit in den Alltag zu integrieren.

Und sollte es einen „Achtsamkeitsanker" geben, den ich hier nicht genannt habe, kein Problem! Schnappe ihn dir und zentriere dich.

Deine „Anker to go"

Zentrierung im Atem

Dein „Atem" ist immer bei dir und wo du auch gerade gehst oder stehst: Durch ihn kannst du dich jederzeit im Hier und Jetzt zentrieren.

Zur » Audiodatei

Wenn du deinen Atem während der Walking-Phasen als Anker nutzen möchtest, schaue erst einmal, dass du einen lockeren, entspannten Gang findest – den Blick leicht zu Boden gerichtet, damit dich die Umgebung nicht ablenkt.

Es gibt verschiedene Möglichkeiten der Atembeobachtung – du kannst jede Übung/Beobachtung separat machen oder aber in jeder Walking-Phase einen neuen „Anker" wählen.

Dem Atem lauschen

Diese Übung ist gut, wenn du in einer ruhigen Umgebung unterwegs bist und durch die Umgebungsgeräusche nicht zu sehr abgelenkt werden kannst. Richte die Wahrnehmung einfach auf das Geräusch des eigenen Atems. Nicht interpretieren, einfach nur lauschen.

Der Atembewegung folgen

Folge deinem Atem und spüre dabei, wie er deinen Körper sanft bewegt. Nimm wahr, wie und wo der Körper mit der Einatmung „weiter" und mit der Ausatmung wieder „schmaler" wird.

Den Luftstrom beobachten

Wenn du durch deine Nase ein- und ausatmest, kannst du den Luftstrom an der Nasenspitze beobachten. Du nimmst wahr, wie meist kühlere Luft durch die Nasenlöcher vorbei an den Naseninnenwänden in den Körper einströmt und leicht erwärmt den Körper auf diesem Wege auch wieder verlässt. Atemzug für Atemzug.

Zentrierung auf die Körpermitte

Du kannst dir auch einen Punkt im Körper wählen und dich auf diesen Bereich konzentrieren. Der Bauchbereich ist hier besonders gut geeignet, da die meisten Menschen den Atem hier besonders deutlich spüren. Du nimmst hier wahr, wie sich die Bauchdecke mit jeder Einatmung langsam wölbt und wie mit der Ausatmung der Nabel wieder in Richtung Wirbelsäule einfällt.

Den Atem zählen

Wenn du merkst, dass du noch häufig abschweifst, hilft es anfangs, den Atem einfach zu zählen. Einatmen – zwei, drei vier; ausatmen – zwei, drei, vier. Du kannst auch die einzelnen Atemzüge zählen.

Pranayama während der Walking-Phase?

Sicherlich fragst du dich, ob es möglich ist, die **Atemübungen (S. 53 ff.)** auch „unterwegs" zu praktizieren. Grundsätzlich ja, aber sich beim Laufen auf alles zu konzentrieren, kann auch zu viel sein. Ich habe festgestellt, dass die tiefe Bauchatmung oder auch die verlängerte Ausatmung sich super für „unterwegs" eignen, ich aber viele Atemtechniken einfach lieber „für sich stehend" praktiziere.

Zentrierung durch bewusstes Wahrnehmen der Sinne

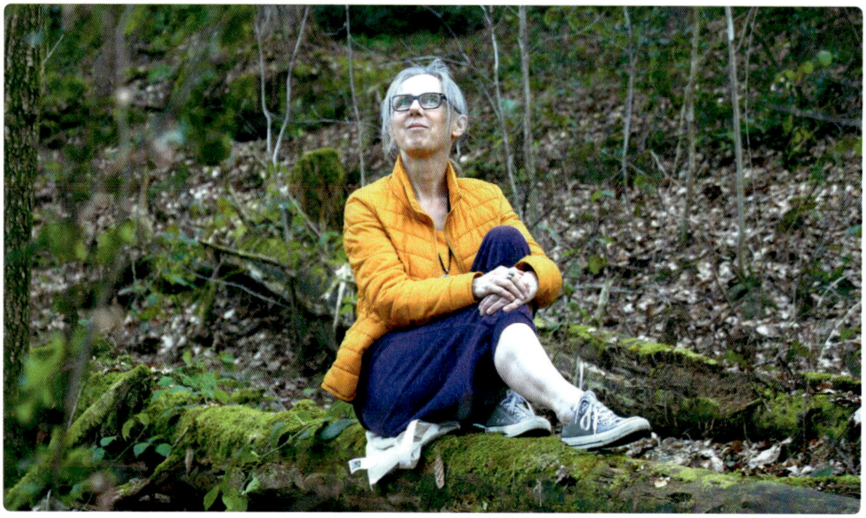

Diese Übung hilft dir, dich mit der Umgebung und mit dir selbst zu verbinden und aktiviert all deine Sinne. Einige Sinne eignen sich „to go", andere wiederum kannst du im „Naturbad" (S. 51) ausprobieren.

Bewusstes Sehen

Während du entspannt läufst, zähle in Gedanken auf, was du siehst. Sage dir zum Beispiel: „Ich sehe einen Baum. Ich sehe einen Mann/eine Frau/ein Kind. Ich sehe einen Hund. Ich sehe eine Blume. Ich sehe Gras. Ich sehe den Himmel."

Versuche, nichts davon zu bewerten. Einfach neutral wahrnehmen, was dein Blick einfängt.

Bewusstes Hören

Während du entspannt läufst, nimmst du die Geräusche in der näheren oder weiteren Umgebung wahr. Stimmen, Hundegebell, Vogelgezwitscher, den Verkehr, ein Flugzeug, das Rascheln von Blättern, den Wind, das Knirschen unter deinen Füßen, deinen Atem.

Versuche, einfach nur zu lauschen, ohne dabei zu benennen, um was für ein Geräusch es sich handelt oder woher es kommt. Versuche auch, die Geräusche nicht in angenehm oder unangenehm einzuteilen.

So kannst du es mit allen Sinnen machen. Bewusstes Tasten oder Schmecken sind „für unterwegs" allerdings weniger gut geeignet. Diese Übungen kannst du besser im „Naturbad" ausführen oder in den Alltag integrieren.

Zentrierung im Tun – achtsam gehen

Während du läufst, kannst du dich auch genau darauf – also auf das Laufen – zentrieren. Du nimmst die Gehmeditation (vgl. S. 146f.) quasi einfach mit in die Walking-Phase.

Da das etwas Übung erfordert und es sinnvoll ist, zunächst wirklich sehr langsam zu laufen, ist diese Zentrierung gerade für Ungeübte weniger geeignet. Und wenn du generell eher zügig laufen möchtest, wähle lieber eine andere Übung für unterwegs.

Zentrierung auf deine Gedanken/Gefühle

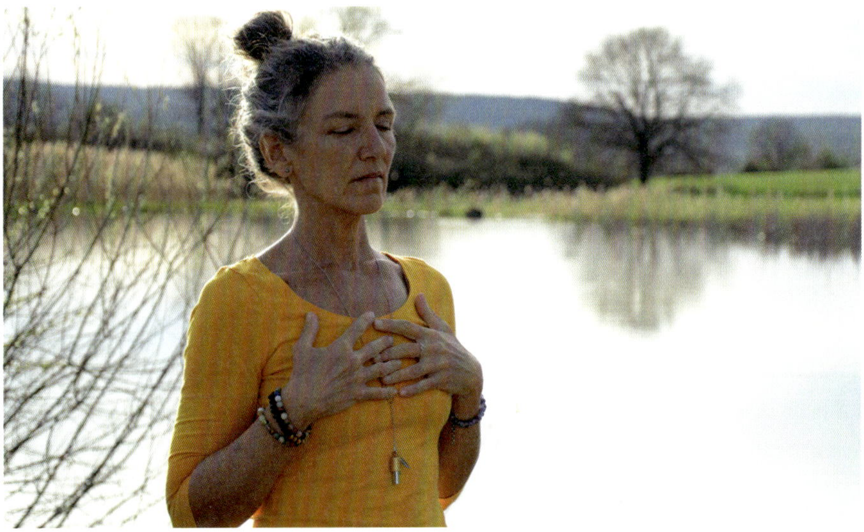

Du kennst es sicher: Irgendjemand sagt oder tut etwas und auf einmal kommt ein Gefühl hoch. Oft schießt es in uns ein und wir agieren sofort! Es ist ein wenig so, als wäre man ferngesteuert und jemand würde einen Knopf drücken.

Ich möchte hier nicht weiter darauf eingehen, warum das so ist – das würde den Rahmen sprengen, aber ich möchte dir aufzeigen, wie du durch die Schulung deiner Achtsamkeit wieder Herr oder Frau über dich selbst wirst.

Und das kann gelingen, indem du dir deine Gedanken und Gefühle einmal vorknöpfst – auch oder gerade die, die man eigentlich nicht so gerne anschauen möchte.

Oft wollen wir negative Gedanken und Gefühle ja einfach nur loswerden, um endlich mal Ruhe zu haben. Aber gerade dann, wenn eben keine Ablenkung da ist, rappelt es da oben so richtig.

Und während wir mit diesen Gedanken und Gefühlen meistens mittendrin sind im eigenen Schauspiel – gerne Drama oder Tragödie – versuchen wir bei dieser Übung, uns aus diesem Schauspiel rauszunehmen und die Gedanken und Gefühle zu beobachten, die uns da so gerne reinziehen.

Du darfst es also „rappeln" lassen, nimmst aber dieses „Rappeln" bewusst wahr. Stelle dir dein Bewusstsein wie einen Adler vor, der sich auf jeden noch so kleinen Gedanken „stürzt". Und so ein Gedanke kommt meist selten allein, denn ganz oft hat er noch ein Gefühl im Gepäck. Und auch hier schaust du mit deinen Adleraugen drauf.

Und vielleicht kannst du dann sogar noch wahrnehmen, wie sich der/die Gedanken und daraus entstehende Gefühle auf deinen Körper auswirken, wie alles miteinander zusammenhängt.

Auch wenn Gedanken, Gefühle und Körperempfindungen oft miteinander gekoppelt sind, versuche, sie auch getrennt voneinander wahrzunehmen. Alles wieder ganz wertfrei.

Je mehr du ein Gespür dafür bekommst, desto leichter wird es dir irgendwann fallen, sie zu bemerken.

Besonders dann, wenn du in einer „schwierigen" Phase in deinem Leben bist, ist es gut, zu realisieren, wie eng alles zusammenhängt und dass es aber auch möglich ist, sich einfach mal gut zu fühlen.

Übung

Den „Kanal" wechseln

Wenn du schon etwas Übung darin hast, deine Gedanken und Gefühle zu beobachten, dann versuche doch einfach mal, den „Kanal" zu wechseln. Du kannst es als „Spiel" sehen und dich „entspannt" durch die „Programme zappen". Du schnappst dir also bewusst einen Gedanken, der Trauer (Wut, Angst, Sorge, Neid, Freude, Leichtigkeit, Glück, Frieden usw.) in dir auslöst und lässt dich durch den Gedanken in das jeweilige Gefühl bringen.

Beobachte das Gefühl und löse es vom jeweiligen Gedanken. Nur fühlen. Und wieder loslassen und das Programm wechseln. Beende die Übung immer mit einem „Wohlfühlprogramm".

PRAXISTIPP

Wenn du im Alltag dazu neigst, eher die „schwierigen Programme" anzuschalten und da auch oft verweilst, nutze die Walking-Phasen dafür, immer wieder in die Freude und den Frieden zu kommen. Wähle dir also bewusst freud- und friedvolle Gedanken, komme in das entsprechende Gefühl und versuche, in diesem Gefühl zu bleiben.

Zentrierung auf ein Mantra/eine Affirmation

Mantra heißt auf Sanskrit so viel wie „Spruch, Lied oder Hymne". Es ist die Bezeichung für eine heilige Silbe, ein heiliges Wort oder einen heiligen Vers.

Mantras sind demnach (spirituelle) Klangschwingungen, die durch stetes Rezitieren/Chanten – still oder laut – dabei helfen, den Geist zu entleeren. Darüber hinaus wird ihnen – je nach Mantra – eine bestimmte Heilkraft zugesagt, die sich im physischen Dasein manifestieren kann.

In der Yogatradition haben die über Jahre überlieferten traditionellen Mantras auch heute nichts an ihrer Aktualität verloren, aber es gibt auch neue, „moderne" Variationen.

Grundsätzlich kannst du jede Silbe, jedes Wort, jeden Vers oder Satz (Affirmation) – eben das, was für dich gerade stimmig erscheint – als dein persönliches Mantra verwenden.

Suche dir ein Mantra aus, welches gerade gut zu dir und deiner aktuellen Lebenssituation passt.

Wenn du ein traditionelles Mantra wählst, achte darauf, dass du den Inhalt auch wirklich verstehst, damit sich die Wirkung auch entfalten kann.

Ansonsten schaue einfach, was du derzeit für dich brauchst. Wenn du beispielsweise mehr Freude in dein Leben bringen möchtest, sage dir innerlich: „Ich bin voller Freude." Wenn Gesundheit ein Thema ist, kann dein Mantra: „Ich bin gesund und voller Energie", lauten.

Du solltest mit deinem Mantra in der Gegenwart bleiben – so sagt dein Gehirn deinem Körper, dass dieser Zustand gerade aktuell ist. Durch die Kraft der Gedanken versetzt du dich so in diesen Zustand.

Solltest du dich für ein Mantra auf Sanskrit entscheiden, stelle sicher, dass du den Inhalt verstehst, denn nur so kann sich die komplette Wirkung entfalten.

Dein Mantra kannst du dann wunderbar mit in die Laufphasen deines Yoga Walks nehmen. Bleibe möglichst so lange bei dem Mantra, bis es sich in deinem Leben verwirklicht hat.

Natürlich kannst du auch jederzeit im Alltag dein Mantra wiederholen, wenn du es brauchst.

Exkurs: Das Urmantra OM

Das Om (AUM) ist in gewisser Weise das Mantra unter den Mantren – das Urmantra, auf dem alle anderen Mantren aufgebaut sind. Es ist eine Silbe aus dem Sanskrit, der Sprache der Veden aus dem alten Indien. Das Om gilt bei den Hindus, Jainas und Buddhisten bis heute als heilig.

Sein Klang steht für den transzendenten Urklang, aus dessen Vibrationen nach hinduistischem Verständnis das gesamte Universum entstand. Es bezeichnet die höchste Gottesvorstellung, das formlose Brahman, die unpersönliche Weltseele. Diese umfasst das Reich der sichtbaren Erscheinungen und das Reich des Transzendenten.

Das Sanskrit-Alphabet beginnt mit O und endet mit M, das heißt, dass mit dem OM alles, was mit Worten ausgedrückt werden kann, gesagt ist.

Das gesprochene oder gesungene Om ist aus diesen drei Buchstaben zusammengesetzt: A – U – M. Sie stehen für das Klangspektrum, das wir artikulieren können. Das „A" kommt von ganz unten und wir können es tönen, wenn wir Mund und Rachen öffnen und einen Ton bilden. Das „U" wird etwa in der Mitte getönt und das „M" am Ende mit geschlossenem Mund.

Der erste Teil „A" steht für den Anfang, das „U" für den Fortschritt und das „M" für die Auflösung. Daher repräsentiert OM jene Kraft, die für die Schöpfung, die Entwicklung und die Auflösung dieses Universums verantwortlich ist, nämlich Gott selbst. Der Punkt im Om-Symbol steht für das Numinose (das Letztendliche/Göttliche/Wunder des Seins) und Namenlose jenseits des Fassbaren.

Übung

Der innere Zeuge/Achtsamkeitsmeditation im Gehen oder Anfangssammlung im Stehen

Zur Audiodatei »

Für diese Übung nimmst du quasi „alles" mit in den Yoga Walk hinein, was kommt und auch wieder geht, was entsteht und wieder vergeht.

Du kannst dir dein Bewusstsein als „inneren Zeugen" vorstellen, der seinen Blick auf den Hauptdarsteller deines Lebens – auf dich selbst – zentriert. Ganz achtsam schaut er auf alles, was der Hauptdarsteller so macht. Wie er atmet, läuft, denkt, fühlt, spürt, riecht, schmeckt, mit anderen oder sich selbst kommuniziert, was er tut.

Du folgst diesem, deinem Hauptdarsteller, einfach in jedem Augenblick. Bist bei ihm, wenn er die Anker wechselt, nimmst wahr, wenn er abschweift, nimmst seine Gedanken und Gefühle wahr und auch die Körperempfindungen. Du beobachtest dich selbst in jedem Augenblick, ohne dabei in die Wertung zu gehen, ohne etwas zu interpretieren oder zu verzerren.

Du versuchst, in dieser Übung genau das zu machen, was Jiddu Krishnamurti, den ich anfangs zitiert habe, unter Achtsamkeit versteht (S. 22).

Diese Übung ist nicht ganz einfach, daher solltest du nicht direkt damit beginnen, sondern zunächst etwas Erfahrung mit den einzelnen Ankern sammeln.

Weitere Achtsamkeitsübungen für deinen Yoga Walk

Zentrierung durch Körperbewusstsein/Bodyscan

Die Körperreise – auch Bodyscan genannt – ist eine Entspannungstechnik, bei der du aufmerksam deinen eigenen Körper „scanst", ohne dabei etwas zu bewerten oder auf Empfindungen zu reagieren.

Eine Körperreise kannst du am Anfang, aber auch am Ende des Yoga Walks einbauen und mit etwas Übung kannst du sie auch während der Walking-Phasen praktizieren.

Den Bodyscan – wie auch andere Übungen – kannst du jederzeit auch separat durchführen, um dir eine kleine Auszeit zu gönnen und die Achtsamkeit im Alltag zu schulen.

Übung

So geht's:

Finde eine angenehme und aufrechte Sitz- oder Stehposition und zentriere diese zunächst einmal durch bewusstes Atmen.

Richte dann die Aufmerksamkeit auf die verschiedenen Bereiche deines Körpers. Versuche, den Körper achtsam zu „scannen".

Beginne beim linken Fuß, wandere über das linke Bein zur Hüfte, zur Taille und zu den Geschlechtsorganen. Wiederhole das mit dem rechten Bein. Dann geht es über den Bauchraum hoch in den Brustraum, die Schultern und die Arme und Hände. Am Ende gehst du durch deinen Kopf. Versuche, einfach wahrzunehmen, was ist.

Das kann ein Kribbeln oder ein Pochen sein, du kannst Wärme oder Kälte spüren, An- oder Entspannung. Vielleicht auch einfach nichts.

Du kannst die Wahrnehmung anfangs auch erst auf die großen Teile des Körpers lenken, auf die Arme, den Kopf, den Rumpf und die Beine. Wenn du magst, stelle dir vor, dass du bewusst in diese Bereiche hineinatmest und sie mit neuer Energie versorgst. Lasse dann mit der Ausatmung jede Form der Anspannung aus dem Körper entweichen.

Abschließend kannst du durch einen imaginären Punkt an der Kopfeskrone einatmen, die Luft durch den Körper strömen lassen und aus den Füßen ausatmen. Dann atmest du durch die Füße ein, lässt die Luft von unten nach oben fließen und atmest durch die Kopfeskrone wieder aus. Dein ganzer Körper wird durchströmt und atmet.

Wald-/Naturbaden

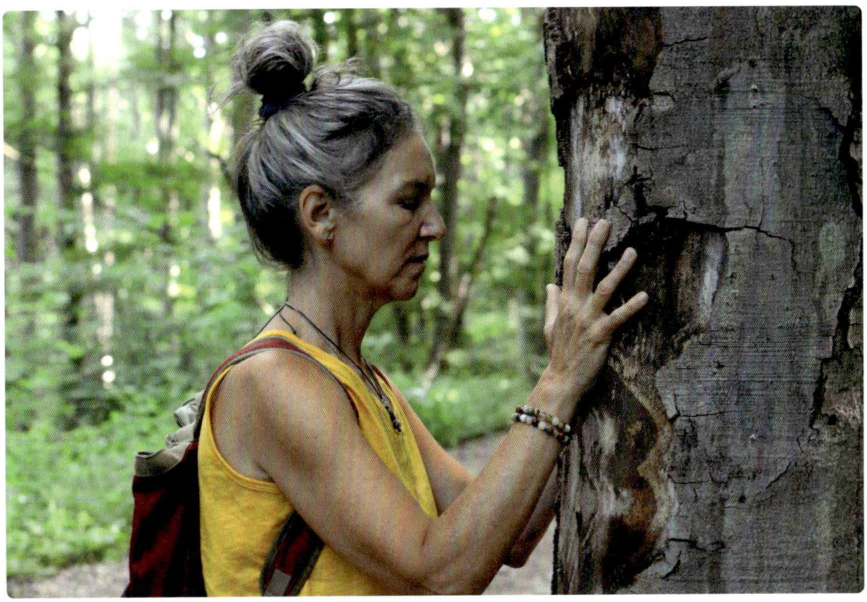

Das sogenannte *Waldbaden* ist ein Trend aus Japan und wird dort als „Shinrin-Yoku" („Baden in der Waldluft") bezeichnet. Es geht darum, sich bei einem Spaziergang oder einfach nur so Zeit zu nehmen, um die Natur mit all seinen ganzen Sinnen zu erfahren. Selbstverständlich kannst du dieses „Bad" nicht nur im Wald nehmen, sondern auch an anderen Kraftorten in der Natur.

Wie andere Achtsamkeitsübungen wirkt sich auch das Wald-/Naturbad positiv auf unsere körperliche und seelische Gesundheit aus. Es wird sogar davon gesprochen, dass die von den Bäumen produzierten Botenstoffe (Terpene) nicht nur die Abwehrkräfte stärken, sondern auch die Bildung von sogenannten *Killerzellen* begünstigen, welche körpereigene Krebszellen bekämpfen.

Für ein wirkungsvolles Wald-/Naturbad solltest du mehrere Stunden einplanen.

Übung

Du gehst einfach langsam und aufmerksam durch die Gegend, lässt dich treiben. Lege an Orten, die besonders beruhigend sind, Pausen ein, um die besondere Atmosphäre auf dich wirken zu lassen.

Während deiner Auszeit aus dem Alltag versuchst du, achtsam zu sein. Du kannst hier beispielsweise deine Sinneswahrnehmungen schärfen und immer mal einen „Sinn" in den Fokus rücken.

- **Auditiv:** Du richtest den Fokus auf die Geräusche in der Umgebung.
- **Taktil:** Du kommst ins Fühlen. Fasse etwas an, was gerade deinen Weg kreuzt und befühle es. Wenn es windig ist: Fühlst du den Wind auf deiner Haut?
- **Olfaktorisch:** Du richtest den Fokus auf die Gerüche in der Umgebung.
- **Visuell:** Du lässt deinen Blick schweifen und nimmst wahr, was du siehst.
- **Gustatorisch:** Wenn du zufällig an essbaren Wildbeeren oder anderen Beeren vorbeikommst, kannst du auch eine Weile den Fokus auf das Schmecken legen. Oder vielleicht machst du eine Pause und genießt bewusst den Geschmack deiner mitgebrachten Vesper.

Versuche bei allem, was dir in den jeweiligen Sinn kommt, nicht zu bewerten, nicht einzuteilen und auch nicht weiter erforschen zu wollen. Die Übung besteht darin, etwas „nur" wahrzunehmen.

Selbstverständlich kannst du beim Naturbad auch noch Atemübungen oder eine Meditation einbauen, aber auch für sich stehend ist das „das Bad im Wald" schon Erholung pur.

PRAXISTIPP

Naturbaden

Im Grunde genommen sind die Laufphasen des Yoga Walks nichts anderes als Naturbäder. Ein längeres Naturbad, wie ich es oben beschrieben habe, kannst du also jederzeit und an jedem Ort in deinen Yoga Walk einbauen!

Wann immer du das Gefühl hast, dass deine Akkus wirklich leer sind, solltest du dir unbedingt einen ganzen Tag dafür nehmen – ein ausgedehnter Yoga Walk mit einem ausgiebigen Naturbad an einem Kraftort schenkt dir neue Energie und ist manchmal erholsamer als ein langer Urlaub.

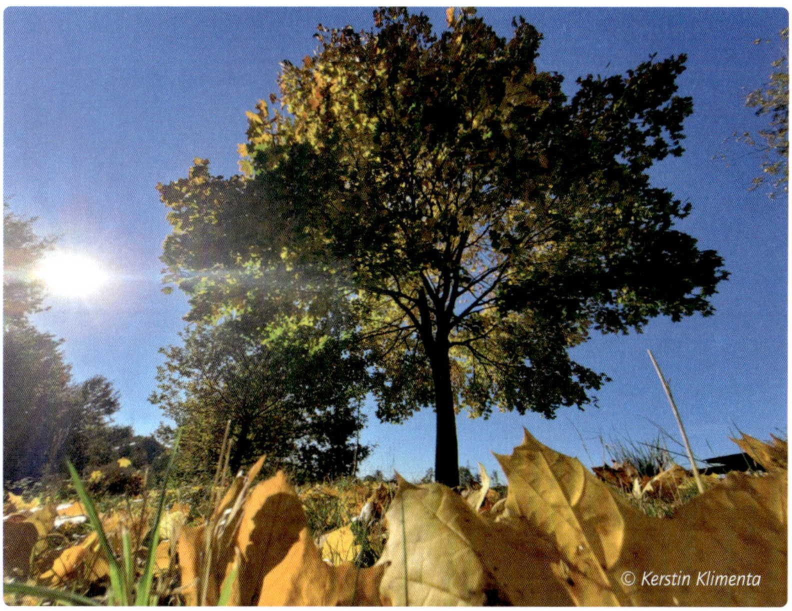
© Kerstin Klimenta

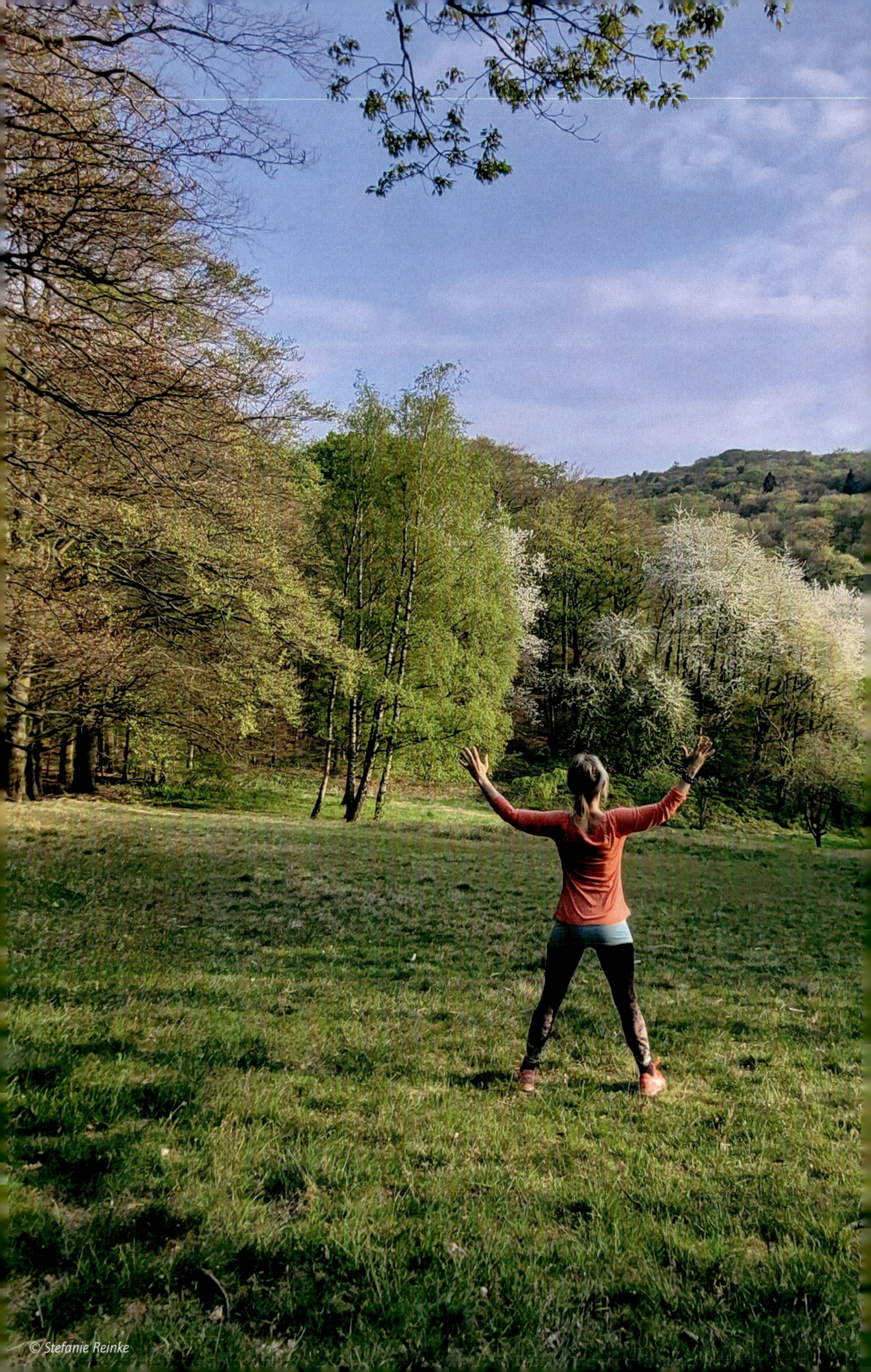

DIE ATEMÜBUNGEN – PRANAYAMA

Die Bedeutung des Atems im Yoga

Obwohl der Atem unser ständiger Begleiter im Leben ist, schenken wir ihm oft wenig bis keine Beachtung. Dabei begleitet er uns ein Leben lang – durch all unsere Höhen und all unsere Tiefen.

Wenn wir uns erschrecken, uns ärgern oder richtig wütend sind, dann stockt uns im wahrsten Sinne des Wortes der Atem, die Muskulatur fängt an zu verspannen und in unserem Kopf rasen die Gedanken hin und her. Wenn wir uns wohlfühlen, schöne Musik hören oder ein gutes Buch lesen, fließt der Atem ruhig und gleichmäßig, der Körper ist entspannt und es fällt uns leicht, klar und ausgerichtet bei einer Sache zu bleiben.

Auf der körperlichen Ebene sorgt die Atmung für die Sauerstoffaufnahme und die Abgabe von verbrauchter Luft. Unsere Lungen haben daher eine entscheidende Reinigungsfunktion. Das merken wir insbesondere durch Husten und Niesen bei Erkältungskrankheiten.

Der Atem drückt nicht nur unsere momentane Befindlichkeit aus, wir können mit ihm direkt Einfluss auf unser Wohlbefinden nehmen. Und da kommt Pranayama ins Spiel.

In Pantanjalis *Yoga-Sutren*, bilden die Atemübungen (Pranayamas) das vierte Glied des achtfachen Yogapfades (S. 14). Das Wort Pranayama setzt sich aus „Prana" (Lebensenergie) und „Ayama" (kontrollieren) zusammen.

Einige Pranayamas haben eine wunderbar entspannende Wirkung und eignen sich daher hervorragend zur Stressbewältigung. Andere helfen dabei, den Körper zu reinigen und dann gibt es Übungen, die uns einen echten Energieschub verschaffen. Einige Atemtechniken haben auch mehrfache Auswirkungen. Und ja, nach eigenem Befinden haben wir es in der Hand, uns mithilfe von Atemtechniken zu aktivieren, zu beruhigen und/oder zu reinigen.

Nach Patanjali lässt sich durch die Kontrolle des Atems also auch der Energiefluss des Menschen kontrollieren und die Lebensenergie steigern. Dabei ist der Atem als Brücke zwischen Körper und Geist zu sehen. Er ist gewissermaßen der Spiegel unserer Seele.

Wenn wir uns in einzelnen Lebenssituationen genauer betrachten, entdecken wir, dass alle Ebenen miteinander verbunden sind und sich gegenseitig beeinflussen. Es gibt nicht nur den Körper, den Atem, den Geist. Reagiert eine Ebene, dann reagieren die anderen Ebenen automatisch mit.

Beim Yoga und auch beim Yoga Walk verbinden wir diese Ebenen bewusst miteinander und können sie irgendwann auf eine heilsame Art und Weise beeinflussen. Mit etwas Übung gelingt es, den Atem zu lenken und ihm auch eine bestimmte Qualität zu verleihen.

In der Asana-Praxis kann uns der Atem bei schwierigen Haltungen stützen. Wenn wir dynamisch praktizieren, verbinden wir die natürliche Atembewegung bewusst mit dem Atem, der möglichst gleichmäßig und fein fließen sollte (Yoga-Sutra 2.50). Der Atem unterstützt den Körper bei Bewegungsabläufen. Es entsteht eine Meditation in Bewegung.

Es gibt verschiedenste Atemtechniken, die du in deinen Yoga Walk einbauen oder auch separat üben kannst. Ich stelle dir hier die für mich wichtigsten Atemtechniken einmal vor.

Solltest du andere Atemtechniken bevorzugen, kannst du selbstverständlich auch diese Übungen mit auf deinen Yoga Walk nehmen.

Die verschiedenen Atemtechniken

Übungen

Zur » Audiodatei

Pause im Alltag – einmal bis in den Bauch atmen und wieder zurück

Wenn du mit dem Atem bislang wenig praktiziert hast, empfiehlt es sich, mit einer möglichst einfachen Übung zu beginnen, um überhaupt ein Gefühl dafür zu bekommen.

Für die Bauchatmung kannst du die Hände auf deinen Bauch legen. Wenn du einatmest, solltest du spüren, wie sich deine Bauchdecke wölbt. Mit der Ausatmung ziehe den Nabel sanft, aber aktiv, wieder in Richtung Wirbelsäule.

Um in einen gleichmäßigen Ein- und Ausatemrhythmus zu kommen, kannst du die Atemzüge zu Beginn gerne zählen. Einatmen, zwei, drei, vier, ... – ausatmen, zwei, drei, vier ... So wird es leichter.

Wenn du mit deiner vollen Aufmerksamkeit beim Atem bist, vertieft er sich von ganz allein.

Wer jahrelang eher „flach" und „kurz" geatmet hat, dem wird die Bauchatmung anfangs schwerer fallen. Aber mit etwas Übung wirst du feststellen, dass der Atem tiefer und ruhiger wird.

Dem Wellengang im Körper lauschen – „Ujjayi" macht den Atem hörbar

In einigen Yogatraditionen wird während der Asana-Praxis im Ujjayi geatmet, was übersetzt so viel wie „siegreich" heißt.

In dieser Übung wird der Atem durch das Verengen der Stimmritze im Bereich des Kehl-Kopfes hörbar gemacht; der Mund bleibt dabei geschlossen. Das Geräusch, was dadurch entsteht, erinnert oft an das Rauschen des Meeres und bewirkt, dass wir tiefer, gleichmäßiger und feiner atmen.

Die Verbindung zum Atem wird intensiviert, wodurch unser Geist noch besser zur Ruhe kommt. Auf der Oberfläche unseres „Gedankengewässers" wird es stiller.

Die Ujjayi-Atmung eignet sich prima, um in stressigen Situationen einen „kühlen Kopf" zu bewahren. Aber auch in der Asana-Praxis ist die Ujjayi-Atmung ein wunderbarer Begleiter, vor allem, wenn es mal etwas anstrengender wird.

Denn Ujjayi hilft, den Fokus weg von der körperlichen Anstrengung hin zu all den positiven Wirkungen zu lenken, die eine Asana auf unseren Körper und unseren Geist hat. Wir können uns besser konzentrieren, haben mehr Energie und Kraft und sind in der Lage, eine Asana, die uns herausfordert, länger und vor allem leichter zu halten.

In die Ruhe schaukeln mit der „wiegenden Atmung"

Passend zum Meeresrauschen des Ujjayi oder auch gerne unabhängig davon kannst du dir vorstellen, wie du mit der Einatmung von einer sanften Welle emporgehoben wirst und mit der Ausatmung zurück in das Wellental gleitest. Je tiefer und ruhiger dein Atem durch dich hindurchfließt, desto angenehmer ist der Wellengang. Lasse dich so vom Atem in eine wohltuende Ruhe hineintragen.

Dampf ablassen mit der „Löwenatmung“

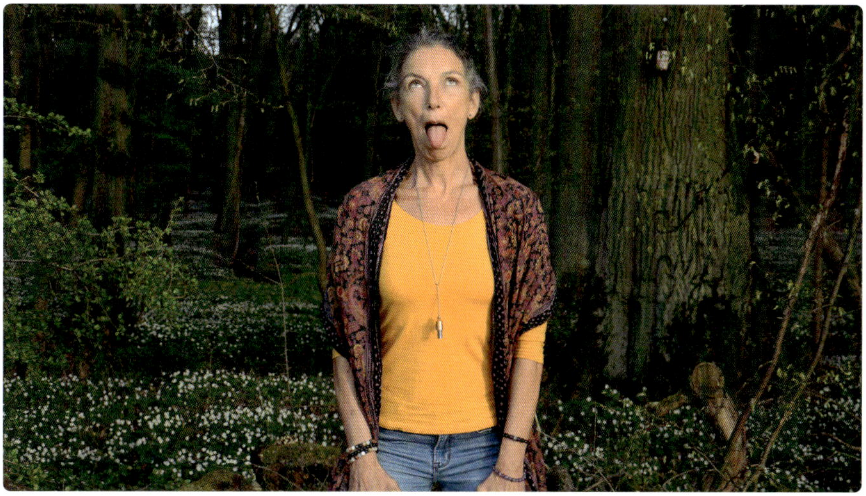

Der „Löwe“ – auch Simhasana genannt – gehört zu den gängigen Hatha-Yoga-Übungen und wird normalerweise im Sitzen durchgeführt. Im Grunde spielt die Position aber keine Rolle und er kann in jeder beliebigen Haltung praktiziert werden.

Die Übung eignet sich super, um sich aufzulockern und emotionale Spannungen zu lösen. Da es etwas lauter werden könnte, solltest du sie dort praktizieren, wo dich niemand hören kann.

Beuge die Knie ein wenig und stütze die Hände dort ab. Dein Gesicht schaut nach vorne. Dann reiße deinen Mund und auch die Augen weit auf und strecke die Zunge raus. Du atmest tief ein und mit jeder Ausatmung brüllst du wie ein Löwe.

Manch ein Löwe ist lauter, der andere leiser – darum geht es nicht. Vielmehr hilft diese Übung dabei, emotionalen Ballast rauszulassen und den Energiefluss zu aktivieren. Spüre die Vibration des Tons und nimm wahr, wie sich die Löwenqualitäten (Mut und Kraft) in dir ausbreiten.

Das „Rausbrüllen“ hilft ganz nebenbei, auch körperliche Verspannungen im Kiefer- und Nackenbereich und – je nach Haltung – auch im Rücken zu lösen. Dein Verdauungssystem wird positiv beeinflusst, Zwerchfell und Kehlkopf werden gestärkt.

Du lässt bei dieser Übung emotionalen Ballast raus und das befreit! Du fühlst dich danach ausgeglichen und leicht.

Einmal am Tag gut gebrüllt, hilft dir, in deiner Kraft zu bleiben.

Und tschüss: Die verlängerte Ausatmung hilft beim Loslassen

Ähnlich wie die Löwenatmung ist auch die verlängerte Ausatmung eine „Release-Übung". Viele Menschen haben mit „lauten Tönen" ihre Schwierigkeiten und selbst, wenn sie alleine sind, ist es nicht möglich, einfach mal zu schreien! Dann kann die verlängerte Ausatmung helfen, Ballast loszuwerden.

Stelle dir vor, dass du dich mit der Einatmung stärkst. Du nimmst die Energie auf, die du dafür brauchst. Mit der Ausatmung lässt du das los, was dich aktuell am meisten belastet. Versuche dabei, diesen Prozess mit einer verlängerten Ausatmung zu unterstützen.

Das ist manchmal leichter gesagt, als getan. Lasse dir für diese und auch für alle anderen Übungen Zeit und setze dich NIEMALS unter Druck.

Hier rein, da raus: „Nadi Shodhana" – die Wechselatmung – beruhigt

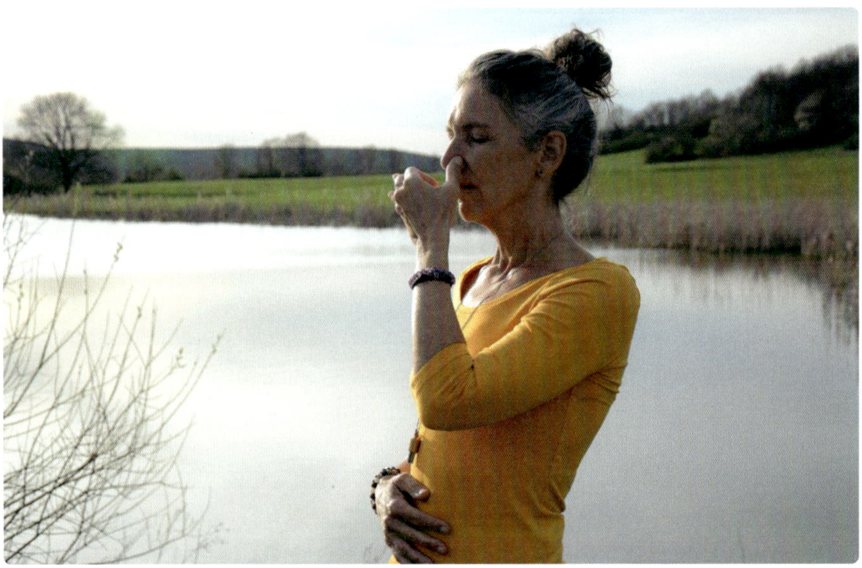

Eine sehr ausgleichende Atemtechnik ist „Nadi Shodhana"– die Wechselatmung. Sie reinigt die Nadis (Energiekanäle) und beruhigt den Geist.

So geht's:

Nimm deine rechte Hand und lege den Zeige- und den Mittelfinger in die Handfläche zurück. Mit dem Daumen hältst du im Laufe der Übung das rechte Nasenloch zu, Ringfinger und kleiner Finger verschließen das linke Nasenloch. Die Nasenflügel werden mit den Fingerkuppen verschlossen.

Lege, wenn du magst, die linke Hand mit dem Handrücken auf den linken Oberschenkel. Gerne kannst du den Ellbogen auch angewinkelt lassen und die Kuppen von Daumen und Zeigefinger im Gyan-Mudra aneinanderlegen. Atme dann einige Male langsam und vollständig ein und aus.

Beginne die Wechselatmung links. Du atmest zuerst durch das linke Nasenloch langsam und lautlos ein und verschließt gleichzeitig mit dem Daumen das rechte Nasenloch. Am Ende der Einatmung schließt du beide Nasenlöcher, hältst den Atem kurz und öffnest dann das rechte Nasenloch, um vollständig auszuatmen. Dann atmest du rechts ein, verschließt beide Nasenlöcher, hältst den Atem wieder einen Augenblick und öffnest dann das linke Nasenloch, um hier vollständig auszuatmen.

Das wiederhole mindestens 10-15 Atemzüge lang. Wenn du ein Gefühl für die Wechselatmung entwickelt hast und sie dir guttut, dann praktiziere sie ruhig 5-20 Minuten.

Es wird oft empfohlen, im Rhythmus von 1:4:2 zu atmen. Das heißt, du atmest eine Sekunde lang ein, hältst den Atem vier Sekunden lang an und atmest zwei Sekunden lang aus. Steigere dich dann gemäß diesem Tempo. Die nächste Stufe wäre 2:8:4, 3:12:6 oder 4:16:8 usw. Aber auch hier heißt es: ausprobieren.

Es gibt unterschiedliche Atemtypen und du solltest dich dabei wohlfühlen. Wenn dir dieser Rhythmus nicht liegt, finde einfach deinen eigenen. Die Wechselatmung ist eine tolle Übung vor dem Schlafengehen und um sich innerlich auszugleichen. Sie hilft, den Geist zu beruhigen, die Energien zu harmonisieren und inneren Frieden zu finden.

Eine Abkühlung gefällig? „Sitali" und „Sitkari" helfen dabei

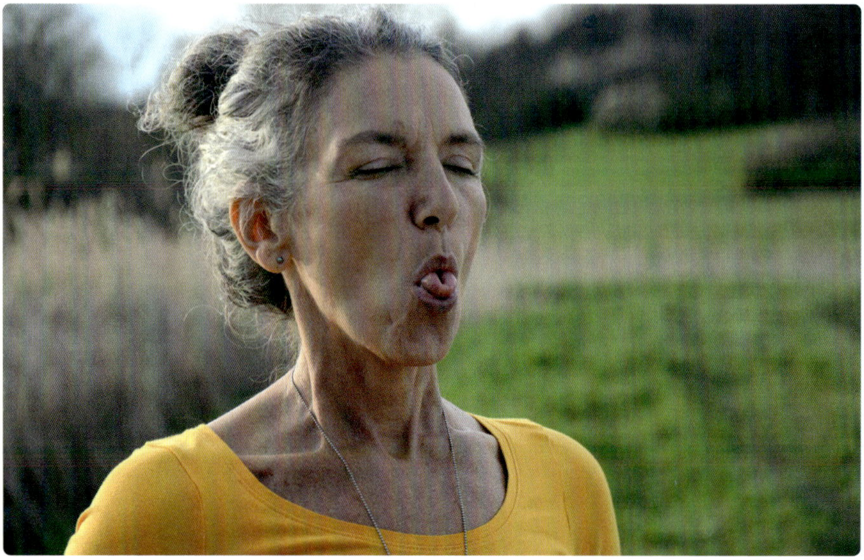

Sitali ist eine wunderbar erfrischende und gleichzeitig beruhigende Atemtechnik, die ich gerne in den Sommermonaten und auch vor aufwühlenden Situationen praktiziere.

Finde hierfür eine angenehme und aufrechte Sitz- oder Standposition. Du kannst die Augen gerne schließen. Die Zunge wird rausgestreckt und so eingerollt, dass deine Zungenmitte unten ist und die seitlichen Zungenränder nach oben zeigen. Atme langsam und tief über die Zunge ein. Lasse dabei einen Zischlaut entstehen.

Stelle dir dabei vor, wie du kühlende, klärende und beruhigende Energie durch Körper und Geist fließen lässt. Spüre, wie diese Energie dich voll und ganz erfüllt. Halte den Atem kurz an, senke leicht den Blick und atme tief durch die Nase wieder aus.

Wiederhole das einige Male, lasse anschließend den Atem natürlich durch dich fließen und spüre nach.

Variation Sitkari

Wer die Zunge nicht längs rollen kann – das ist einfach genetisch bedingt –, der spitzt die Lippen und atmet ebenfalls zischend durch den Mund ein. Die Zunge liegt unterhalb der kleinen Öffnung. Stelle dir vor, du saugst die Luft durch einen kleinen Strohhalm ein. Der Rest wird, wie oben beschrieben, praktiziert.

Diese Atemübung ist – besonders an heißen und aufregenden Tagen – ein herrliches „Cool-down" für zwischendurch und hilft dir immer wieder, dich in Gleichmut zu üben.

Der Atemespresso zum Wachwerden: „Kapalabhati“ – die Schnellatmung

Bei dieser Atemtechnik liegt der Fokus auf der Ausatmung. Wörtlich bedeutet sie „den Schädel zum Leuchten bringen“. Im Gegensatz zu „Nadi Shodana“ oder „Sitali“ fährt sie dich nicht runter, sondern rauf – und das mit Vollgas.

Die Atmung befreit dich von Müdigkeit, Trägheit im Kopf und macht dich so richtig wach, daher solltest du sie am besten direkt morgens nach dem Aufstehen und vor dem Meditieren üben.

Du atmest stoßweise und fest durch die Nase aus und ziehst dabei den Nabel nach innen, die Einatmung erfolgt passiv und von allein. Das erinnert ein wenig an einen Blasebalg.

In der Regel atmet man drei Runden mit 20, 40 und zum Schluss 60 Atemzügen Kapalabhati, wobei die Anzahl der Atemzüge auch gesteigert werden kann. In einigen Yogatraditionen gibt es auch noch intensivere Formen von Kapalabhati.

Die Schnellatmung macht nicht nur wach, sie reinigt auch die Lungen sowie die Nasennebenhöhlen und erhöht den Sauerstoffgehalt im Blut.

Wichtig:
Kapalabhati ist auch gleichzeitig eine Reinigungstechnik und sehr intensiv. Du solltest vorher nichts gegessen haben. Schwangere oder Menschen mit Bluthochdruck sollten auf Kapalabhati verzichten.

Und: Fange langsam an und steigere dich dann allmählich.

Das innere Feuer entfachen mit Bastrika, der „Feueratmung“

Diese Atmung ist eine der aktivierendsten Atemformen im Yoga. Sie betont gleichermaßen Ein- und Ausatmung und kann mit etwas Übung ein echter Fettkiller sein! Außerdem ist sie besser als Kaffee, um morgens aus dem „Quark“ zu kommen. Mit der Feueratmung kannst du dein inneres Feuer entfachen! Genau die richtige Atmung, um dein Manipura-Chakra (S. 163f.) so richtig durchzuwirbeln und deine Willenskraft zu stärken.

Finde eine für dich angenehme Sitz- oder Standposition.

Entspanne die Atmung und lausche einer Weile ihrem Kommen und Gehen.

Für die Feueratmung atmest du dann in gleicher Intensität schnell und rhythmisch durch die Nase ein und aus. Beginne erst mal mit wenigen Atemzügen und steigere dich dann langsam.

Bei dieser Atemtechnik „wackelt" deine Körpermitte. Der Bauch bewegt sich bei jedem Atemzug kräftig mit.

Das Herz weiten – Herzatmung

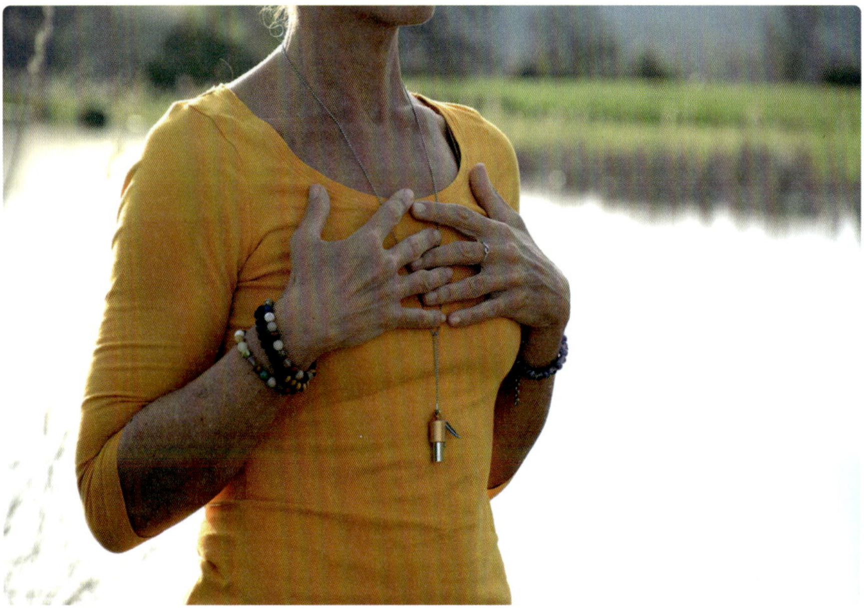

Wenn du das Gefühl hast, dass dir so einiges auf dem Herzen liegt und du es dadurch verschließt, kann die Herzatmung dabei helfen, dein Herz wieder weiter und weicher werden zu lassen.

Diese Atmung kannst du auf zwei verschiedene Arten praktizieren.

Der Atem kann direkt in den oberen Brustraum geschickt werden. Du spürst, wie die Rippenbögen sich nach außen wölben und im Herzraum Platz entsteht.

Stelle dir vor, wie du den neuen Platz, der durch die Einatmung in den Herzraum entsteht, mit Qualitäten wie Liebe, Vertrauen, Sicherheit und Geborgenheit füllst und wie mit der Ausatmung alles, was dir auf dem Herzen liegt, aus dir rausfließen darf.

Wiederhole das einige Male, bis du dich leichter fühlst.

Variationen

Du kannst den Atem auch über den Bauch in die Rippenbögen leiten, was die Atmung insgesamt tiefer werden lässt. Und wenn du magst, lässt du ihn dabei auch noch rauschen (vgl. S. 56 Ujjayi-Atmung).

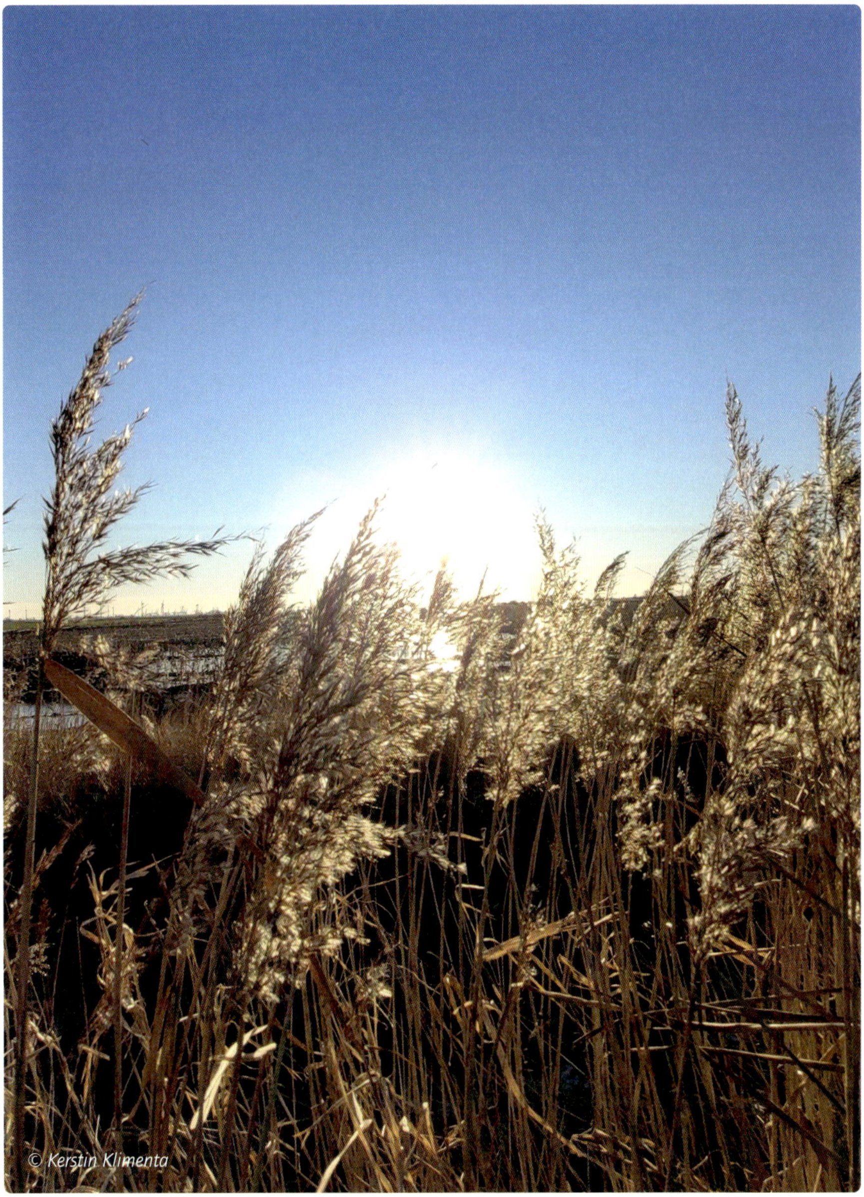

DIE KÖRPERÜBUNGEN – ASANAS

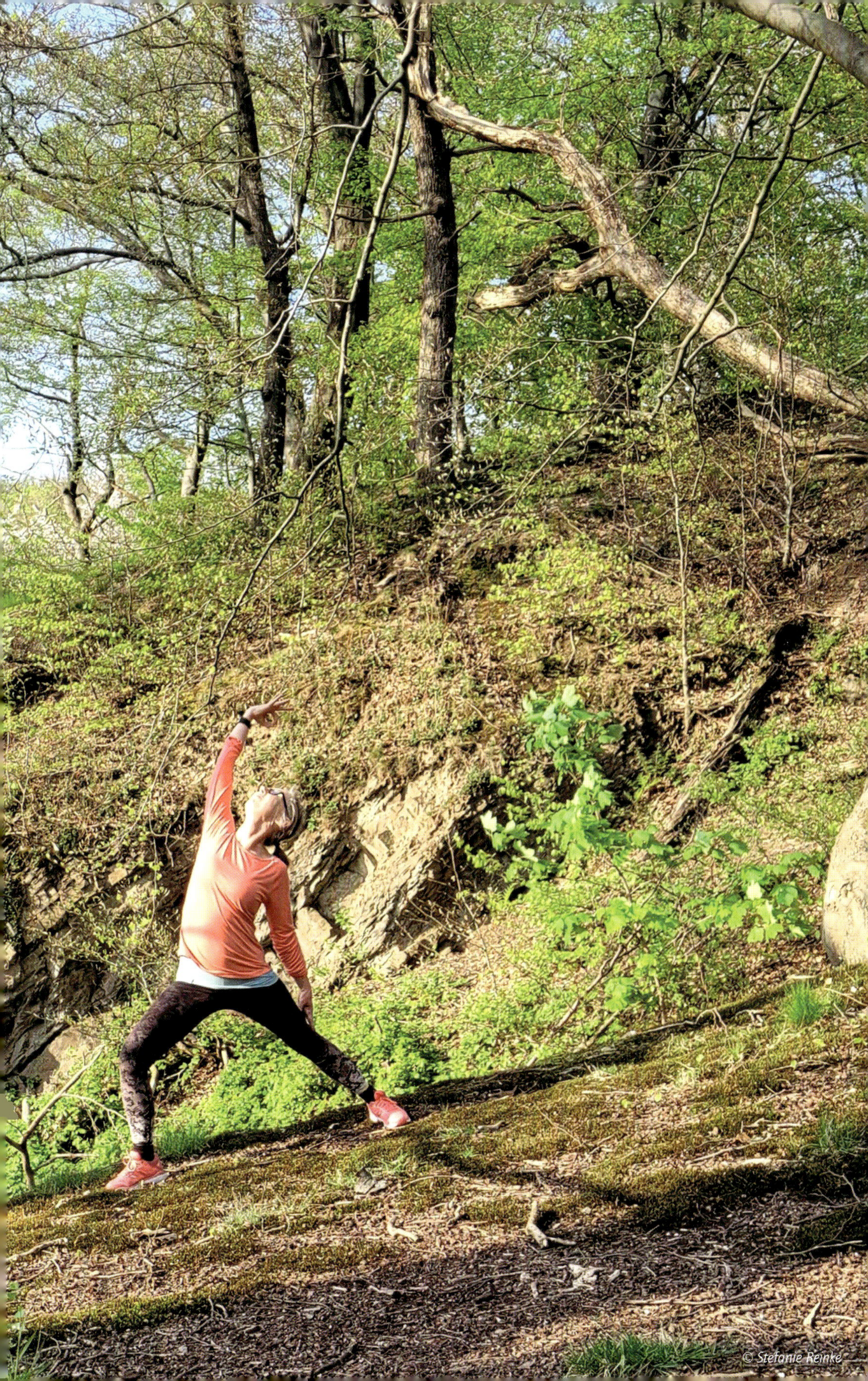

Wie praktiziere ich?

Die im Folgenden vorgestellten Übungen können sowohl statisch als auch dynamisch praktiziert werden.

Ich persönlich bevorzuge hier eine schöne Mischung. Ich fließe gerne, da ich durch den Tanz von Atem und Bewegung wunderbar in eine wohltuende Ruhe hineingleite. Flow-Yoga wird auch als Meditation in Bewegung bezeichnet.

Wenn ich merke, dass ich irgendwo im Körper verspannt bin oder gar Schmerzen habe, halte ich gewisse Positionen gerne länger, denn das hilft oft dabei, die Schmerzen zu lindern und die Verspannungen zu lösen.

INFO

Ein paar Tipps zu den Dehnungen

Die beste Wirkung erzielst du, wenn die Dehnung zwischen 2-3 Minuten gehalten wird. Es gilt: Der Dehnungsschmerz sollte auszuhalten sein. Wenn wir von einer Skala zwischen 0 und 10 ausgehen, erzielst du die besten Ergebnisse, wenn der Schmerz zwischen 8 und 10 anzusiedeln ist.

Ein guter Gradmesser ist der Atem. Wenn es dir nicht mehr gelingt, ruhig, tief und gleichmäßig zu atmen, bist du „drüber" und solltest den Druck verringern.

Auch die Gesichtszüge verraten viel. Wenn sie noch entspannt sind und du dabei lächeln kannst, ist alles gut. Wenn du aber merkst, dass du ein Zitronengesicht machst, dann lasse die Dehnung wieder weicher werden oder gehe ganz aus der Haltung/der Dehnung raus.

Eine Dehnung kann durch einen „Engpass" – eine kurze Gegendehnung – verstärkt werden. Wenn du das Gefühl hast, dass eine Dehnung dir besonders guttut, kannst du versuchen, 1-3 kurze „Engpässe" einzubauen, um den Effekt und die Wirkung zu verstärken.

Fange einfach langsam an und steigere dich in deinem Tempo. Geduld ist beim Yoga wichtig. Versuche, nichts zu erzwingen und den Augenblick liebevoll anzunehmen – dann erzielst du auf allen Ebenen die beste Wirkung.

Die Asana-Gruppen

Wie viele Yogastellungen – auch Asanas oder Yogaposen genannt – es mittlerweile gibt, ist nicht ganz klar, aber es sind viele! Und all diese Übungen können in verschiedene Gruppen eingeteilt werden.

Da die im Yoga Walk praktizierten Übungen auf einem oder beiden Beinen durchgeführt werden, liegt der Fokus der in diesem Buch vorgestellten Übungen auf der Gruppe der Standhaltungen.

Aber, keine Angst, eine Standhaltung kann auch gleichzeitig eine Vor- oder Rückbeuge, ein Hüftöffner, eine Drehhaltung, eine Stärkung der Körpermitte und in gewisser Weise auch eine Umkehrhaltung sein. Einige Übungen sind sogar mehreren Gruppen zuzuordnen, sodass die Yogapraxis auch beim Yoga Walk ganzheitlich wirkt und genügend Abwechslung bietet.

Jede Yogaübung hat ihre spezifische Wirkung auf körperlicher, energetischer und mentaler Ebene. Diese alle im Detail aufzuführen, würde den Rahmen dieses Buchs sprengen. Aber es lohnt sich, einen Blick auf die Asana-Gruppen zu werfen, da hier die wichtigsten Wirkungen wunderbar zusammengefasst werden können.

Standhaltungen

Standhaltungen kräftigen die Muskulatur und verbessern die Durchblutung der Füße und Beine. Sie geben uns und unserem Leben eine gute Portion Erdung und helfen uns, Stabilität zu finden und mit beiden Beinen fest im Leben zu stehen.

Die Erdung initiieren wir in allen Standhaltungen über die Füße. Es geht darum, die Auflagepunkte deines Fußes/deiner Füße zu spüren und – je nach Haltung – das Gewicht gleichmäßig auf diese Punkte zu verteilen.

Für eine gute Basis ist es auch wichtig, die beiden unteren Bandhas (S. 74ff.) zu aktivieren.

Ich spreche immer gerne davon, sich durch die Erdung mit den Fußsohlen noch etwas Energie (die, die gerade gebraucht wird), aus der Erde zu ziehen und damit von unten nach oben zu wachsen.

Darüber hinaus stärken sie – besonders die Haltungen, die auf einem Bein praktiziert werden – den Gleichgewichtssinn, fördern Mut und schulen unsere Geduld.

Durch die notwendige Konzentration kommt der Geist zur Ruhe. Standhaltungen helfen uns dabei, dass wir auch in unruhigen und schweren Zeiten nicht „entwurzeln".

Vorbeugen/Umkehrhaltungen

Vorbeugen helfen dabei, uns im Alltag zu stärken und nach innen zu schauen.

Auf den ersten Blick wirken sie nicht sonderlich spektakulär, aber es wird schnell klar, dass es alles andere als einfach ist, sich einfach einmal „hängen" zu lassen und dabei vielleicht noch mit den Händen den Boden zu berühren und bei durchgestreckten Beinen die Knie zu küssen.

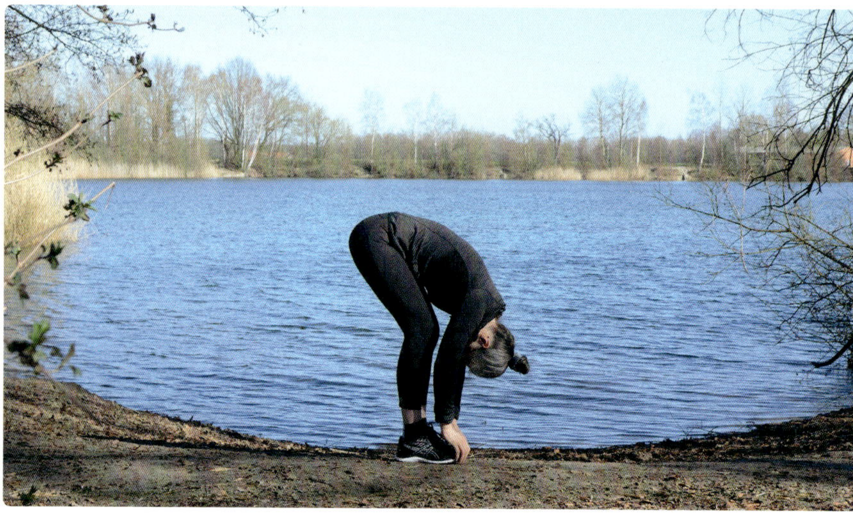

Das liegt einfach daran, dass sich viele Menschen heutzutage zu wenig, sehr einseitig oder schlichtweg falsch bewegen. Dadurch verkürzen sich die Muskeln und Sehnen, was eine Verbeugung unangenehm und bisweilen auch schmerzhaft werden lässt. Aber den Vorbeugen auszuweichen, macht es nur noch schlimmer.

Es hilft also nichts: Wenn wir Schmerzen vermeiden wollen bzw. sie dauerhaft lindern wollen, sollten wir in Bewegung kommen und dazu gehören eben auch die Vorbeugen!

Wenn du sie regelmäßig praktizierst, freut sich der Rücken! Bei einer Verkürzung oder einer Verkrümmung der Lendenwirbelgegend können Vorbeugen ausgleichend wirken. Es entsteht Raum zwischen den Wirbeln und sie helfen der Wirbelsäule dabei, zurück in ihre natürliche Form zu finden. Der Bauchraum wird bei einer tiefen Vorbeuge komprimiert, wodurch die Organe im Bauch angeregt werden.

Zudem sorgen Vorbeugen dafür, die Verdauung zu harmonisieren und Abwehrkräfte zu stärken. Sie bewirken eine Dehnung der Beinrückseiten und Gesäßmuskeln, was sich nach einem langen Tag am Schreibtisch sehr wohltuend anfühlen kann.

In mentaler Hinsicht werden in Vorbeugen Geduld und Hingabe geschult. Wir lernen, loszulassen, denn gerade in Vorbeugen kommen wir mit Ungeduld, Kampf und übertriebenem Ehrgeiz nicht weiter. Nur durch das Annehmen und Loslassen sinken wir tiefer in die Beuge.

Stehende Vorbeugen können auch den sogenannten *Umkehrhaltungen* zugeordnet werden.

Zwar sind als klassische Umkehrhaltungen eher der Kopf-, Hand- und Schulterstand bekannt, aber alle Haltungen, bei denen unser „Herz über dem Kopf" ist, helfen uns dabei, eine andere Perspektive einzunehmen und sind somit auch in dieser Asana-Gruppe anzusiedeln.

Sie wirken sich auf allen Ebenen von Körper und Geist positiv aus.

Das Herz-Kreislauf-System wird stabilisiert, die Verdauung verbessert, die Konzentrationsfähigkeit gesteigert und auch die Wirbelsäule wird, je nach Umkehrhaltung, gekräftigt und/oder gedehnt. Und damit nicht genug, sie werden auch als Jungbrunnen gesehen: glücklich und frisch bis ins hohe Alter!

Der Perspektivwechsel hilft dabei, eine neue/andere Sichtweise zu bekommen und so Klarheit oder die Lösung für ein Problem zu finden oder den Mut aufzubringen, etwas zu verändern. Sie sorgen dafür, dass wir körperlich und geistig flexibel bleiben.

INFO

Vorsicht bei akuten Bandscheibenvorfällen, starken Kopfeschmerzen oder stark erhöhtem Blutdruck!

Wenn du hiervon betroffen bist, solltest du die stehenden Vorbeugen/Umkehrhaltungen sehr vorsichtig praktizieren und gegebenenfalls weglassen. Wenn dein Blutdruck eher niedrig ist, kann dir bei zu schnellem „Auftauchen" schwindelig werden. Komme daher immer langsam und mit Bedacht aus einer lang gehaltenen Vorbeuge heraus.

Es ist prinzipiell wichtig, auf den Körper zu hören. Gehe immer nur so weit, wie es sich noch gut anfühlt. Wenn du unsicher bist, frage vorsichtshalber deinen Arzt.

PRAXISTIPP

Stützhaltungen

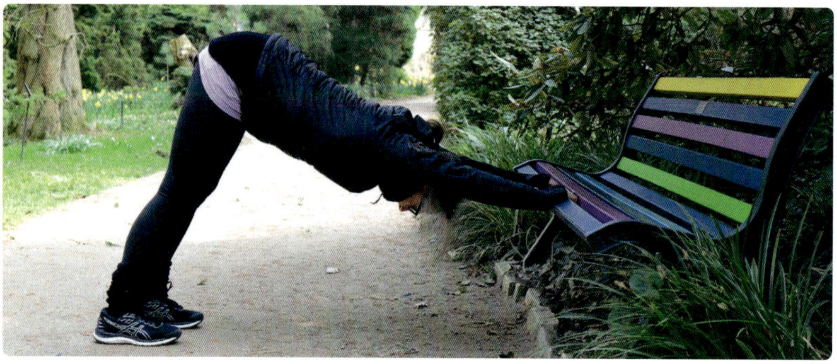

Stützhaltungen stärken auf physischer Ebene die Arm-, Schulter-, Rücken-, Bauch- und Beinmuskulatur, aktivieren den ganzen Körper und unsere Leidenschaft. Sie erfordern neben Kraft und Konzentration auch eine gute Portion Mut. Auch wenn Stützhaltungen beim Yoga Walk eine untergeordnete Rolle spielen, da wir uns hier auf Standhaltungen beschränken, kannst du sie natürlich dort praktizieren, wo es sich anbietet. Eine Bank oder auch ein Baumstamm wären praktische, natürliche Hilfsmittel, um schonend an der Kräftigung zu arbeiten, ohne dabei mit den Händen den Boden zu berühren. So kannst du zwischendurch die eine oder andere klassische Stützhaltung wie den herabschauenden Hund (siehe Foto) praktizieren.

Rückbeugen

Zu den klassischen Rückbeugen gehören die „Kobra", die „Heuschrecke", der „Fisch", der „Bogen" oder das „ganze Rad". Alles Asanas, die wir beim Yoga Walk in der ursprünglichen Form nicht praktizieren. Aber es gibt tolle und vor allem anfängertaugliche stehende Varianten mit effektiven Wirkungen.

Alle Rückbeugen wirken Rückenschmerzen entgegen und lösen Verspannungen im Schulter- und Nackenbereich. Außerdem unterstützen sie das Atemsystem und verhelfen uns ganzheitlich zu einer „guten" Haltung – innen wie außen.

Im Yoga sind sie auch als „Herzöffner" bekannt, da sie den gesamten Brustkorb weiten und beim Übenden das Gefühl entsteht, dass sich der Herzraum öffnet. Tatsächlich geschieht dies nicht nur auf physischer Ebene.

Rückbeugen heben die Stimmung und helfen dabei, das Herz wieder leicht werden zu lassen. Sinnbildlich können wir das, was uns noch schwer auf dem Herzen liegt, leichter gehen lassen und so entsteht neuer Raum, den wir positiv besetzen können.

Auf physischer Ebene wird die Brustwirbelsäule nach hinten gestreckt, der Lungen- und Herzbereich/die Körpervorderseite wird gedehnt. Das stärkt den Rücken, die Brustwirbelsäule wird beweglicher und der Rumpf geschmeidiger.

Anders als bei den Vorbeugen wird das Verdauungssystem nun gestreckt, was bei Verdauungsschwierigkeiten oder auch Sodbrennen hilfreich sein kann.

Während Vorbeugen eher kühlend wirken und das Nervensystem beruhigen, wirken Rückbeugen anregend und erhitzend auf Körper und Geist.

So positiv die Wirkungen auch sind, Rückbeugen sind – besonders bei Rückenproblemen – mit Bedacht zu praktizieren. Es wird gerne vergessen, dass wir für einen starken und gesunden Rücken auch eine starke Mitte brauchen.

Auch wenn beim Yoga Walk eher sanfte Rückbeugen praktiziert werden, so solltest du immer darauf achten, dass du dich nicht zu sehr in ein Hohlkreuz fallen lässt. Wenn du Mula Bandha und Uddhiyana Bandha (S. 74f.) aktivierst, schützt das den empfindlichen Bereich des unteren Rückens.

Seitbeugen

Seitbeugen geben uns das Gefühl, mehr Raum im Körper zu schaffen. Sie sprechen das sympathische Nervensystem an und wirken daher körperlich wie mental vitalisierend und belebend.

Bei den Seitbeugen wird die seitliche Bauch- und Hüftmuskulatur gedehnt und die Oberschenkelmuskulatur aktiviert.

Auch die Zwischenrippenmuskeln werden angesprochen, weshalb Seitbeugen auch dazu beitragen, dass die Atmung vertieft und der Brustkorb geweitet wird.

Die Seitneigen stimulieren auch Organe wie Milz, Leber, Galle oder auch die Bauchspeicheldrüse und können den Stoffwechsel ankurbeln.

Natürlich ist es bei den Übungen dieser Gruppe wichtig, den Körper zu beiden Seiten zu neigen.

Hüftöffner

Als Hüftöffner werden die Übungen bezeichnet, die dafür sorgen, dass unsere Hüften beweglich und flexibel bleiben. Ohne jetzt zu sehr auf anatomische Details eingehen zu wollen: Unsere Hüfte ist das Bindeglied vom unteren zum oberen Teil des Körpers.

Der Psoas – auch Hüftbeuger genannt – ist einer unserer wichtigsten Muskeln und er verläuft von der Wirbelsäule durch die Hüfte zu den Oberschenkeln. Er sorgt dafür, dass wir unsere Beine heben und im Idealfall in alle Richtungen bewegen können. Eigentlich ist das, was wir als Psoas bezeichnen, sogar eine Muskelgruppe, die wunderbar aufeinander abgestimmt ist.

Es gibt noch einen weiteren wichtigen Muskel im Hüftbereich, der sich Piriformis nennt und unter dem großen Gesäßmuskel, dem M. glutaeus maximus, versteckt. Eigentlich ein unscheinbarer Muskel, aber genau unter ihm verläuft der Ischiasnerv und wenn hier etwas klemmt, dann tut es richtig weh.

Ähnlich wie in anderen Regionen kommt es durch unsere meist sitzende Tätigkeit auch im Bereich der Hüfte im Laufe der Zeit zu Verkürzungen der Muskeln, was sich wiederum schnell auf den Rücken, die Hüften und das Gemüt schlägt.

Aus yogischer Sicht wird gerne gesagt, dass sich in blockierten Hüften alte Emotionen, Stress und Anspannung ansammeln. Wenn wir die Hüften regelmäßig dehnen und somit wieder öffnen, können sowohl die körperlichen als auch die emotionalen Blockaden gelöst werden.

Die Hüfte steht in enger Verbindung mit dem Kiefer, den Schultern und den Knien. Eine „Blockade" in einem Bereich kann sich auf die anderen auswirken und umgekehrt. Die Asanas für offene Hüften entlasten also auch die Gelenke, die sich mit der Hüfte verspannen.

Für die Beweglichkeit des Hüft- und Beckenbereichs sind elastische Beinmuskeln von großer Wichtigkeit. Im Stand sollten die Hüftbeugemuskeln möglichst lang und dehnbar sein, damit sich das Becken aus der Kippung aufrichten und der untere Rücken aus dem Hohlkreuz herauskommen kann.

Bei den Übungen, die die Hüfte/das Becken betreffen, ist die Zentrierung der Hüfte besonders wichtig, um Verletzungen zu vermeiden.

Drehhaltungen

Auch die Drehhaltungen – die im Yoga gerne auch als „Twist" bezeichnet werden – haben viele positive Wirkungen auf körperlicher und mentaler Ebene. Es sind Rotationsbewegungen, die aus einer Drehung um die eigene Achse und um die Wirbelsäule entstehen.

Eine Drehung, bei der die Wirbelsäule möglichst aufgerichtet ist, erfolgt aus dem Bereich der Brustwirbelsäule, das Becken dreht nicht mit.

Drehhaltungen wirken stressreduzierend und harmonisierend auf Körper und Geist. Die Verdauungsorgane (Leber, Niere) werden massiert und gekräftigt, was die Entgiftung des Körpers anregt. Daher stehen Twists, die immer zu beiden Seiten geübt werden, auch beim sogenannten *Detox-Yoga* im Mittelpunkt.

Sanfte Drehungen helfen dabei, Verspannungen der Rücken- und Schultermuskulatur sowie kleine Blockaden in der Wirbelsäule zu lösen. Der Körper gewinnt an Flexibilität. Sie helfen uns auch dabei, geistig flexibel zu bleiben und den Blick zu wechseln. Die innerliche Flexibilität sorgt dafür, dass wir leichter Stabilität, Ruhe und Klarheit finden.

Balancehaltungen

Balancehaltungen stärken unseren Gleichgewichtssinn. Sie „zentrieren" uns, sind herausfordernd und schulen die Geduld. Durch die aufzubringende Konzentration, um die Balance zu finden und zu erhalten, kommt der Geist zur Ruhe.

Im Yoga Walk sind mit Balancehaltungen die Übungen gemeint, die wir – mehr oder weniger – auf einem Bein praktizieren. Dazu gehören unter anderem der „Baum" (vrksasana) oder auch der „Krieger III" (virabhadrasana III).

Natürlich werden auch in den Balancehaltungen verschiedene Körperregionen gedehnt und gestärkt und darüber hinaus wird bei den Balanceübungen auch gleichzeitig die Körpermitte angesprochen.

Stärkung des Rumpfs/Core

Übungen für die Körpermitte kräftigen die gesamte Rumpfmuskulatur. Zu dieser Region gehören der gerade Bauchmuskel, die inneren und äußeren schrägen Bauchmuskeln und der Rückenstrecker.

Nach oben begrenzt das Zwerchfell die Rumpfmuskulatur, nach unten der Beckenboden. Dieser Bereich stellt die zentrale Verbindung zwischen der oberen und der unteren Körperhälfte dar und ist für eine gute Stabilität von Wirbelsäule und Becken verantwortlich.

Rückenprobleme gehören zu den Zivilisationskrankheiten. Sie werden unter anderem durch Bewegungsmangel, falsche bzw. einseitige Bewegung, Übergewicht oder auch Stress ausgelöst. Dadurch verspannen oder verkürzen sich die Muskeln, was sich in Form von Rückenschmerzen bemerkbar machen kann. Wer unter Schmerzen im unteren Rücken leidet, sollte Rücken- und Rumpfmuskulatur schonend stärken.

Eine „starke Mitte" verhilft überdies nicht nur zu körperlicher Stabilität, sondern auch zu mehr Ausgeglichenheit und innerer Balance.

In vielen Übungen arbeiten wir mit den Bandhas (S. 74ff.), das heißt, dass wir theoretisch in fast jeder Haltung auch etwas für die Kräftigung des Rumpfbereichs machen können. Natürlich fordern uns einige Übungen hier mehr als andere. Und nur dann erwähne ich es explizit.

Exkurs: Die Bandhas

„Bandhas" bedeutet so viel wie „binden", „halten", „Schloss" oder „Siegel" und damit sind im Yoga spezielle „Körperverschlüsse" gemeint, die uns dabei helfen, unser Prana – unsere Lebensenergie – im Körper zu halten, zu regulieren und/oder zu leiten.

Diese Körperverschlüsse werden durch die Kontraktion bestimmter Muskeln aktiviert, was am Anfang nicht einfach ist. Mit etwas Übung wirst du schnell ein Gespür dafür entwickeln und die Bandhas irgendwann automatisch einsetzen.

Auf physischer Ebene sind besonders die beiden unteren Bandhas wichtig, denn durch ihren gezielten Einsatz wird der Beckenboden und der untere Rücken gestärkt und geschützt, die Wirbelsäule aufgerichtet und wichtige Muskelgruppen werden gekräftigt. Durch die Aktivierung dieses Duos zentrierst du dich auch in der Körpermitte.

Es gibt viele Bandhas, aber hier gehe ich nur kurz auf die drei Hauptbandhas im Hatha-Yoga ein, besonders auf die beiden ersten, da sie für viele Übungen im Yoga Walk eine wertvolle Hilfe sind.

Mula Bandha – der Wurzelverschluss

Das Sanskritwort „mula" kann mit „Wurzel" übersetzt werden. Diesen Verschluss leitest du durch eine Kontraktion der gesamten Beckenbodenmuskulatur ein. Es fühlt sich ein wenig so an, als ob du den Harndrang unterdrückst.

Die gesamte Muskelpartie zwischen Anus und Genitalien wird angesprochen. Mit ein wenig Übung wirst du schnell ein Feingefühl für die Kontraktion der Dammmuskeln bekommen und „nebenbei" auch den Beckenboden trainieren.

Du ziehst für Mula Bandha den Beckenboden nach innen und oben und drückst gleichzeitig das Steißbein nach unten und vorne. Das bewirkt, dass dein Kreuzbein nach unten zieht und der untere Rücken an Länge und Stabilität gewinnt. So werden Fehlhaltungen im unteren Rücken vermieden und in Kombination mit Uddiyana Bandha wird verhindert, dass das Becken nach hinten kippt und du ins Hohlkreuz fällst. In der Schwangerschaft das Üben von Mula Bandha nicht übertreiben!

In den meisten Asanas im Yoga wird Mula Bandha gemeinsam mit Uddiyana Bandha durchgehend aktiviert. Das ist auch gemeint, wenn ich bei den Übungsbeschreibungen von „Aktivierung des Zentrums" spreche.

Uddiyana Bandha – die Bauchkontraktion

Uddiyana Bandha stabilisiert den mittleren und oberen Rücken. Um Uddiyana Bandha zu setzen, wird der Unterbauch in der Ausatmung nach innen und der Bauchnabel gleichzeitig schräg nach oben in Richtung Wirbelsäule gezogen. Dein Zwerchfell zieht automatisch hoch in Richtung Brustkorb und die Bauchorgane werden näher zur Wirbelsäule hingezogen.

Wenn du regelmäßig Uddiyana Bandha praktizierst, stärkst du dich und dein Selbstwertgefühl. Die Verdauung wird anregt, die Bauchorgane massiert und deine Willenskraft wird angekurbelt. In der Schwangerschaft und auch bei Bluthochdruck und Empfindlichkeit im Magenbereich oder ähnlichen Symptomen sollte Uddiyana Bandha nicht praktiziert werden.

Jalandhara Bandha – der Kinn- oder Kehlverschluss

Hierfür schiebst du dein Kinn nach vorne in Richtung Brust in die Vertiefung zwischen den Schlüsselbeinen, die Nackenwirbel werden dabei lang gezogen. Gleichzeitig legst du die Zungenspitze an den Gaumen und saugst die Zunge dann etwas nach hinten. Das Verschließen von Jalandhara Bandha soll verhindern, dass die erzeugte Lebensenergie nach oben entweicht.

Jalandhara Bandha reguliert den Energiestrom zwischen dem Herzen und dem Gehirn. Es hilft dabei, zu entspannen und Stress abzubauen. Der Reiz auf Hals und Kehlkopf kann zu einer ausgewogenen Schilddrüsenfunktion beitragen. Bei Schilddrüsenüberfunktion ist allerdings Vorsicht geboten, ebenso bei Bluthochdruck oder Halsentzündungen.

Wenn du die drei Bandhas gleichzeitig setzt, wird dies Maha Bandha genannt. Es verstärkt die Wirkungen der einzelnen Bandhas und kann als Ganzkörpererfrischung angesehen werden.

Eine ausgewogene Asana-Praxis sollte Übungen aus allen Gruppen beinhalten. Stelle dir für deinen Yoga Walk die Übungen so zusammen, dass von allem etwas dabei ist.

Um dir die Orientierung zu erleichtern, findest du zu jeder Asana eine Zuordnung zur jeweilige Gruppe/zu den jeweiligen Gruppen.

PRAXISTIPP

Beobachte auch, wann und in welchen Asanas du unruhig wirst und sich Unmut breit macht. Das sind dann häufig die Übungen, die wir gerne vermeiden, weil sie sich nicht so gut anfühlen und uns innerlich und äußerlich „Stress" bereiten. Versuche, dich mit diesen Haltungen näher zu beschäftigen, denn oft ist das ein Zeichen dafür, dass wir genau das wirklich brauchen.

Auf körperlicher Ebene sind Schmerzen ein Zeichen dafür, dass „hier" eine Baustelle ist. Statt sie immer wieder zu umgehen und so größer werden zu lassen, können wir uns dieser Baustelle behutsam annähern, sie betrachten und hier vielleicht sogar mit etwas Zeit und Geduld das eine oder andere beseitigen.

Natürlich gibt es Handicaps, die einfach nicht wegzuzaubern sind, aber gegen die klassischen Zivilisationsbeschwerden können wir angehen! Das Gleiche gilt auf mentaler Ebene.

Nach der Anfangssammlung sollte der Körper in der ersten Übungsphase langsam aufgewärmt und auf fordernde Übungen vorbereitet werden. Gerne kannst du in dieser Phase auch ein paar Übungen für die Schultern und den Nacken einbauen. Später stelle ich dir eine paar sanfte Yogaflows vor, die dich und deinen Körper auf weitere Übungen vorbereiten.

Übungen für die Schultern und den Nacken

Schulter- und Nackenverspannungen gehören zu den häufigsten Beschwerden. Durch das lange und oft auch falsche Sitzen am Computer ist diese Region besonders anfällig.

Ich stelle hier ein paar meiner Lieblingsübungen vor, die du bei Bedarf in deinen Yoga Walk einbauen kannst, um diesen Beschwerden vorzubeugen oder Abhilfe zu schaffen. Es sind nur einige wenige Übungen, da es sonst den Rahmen des Buchs sprengen würde.

Die Ausgangsposition für alle Übungen ist die Berghaltung (S. 83ff.).

Übungen

Schulterwippe/ Schulterkreise/Vor-/Rückwärtskraulen

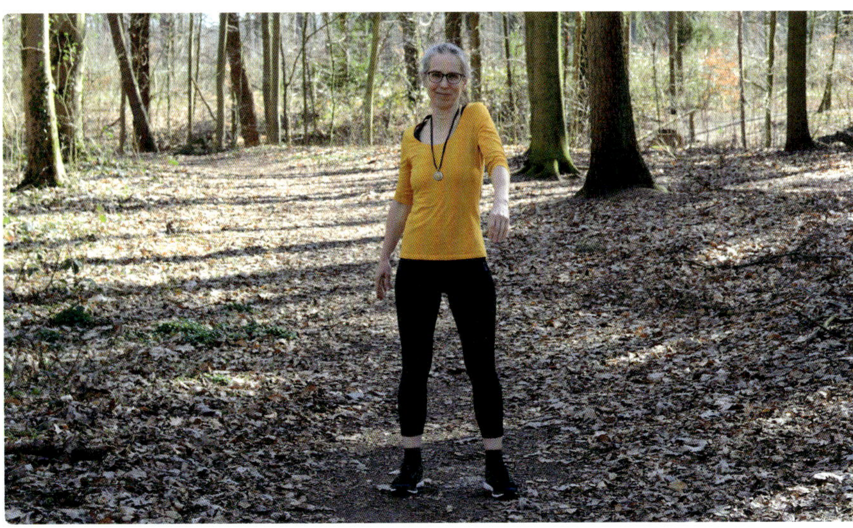

Um deine Schultern erst einmal aufzulockern, kannst du sie sanft in die eine und dann in die andere Richtung kreisen lassen, gerne auch abwechselnd als „Wippe".

Um hier noch etwas mehr Schwung reinzubringen, können die Arme mit einbezogen werden. Erst seicht, dann immer etwas mehr, bist du irgendwann stehend kraulst – erst vorwärts und dann rückwärts. Das kräftigt den gesamten Schulterbereich. Der Oberkörper darf mitschwingen.

Die Welt umarmen

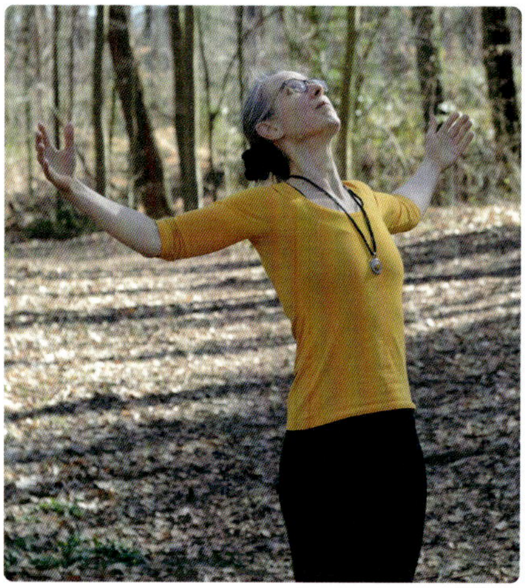

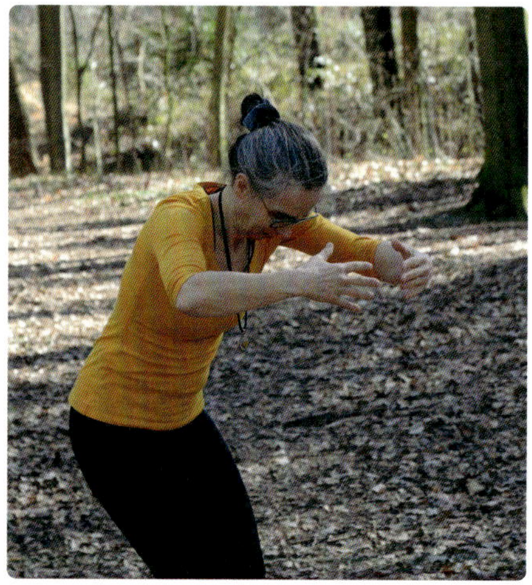

Du öffnest mit der Einatmung deine Arme auf Schulterhöhe und kreist die Schultern über oben nach hinten. Dabei entsteht eine sanfte Rückbeuge.

Mit der Ausatmung beugst du leicht deine Knie, rundest den Rücken und die Fingerkuppen berühren sich. Es sieht ein wenig so aus, als würdest du die Welt umarmen. Die Arme bleiben auf Schulterhöhe.

Statt der Weltumarmung kannst du auch eine Weltverneigung machen. Du nimmst dafür einfach die Hände im Namasté vor dein Herz und kommst in eine kleine Vorbeuge.

Mache diesen kleinen Bewegungsablauf 5-10-mal hintereinander.

INFO

Mudras

Mudras sind Gesten, mit denen wir unsere Energie lenken können. Es gibt eine Vielzahl verschiedener Mudras, wobei die Gesten, die mit den Händen und Fingern geformt werden, am gängigsten sind.

Jedes Mudra hat eine ganz individuelle Wirkung. Allen gemeinsam ist, dass sie uns beruhigen und dabei helfen, konzentrierter zu meditieren oder nachzuspüren.

Das „Namasté" gehört zu den bekanntesten Mudras und ist in vielen Yogastunden Teil der Begrüßung und Verabschiedung. In Indien gilt es als respektvolles Begrüßungsritual im Alltag. Es bedeutet: „Das Höchste/Göttliche in mir grüßt das Göttliche in dir!"

Für diese Geste, die auch Anjali- oder Namaskar-Mudra genannt wird, nimmst du deine Hände in Gebetshaltung vor dein Herz (manchmal auch auf die Stirn oder den Mund).

Dieses Mudra wird auch als Zeichen der Dankbarkeit gesetzt, welche die von Herzen kommende Freude stärkt. Es sorgt zudem für eine innere Zentrierung.

Ein weiteres Mudra, das häufig in der Praxis eingesetzt wird und was im Laufe des Buchs erwähnt wird, ist das Chin- oder Gyan-Mudra. Es ist ein beliebtes Meditations-Mudra, weil es die Konzentration fördert und dabei hilft, die Balance zu halten. Hierfür berühren sich Daumen und Zeigefinger, die restlichen Finger sind leicht abgespreizt.

Im Laufe dieses Buchs stelle ich dir zu gegebener Zeit noch ein paar weitere Mudras vor.

Wenn du ein Mudra kennst, das dich persönlich in deinen Lebensthemen unterstützt, kannst du es selbstverständlich auch mit auf deinen Yoga Walk nehmen.

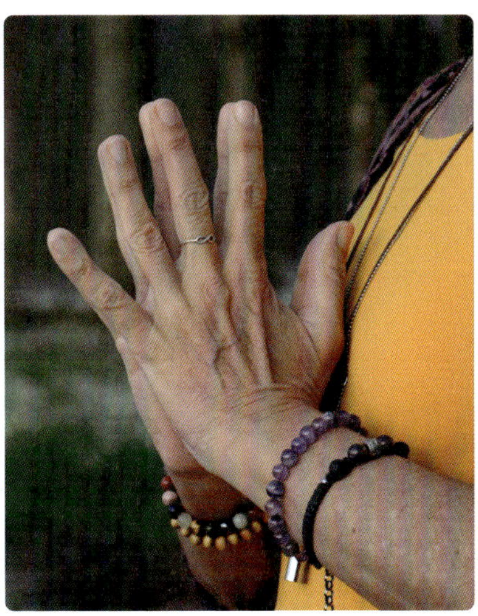

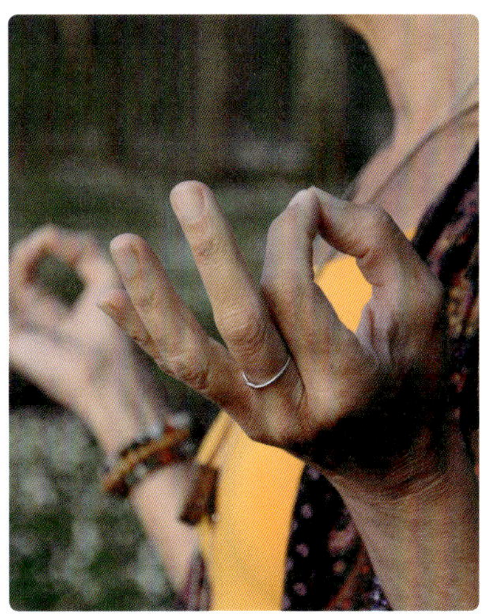

Durch dick und dünn

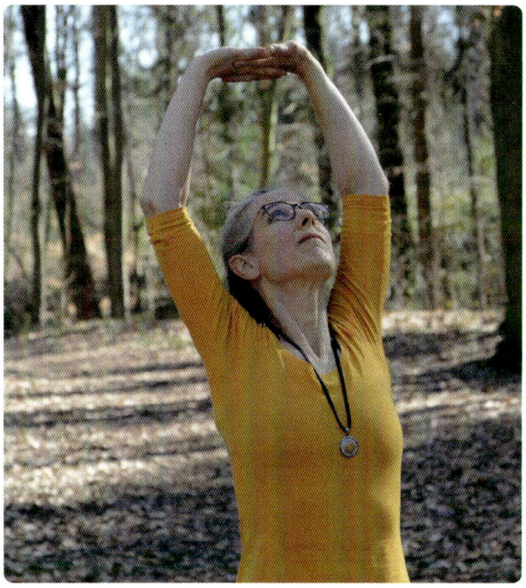

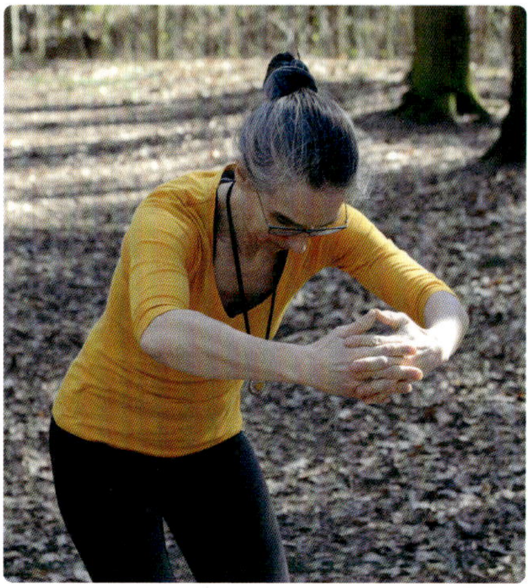

Mit der Einatmung verzahnst du vor deinem Körper die Hände ineinander. Drehe dann die Handflächen nach vorne und bringe sie über vorne nach oben, sodass sie in Richtung Himmel zeigen. Versuche, dich lang zu machen, ohne mit den Oberarmen die Ohren zu berühren. Die Schultern wollen tendenziell nach hinten.

Ausatmend drehst du die Handflächen wieder zum Körper, beugst die Knie und rundest den Rücken. Auch hier bleiben die Arme auf Schulterhöhe.

Du kannst diesen Bewegungsablauf einige Male für dich machen oder ihn mit der „Weltumarmung" kombinieren.

Adlerarme

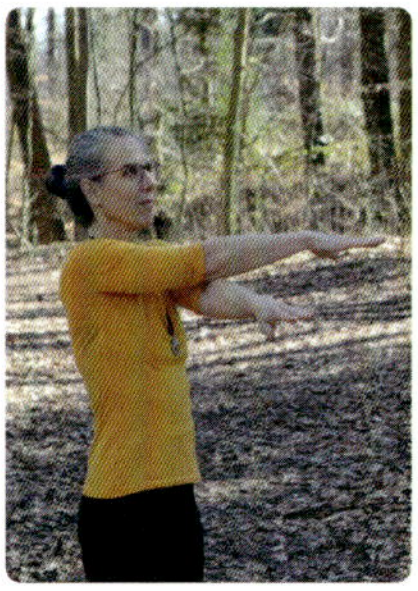

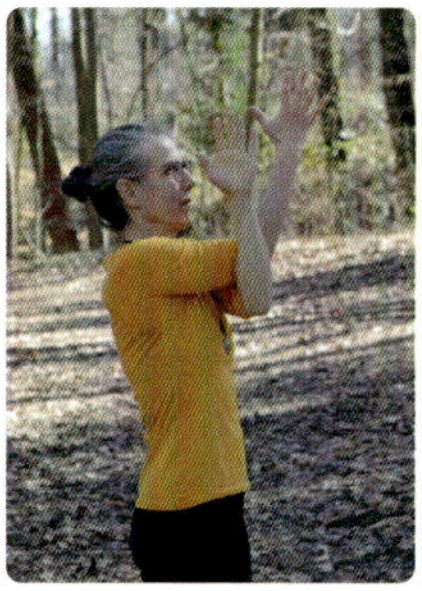

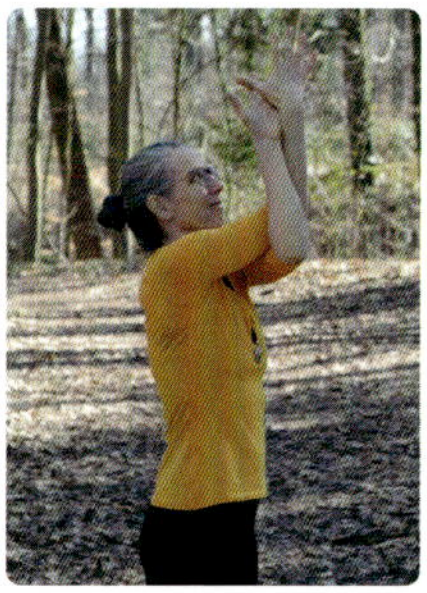

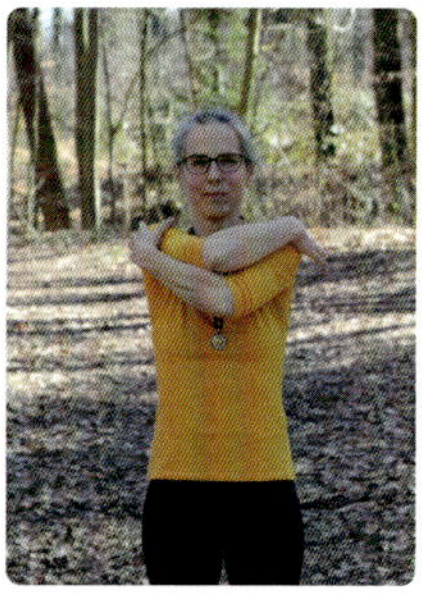

Du kreuzt die Arme auf Schulterhöhe und winkelst die Ellenbogen an, sodass es sich der obere Arm in der unteren Ellenbeuge gemütlich macht. Bringe dann die Handflächen aneinander, indem der obere Arm den unteren Arm vorne kreuzt.

Wenn das nicht möglich ist, versuche, die Handrücken näher zueinanderzubringen. Wenn auch hier die Ellbogen wieder „verrutschen", dann lege die rechte Hand an die linke und die linke Hand an die rechte Schulter.

Finde deine individuelle Variante der „Adlerarme", bis du eine angenehme Dehnung in den Schultern verspürst.

Die Oberarme bleiben dabei möglichst oben, die Ellbogen ziehen gefühlt weg vom Körper. Für einen „Extraboost" an Dehnung kannst du noch die Schultern über oben nach hinten rollen.

Für Ungeübte ist diese Dehnung zunächst gewöhnungsbedürftig – achte dabei auf den auf S. 66 beschriebenen Dehnungsgradmesser. Für eine kurzweilige Verstärkung können die Handflächen/Handrücken gegeneinander gedrückt werden.

Das praktizierst du auf beiden Seiten und hältst sie für einige tiefe Atemzüge. Je geübter du bist, desto länger kannst du sie halten.

Schulterstretch

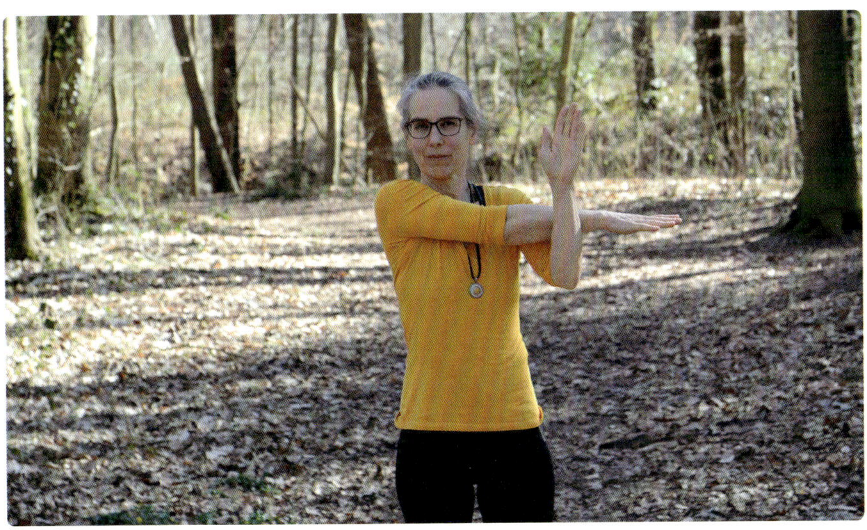

Die Arme werden wieder auf Schulterhöhe gekreuzt. Dann winkelst du den unteren Ellbogen an und ziehst den oberen Arm, der gestreckt bleiben sollte, so nah zum Körper ran, wie du es als wohltuend empfindest. Einen Engpass erzeugst du, indem der untere Arm gegen den oberen Unterarm drückt.

Auch diese Übung sollte auf beiden Seiten praktiziert werden.

Nackendehnungen

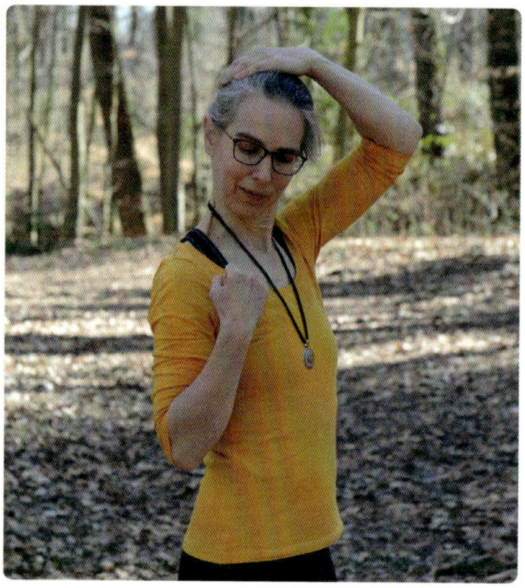

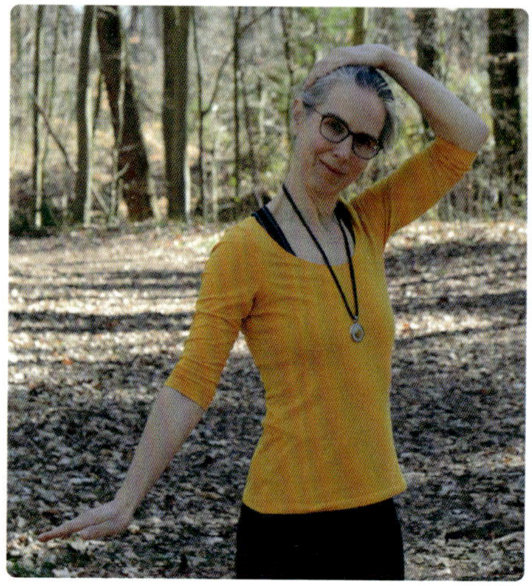

Für eine klassische Nackendehnung nimmst du die linke Hand und legst sie auf die rechte Seite deines Kopfes. Du winkelst den rechten Arm an, die Faust zeigt nach oben und die Schulter zieht nach unten. Spiele mit dem Blick. Lasse ihn vorsichtig in Richtung Faust wandern. Versuche, den Dehnungsradius immer mal wieder etwas zu verändern.

Wenn du jetzt noch dein Kinn in Richtung Brustbein ziehst, wird die Dehnung wahrscheinlich noch intensiver werden. Einen Engpass erzeugst du hier, indem der Kopf gegen die rechte Hand drückt. Der Kopf möchte sich aufrichten, die Hand verhindert dies. Halte den Engpass kurz und vertiefe die Dehnung, wie oben beschrieben.

Je nachdem, wo du hier bist, kann die Dehnung sehr intensiv sein und etwas brennen. Das ist normal. Du achtest hier wieder auf die Dehnungsskala (S. 66). Die Nackendehnung solltest du natürlich auch auf der anderen Seite üben.

Wenn der hintere Nacken – also die Halswirbelsäule – gedehnt werden soll, winkle beide Arme vor dir an und greife mit den Händen an deinen Hinterkopf. Ziehe dann den Kopf vorsichtig nach unten und halte ihn eine Weile dort. Für einen verstärkenden Engpass möchte sich der Kopf wieder aufrichten, aber die Hände verhindern dies. So erzeugst du Gegendruck. Nach einigen Sekunden lockern und die Dehnung vertiefen.

Die wichtigsten Asanas beim Yoga Walk

Bevor wir zu den stehenden Yogaflows kommen, stelle ich dir hier die wichtigsten Asanas beim Yoga Walk einmal vor. Du erfährst, wie du dich richtig ausrichtest, welchen Asana-Gruppen sie zugeordnet werden können und wie du sie bei Bedarf modifizieren kannst. Da ich die grundlegenden Wirkungen bereits bei den Asana-Gruppen zusammengefasst habe, gehe ich hier nur noch auf Besonderheiten ein.

Berghaltung – *tadasana*

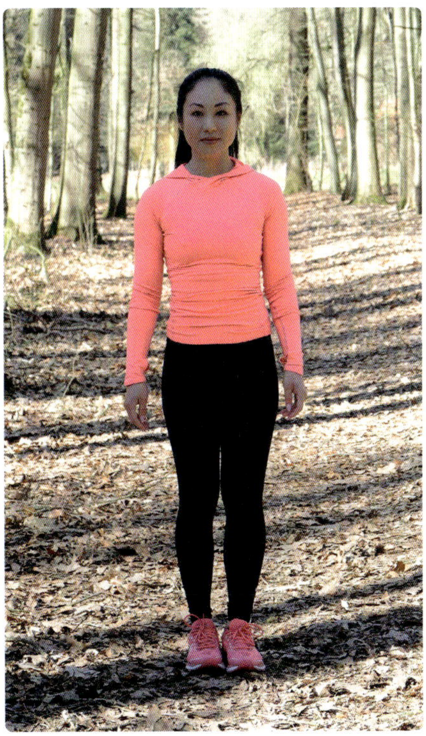

Die Berghaltung ist die Grundposition – die Mutter aller stehenden Asanas und der Ausgangspunkt aller nachfolgenden Übungen und Flows, weshalb ich sie etwas ausführlicher vorstellen möchte.

Richtig ausgeübt, verbessert sie deine Haltung. Nimm dir hier immer etwas Zeit für Achtsamkeit und Sammlung. Sie ist im Yoga Walk auch die Ausgleichshaltung zwischen den einzelnen Übungen.

So geht's:

Stelle dich aufrecht hin. Deine Füße stehen etwa hüftbreit auseinander. Spüre rein, ob das heute dein Abstand ist, ob sich der Stand so angenehm anfühlt.

Deine Arme hängen locker neben dem Körper.

Spüre dann ganz bewusst in deine Füße hinein und nimm die Berührung zur Erde wahr. Achte darauf, dass du dein Gewicht gleichmäßig verteilst. Stelle dir gerne vor, wie sich deine Fußsohlen mit der Erde verwurzeln.

Gerne kannst du leicht in die Knie gehen. Mit der nächsten Einatmung stellst du dir vor, dass du dir die Energie aus der Erde ziehst, die du gerade brauchst und dabei „wächst“, indem du dich nochmals bewusst aufrichtest und größer wirst. Gerne kannst du die Schultern noch einmal zu den Ohren ziehen und sie dann ausatmend über hinten sanft zurückkreisen und sie entspannt sinken lassen, ohne an Aufrichtung zu verlieren.

Dein Blick geht entspannt in Richtung Horizont.

Spüre achtsam in die Berghaltung hinein. Wie fühlt sie sich heute an? Wenn sie noch sehr instabil ist, kannst du dir vorstellen, wie deine Muskeln die Knochen sanft umarmen. Achte darauf, dass du die Grundspannung leicht erhöhst, ohne dabei angespannt zu sein.

Spüre in die Stabilität des Fundaments und die Leichtigkeit nach oben hinaus.

Und dann verbinde dich ganz bewusst mit deinem Atem und den Qualitäten eines stabilen, aufrechten, standfesten, geradlinigen Berges:

Mit beiden Füßen fest und sicher auf dem Boden zu stehen, heißt, die Gegebenheiten des Lebens zu sehen und anzunehmen.

Auf eigenen Füßen zu stehen, bedeutet, für sich selbst zu sorgen und Verantwortung zu übernehmen.

Standfest ist jemand, der auch in schwierigen Augenblicken bei sich bleibt und in sich ruht.

Wer offen und ehrlich ist, wird als aufrecht bezeichnet.

Für etwas **geradezustehen**, bedeutet, die Folgen der eigenen Handlung auf sich zu nehmen, auch, wenn einem Fehler unterlaufen.

Unsere äußere Haltung hinterlässt bei anderen Menschen einen ersten Eindruck.

Wenn wir aufrecht mit Blick nach vorne gehen, dann fühlen wir uns in der Regel nicht nur selbst besser, sondern werden auch im Außen anders wahrgenommen.

Das bringt die Berghaltung

Sie verbessert die Körperhaltung, fördert deine Konzentration und die Aufmerksamkeit. Sie stärkt außerdem das Selbstbewusstsein und erdet dich.

Du bekommst ein besseres Körpergefühl und sie stärkt Oberschenkel, Knie und Knöchel.

In Tadasana kannst du dir nach einer Flowrunde gerne Zeit nehmen, um nachzuspüren und den Fokus wieder auf die Atmung zu bringen, den du jederzeit gerne durch die Verengung der Stimmritze hörbar machen kannst (vgl. Ujjayi-Atmung S. 56).

Tadasana wirkt sehr beruhigend, stressreduzierend und sie erhöht die Energie im Körper. Den Berg kannst du überall üben, auch im Supermarkt in der Schlange. Die bewusste

Aufrichtung ist einfach „erhebend", sie lässt dich in allen Bereichen wachsen, schenkt dir Energie und sie stärkt dir außerdem den Rücken.

Denke daran: Das innere Wesen zeigt sich im Äußeren. Innen wie außen – außen wie innen. Unsere äußere Haltung ist gewissermaßen auch ein Spiegel unserer inneren Einstellung.

Tadasana wirklich achtsam zu üben, wird dich verändern. Die gerade, aufrechte Haltung drückt deine innere Größe aus. In der maßvollen, stolzen Aufrichtung des Oberkörpers zeigt sich deine Würde und deine Bescheidenheit.

Die Streckung der Wirbelsäule führt dich zum Wipfel des Berges, zur Ausdehnung und zur Freiheit.

Du kannst die Bergposition u.a. durch die Armhaltung variieren. In den Yogaflows (vgl. S. 112ff.) findest du viele Anregungen.

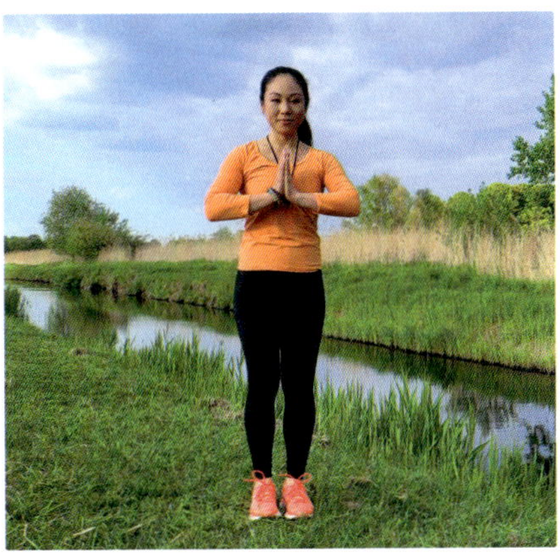

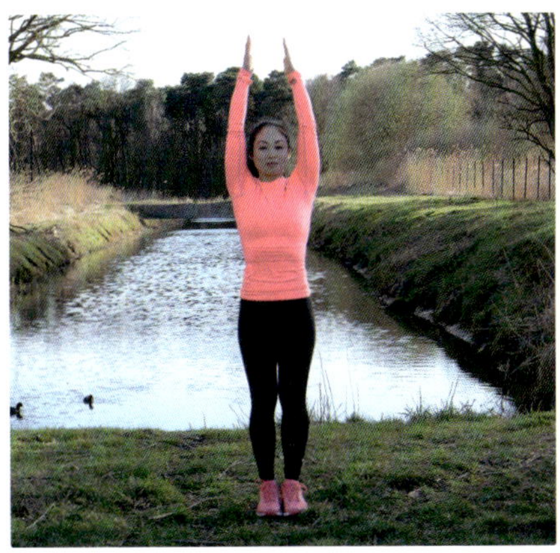

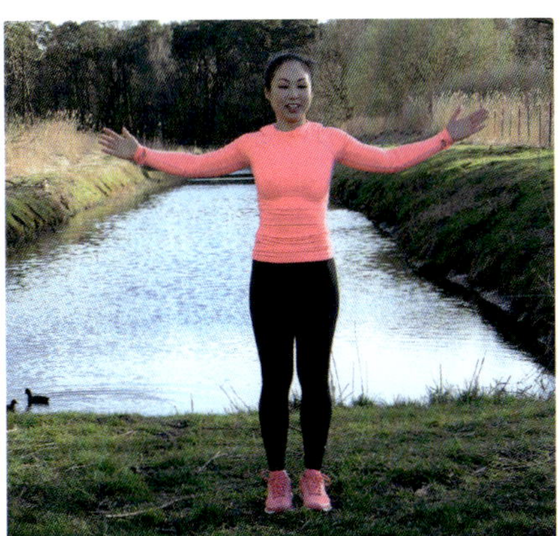

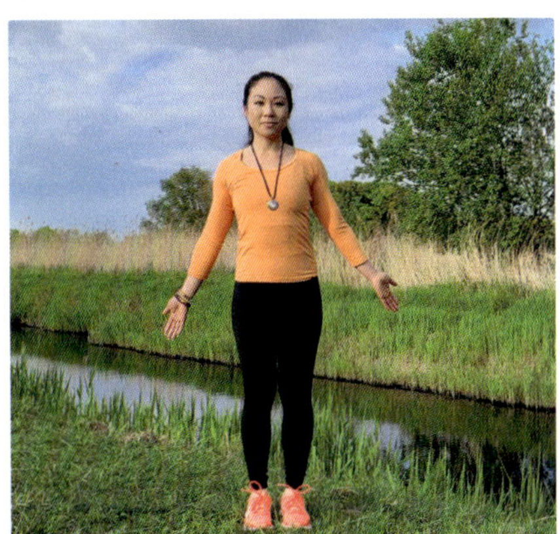

Nimm diese Impulse gerne auch in anderen Standhaltungen wieder auf.

Standhaltung

INFO

So findest du deine Balance

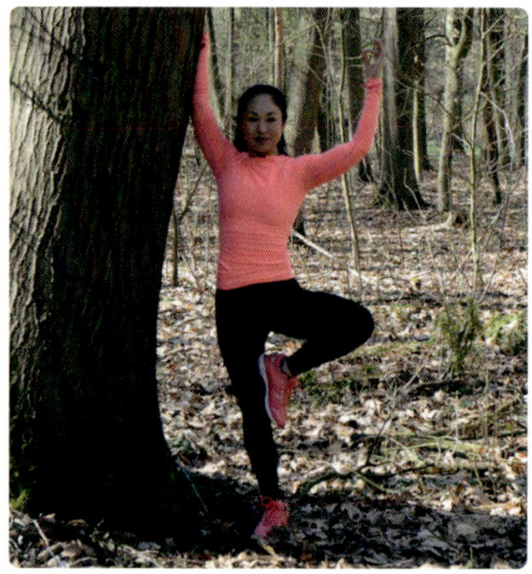

Stehende (Balance-)Übungen sind oft eine wackelige Angelegenheit. Mit den nachfolgenden Tipps kannst du vor und während der Übung dein Gleichgewicht leichter finden und halten!

- Verlagere dein Gewicht auf dein (rechtes) Standbein. Um ein besseres Gefühl dafür zu bekommen, kannst du das linke Knie einmal leicht anwinkeln und den Fuß so stellen, dass du nur mit den Zehenspitzen den Boden berührst.
- Richte dich in aller Ruhe von der Basis (unten) nach oben hin aus. Lasse dir Zeit.
- Richte deinen Blick auf einen bestimmten „fixen" Punkt – im Yoga auch Drishti genannt. Dabei sollte dein Blick weich und leicht verschwommen sein, denn der Drishti soll deinen Fokus nach innen lenken und dich zentrieren.
- Aktiviere deine Körpermitte, indem du die beiden unteren Bandhas (S. 74f.) setzt.
- Nimm die Hände im Anjali Mudra vor dein Herz.
- Konzentriere dich auf den Atem. Er hilft dir dabei, in deine Ruhe und Stabilität zu finden. Lasse den Atem gerne im Ujjayi (S. 56) rauschen, um die Verbindung zu ihm zu vertiefen.
- Das Gleichgewicht zu finden, ist nicht nur Übungssache, es hängt auch von der Tagesform ab. Wenn es mal mehr wackelt, nimm es zur Kenntnis und dir nicht zu Herzen. Es ist wie im Leben: mal wackeln wir mehr, mal weniger. Übe dich in Gleichmut und Geduld.
- Suche dir bei Bedarf gerne einen „natürlichen" Helfer, z. B. einen Baum, an dem du dich gelegentlich anlehnen bzw. festhalten kannst.
- Und: Für alle Balanceübungen gibt es Alternativen und sollte es bei dir zu „windig" sein, bleibst du einfach mit beiden Beinen auf dem Boden.

„Finde deine Balance" ist also der Ausgangspunkt jeder Gleichgewichtsübung. Probiere die Tipps aus. Natürlich helfen sie dir in allen Standhaltungen.

Alle nachfolgenden Asanas beginnen – wenn nichts anderes erwähnt wird - aus Tadasana heraus. Sofern die Übung beidseitig praktiziert wird, beginne ich die Übungsbeschreibung ausgehend vom rechten Standbein und weise am Ende darauf hin, dass die Übung auf der anderen Seite wiederholt werden sollte. Wenn du in deiner Praxis lieber mit dem linken Standbein beginnst, ist es auch ganz wunderbar.

Natürlich können die Haltungen – gerade im Fließen – auch aus anderen Positionen heraus eingenommen werden. Ich wähle bei der Beschreibung der einzelnen Asanas immer den kürzesten Weg, um Wiederholungen zu vermeiden. Bevor du ins Fließen kommst, macht es Sinn, sich die einzelnen „Stationen" und ihre Ausrichtung genauer anzuschauen.

Stehende Heuschrecke - *shalambasana*

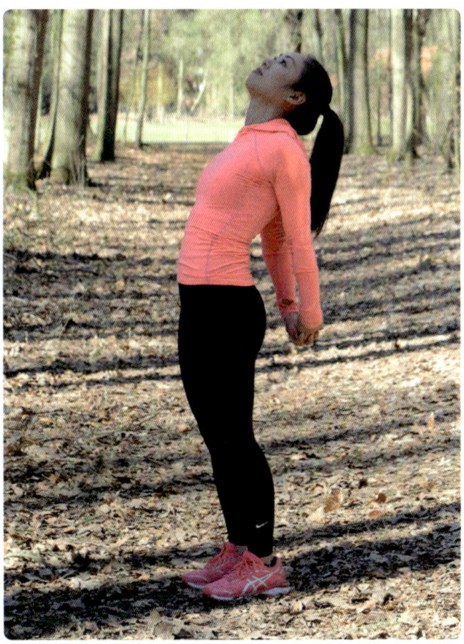

Verzahne die Hände hinter dem Rücken zu einer „Räuberleiter". Ziehe mit der Einatmung deine Schultern in Richtung Ohren und kreise sie ausatmend über hinten nach unten. Die Hände und Arme ziehen weg vom Körper, Blick und Herz heben sich. Achte darauf, dass du nicht zu sehr in ein Hohlkreuz fällst. Aktiviere zum Schutz des unteren Rückens wieder die beiden unteren Bandhas (S. 74f.), das Becken „kippt" eher nach hinten.

Halte für einigen Atemzüge.

Standhaltung
Rückbeuge

Palme – *talasana*

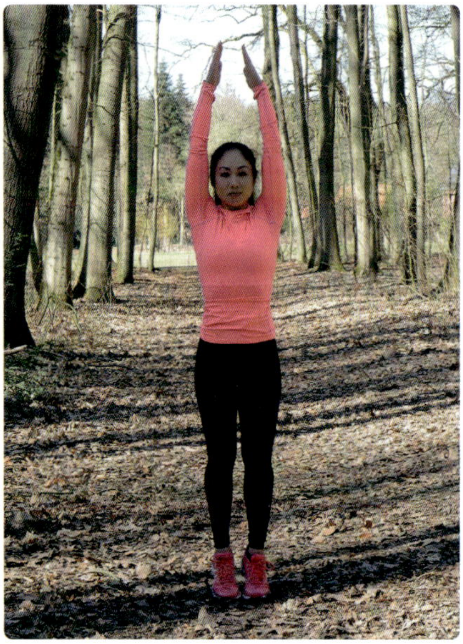

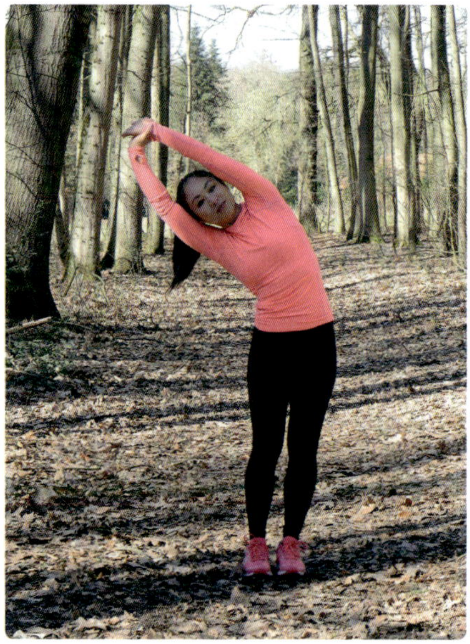

Du nimmst einatmend die Arme über die Seiten in Richtung Himmel und kommst dabei auf die Zehenspitzen. Halte für einige Atemzüge die Balance.

Variante

Du streckst die Arme wieder lang, aber diesmal bleiben die Fersen am Boden. Dann greifst du mit der rechten Hand das linke Handgelenk und lehnst dich so weit nach rechts, wie es angenehm ist. Es sollte nun in der linken Flanke eine deutliche Dehnung zu spüren sein.

Wenn dir das zu intensiv ist, kannst du selbstverständlich auch einfach nur die Handflächen aneinanderbringen und dich dann zur Seite neigen.

Halte die Dehnung oder verstärke sie, indem du die Beine kreuzt. Stelle dafür den linken Fuß über hinten weiter nach rechts, sodass dieser Fuß die rechte Position übernimmt. Halte das einige tiefe Atemzüge und wechsle dann die Seiten.

Standhaltung
Balance
Seitbeuge

Stehende Vorbeuge – *uttanasana*

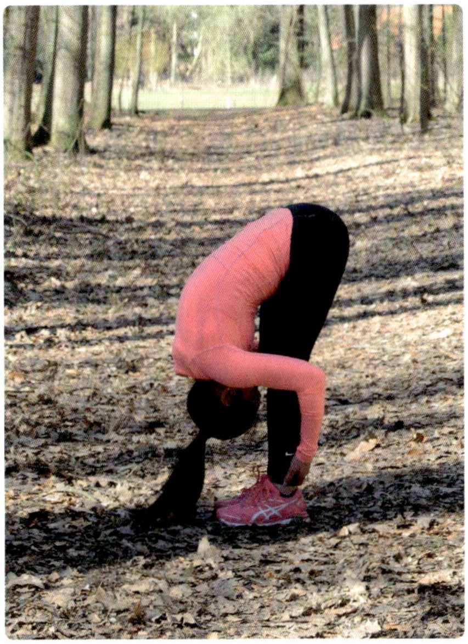

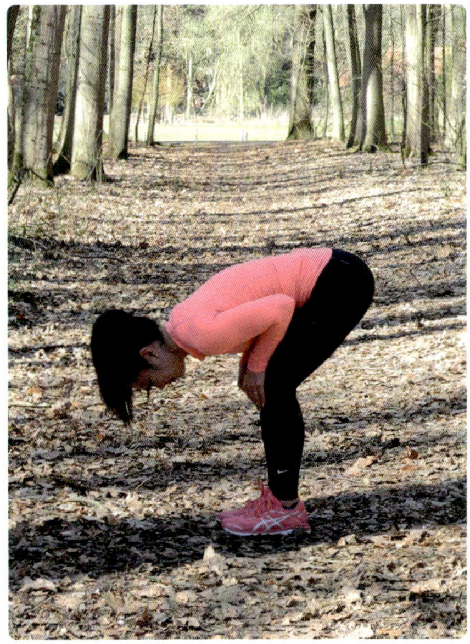

Aus Tadasana heraus beugst du dich aus der Hüfte heraus – gerne mit gebeugten Knien – nach vorne über deine Oberschenkel. Die Sitzbeinhöcker ziehen dabei nach oben und wer kann, streckt die Beine, sodass die hintere Oberschenkelmuskulatur gedehnt wird. Die Hände/Fingerkuppen können am Boden abgelegt oder hinter den Waden verschränkt werden. Die Kopfeskrone zieht in Richtung Boden. Versuche, den Nacken und den unteren Rücken gerade in die Länge und den Oberkörper in Richtung Oberschenkelvorderseite zu ziehen.

Dein Blick geht in Richtung (Schien-)Beine.

Variante

Wenn du nicht so tief kommst und/oder Beschwerden im unteren Rücken hast, dann lasse die Knie mehr oder weniger gebeugt. Lege den Oberkörper auf deinen Oberschenkeln ab. Aus dieser Position heraus kannst du nach und nach versuchen, die Beine mehr zu strecken.

Standhaltung
Vorbeuge/Umkehrhaltung

Halbe stehende Vorbeuge – *ardha uttanasana*

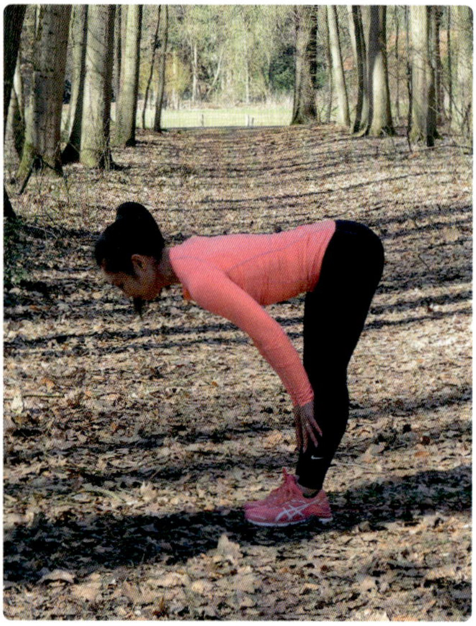

Aus der stehenden Vorbeuge (S. 89) kommst du in die halbe stehende Vorbeuge, indem du mit der Einatmung deinen Rücken so weit nach oben hebst, bis er lang und flach ist.

Die Arme zeigen lang und gestreckt nach unten. Entweder können sie den Boden leicht berühren oder du platzierst die Hände auf den Schienbeinen.

So oder so: Strecke die Arme aktiv. Deine Schultern ziehen weg von den Ohren, du hebst Herz und Kopf leicht nach vorne, dein Blick geht nach unten.

Wichtig ist, dass du deinen Rücken streckst. Daher ist es manchmal hilfreich, die Beine wieder leicht zu beugen und die Hände an den Schienbeinen oder bei Bedarf noch etwas höher zu platzieren.

Probiere es einfach aus.

Länger gehalten, stärkt diese Haltung den ganzen Rücken.

Standhaltung

Stehender Spagat/stehendes L – *urdhva urasarita eka padasana*

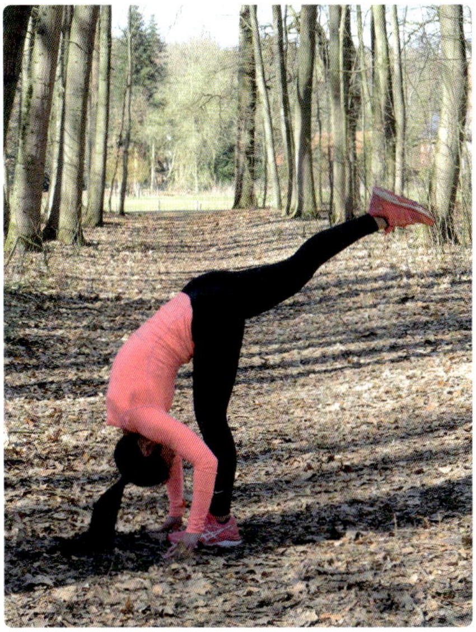

Aus der stehenden Vorbeuge (S. 89) heraus kommst du in den stehenden Spagat, indem du erst einmal versuchst, dein Gewicht auf dein Standbein zu verlagern. Die Hände sind hierfür entweder am Boden oder du umgreifst mit beiden Händen das linke Fußgelenk oder die linke Wade. Du kannst die Fingerspitzen auch auf deinem Fuß/Schuh abstellen.

Verlagere dein Gewicht auf den linken Fuß und wenn du ein gutes Gefühl hast, streckst du mit einer Einatmung das Standbein und hebst das hintere Bein langsam so hoch, wie es dir möglich ist.

Alternativ kannst du das auch aus der halben Vorbeuge heraus praktizieren.

Bleibe 30 Sekunden bis eine Minute lang in der Haltung. Dann senkst du mit einer Ausatmung das rechte Bein und hebst den Rumpf, bevor du die Seiten wechselst.

Standhaltung
Vorbeuge/Umkehrhaltung
Balance

Baum – *vrksasana*

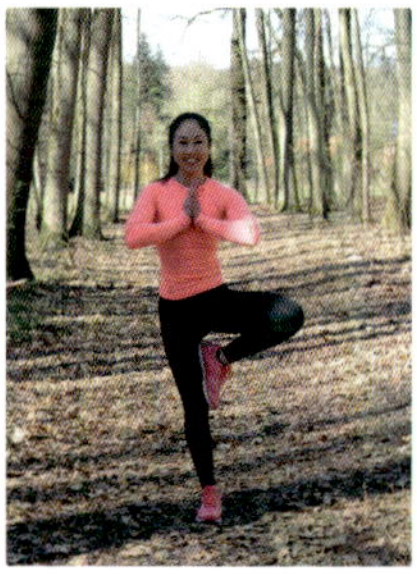 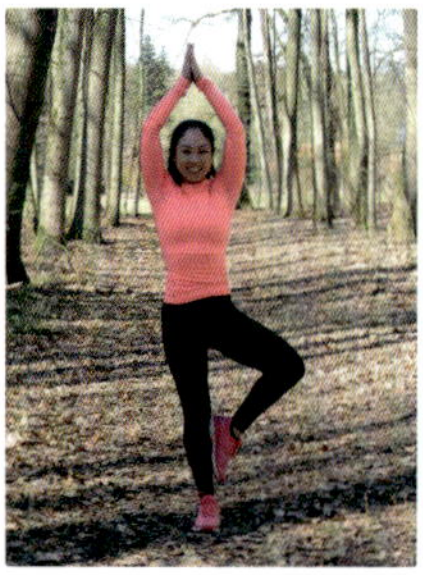 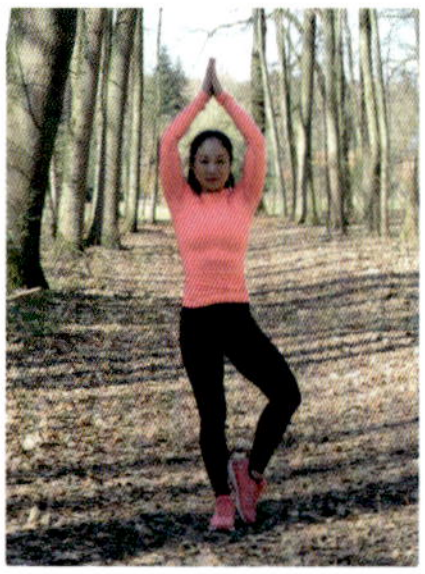 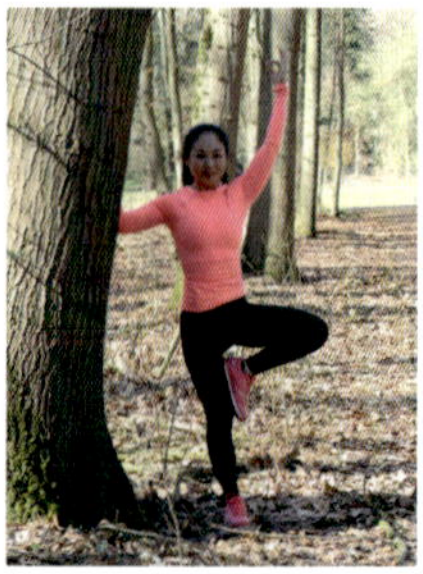

Finde deine Balance (S. 86). Wenn du dich sicher fühlst, dann hebe mit der Einatmung das linke Bein an und platziere mit der Ausatmung den linken Fuß am rechten Oberschenkel.

Du kannst du Hände im Namasté vor dem Herzen zusammenbringen.

Achte darauf, dass deine Schultern entspannt bleiben.

Halte für einige tiefe Atemzüge und wechsle dann die Seite.

Varianten

Weniger Geübte können den Fuß zunächst an der Wade abstellen. Wenn dir das immer noch zu wackelig erscheint, dann drehe die linken Zehen nach links außen und stelle die Ferse oberhalb des rechten Knöchels ab. Und vielleicht hilft dir ein Baum, den „Baum" sicher zu stehen.

Geübte können im „Baum" auch die Arme nach oben nehmen und eine Seitdehnung einbauen.

Vrksasana zeigt wunderbar, wie ausgeglichen wir gerade sind. Selbst Geübte haben immer wieder Tage, an denen der „Baum" ordentlich schwankt. Gleichzeitig hilft er dabei, sich an solchen Tagen wieder mehr zu zentrieren.

Standhaltung
Balance
Hüftöffner
Variante: Seitneige

Tanzender Shiva – *nataraja*

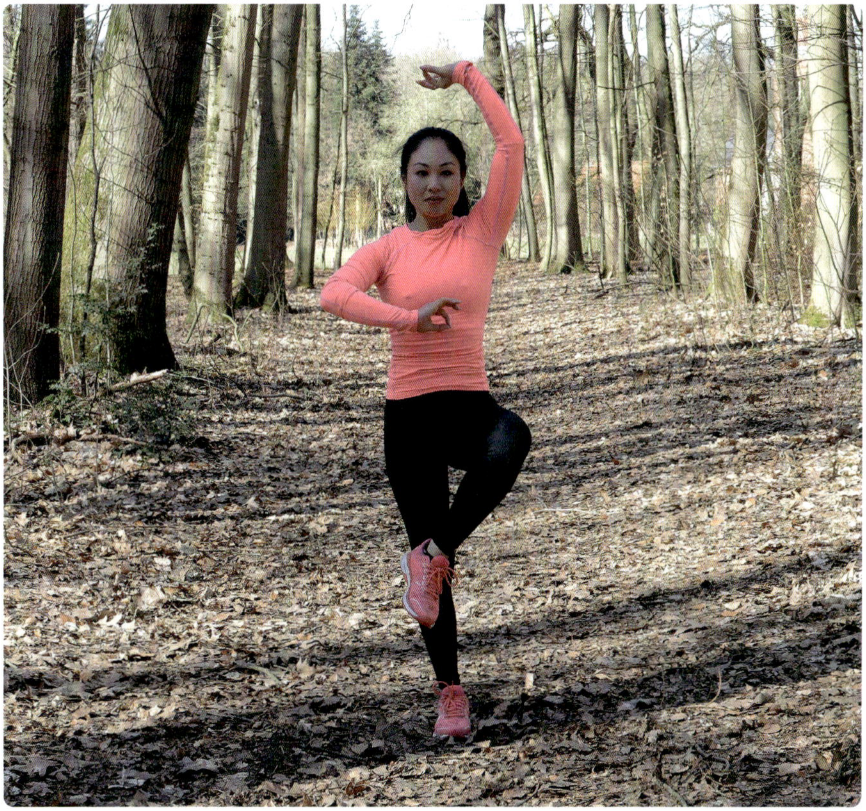

Finde deine Balance (S. 86). Daumen und Zeigefinger beider Hände berühren sich im Chin Mudra (S. 78/79). Mit der Einatmung hebst du das linke Bein leicht nach oben an und auch der linke Arm bewegt sich in Richtung Himmel.

Den linken Handrücken platzierst du einige Zentimeter über deiner Kopfeskrone, das Mudra zeigt gen Himmel. Mit der Ausatmung neigst du das linke Schienbein leicht nach rechts und den rechten Arm nach links, wobei das Mudra zur Erde zeigt.

Halte die Position wieder einige Atemzüge und wechsle dann die Seite.

Standhaltung
Balance

Tänzer – *natarajasana*

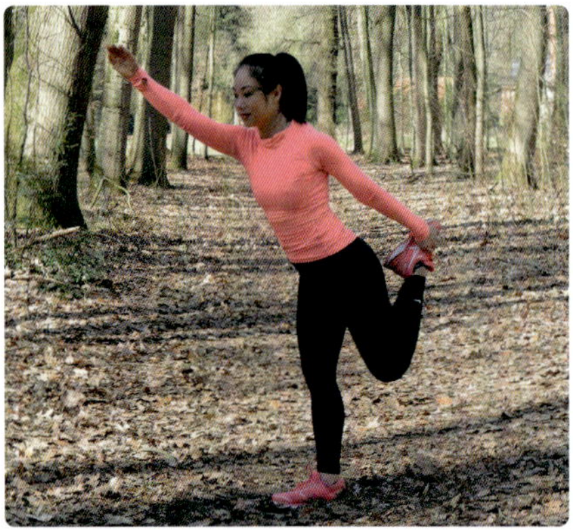
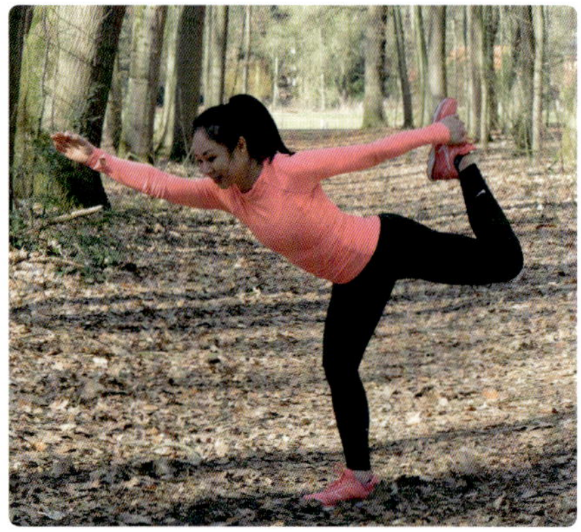

Auch für den „Tänzer" findest du zunächst wieder deine Balance (S. 86).

Wenn du dich sicher fühlst, dann winkle das linke Bein so an, dass die Ferse zum Gesäß strebt und greife mit der linken Hand das linke Fußgelenk. Den rechten Arm streckst du nach vorne raus.

Versuche nun, den linken Unterschenkel langsam nach hinten wegzuschieben, indem du das Fußgelenk in die Hand presst. Dabei kannst du dich gleichzeitig etwas nach vorne neigen, um in eine Rückbeuge zu kommen. Beuge dich mit dem Oberkörper nur so weit vor, wie es dir guttut.

Achte auch in dieser Haltung wieder darauf, dass du deine Mitte durch die Aktivierung der beiden unteren Bandhas aktiv hältst und das Becken eher zurückkippst – so schützt du den unteren Rücken.

Halte für einige Atemzüge und wechsle langsam die Seiten.

Du kannst als Ausgleich einen Augenblick in der stehenden Vorbeuge verweilen.

Standhaltung
Balance
Rückbeuge

Hand-Fuß-Haltung mit Variationen – *utthita hasta padangusthansana*

Bei dieser Haltung geht es darum, ein Bein zu strecken und dabei mit der Hand derselben Seite den Fuß zu greifen.

Das ist – gerade im Stand – nicht ganz so einfach und da, je nach Witterungsbedingungen, der Schuh vielleicht nicht ganz so sauber ist, stelle ich hier einige Alternative vor.

Zunächst wird das Gewicht wieder auf das (rechte) Standbein verlagert. Ziehe dann das linke Knie in Richtung Brust. Du kannst jetzt deine Hände unter dem linken Oberschenkel ineinander verzahnen und versuchen, das Bein – so gut es geht – zu strecken.

Wenn du den Blick gerade nach vorne richtest und einen Punkt auf Augenhöhe fixierst, hilft es dir, hier das Gleichgewicht zu stabilisieren.

Achte darauf, dass das Becken gerade ausgerichtet und der Rumpf gestreckt ist.

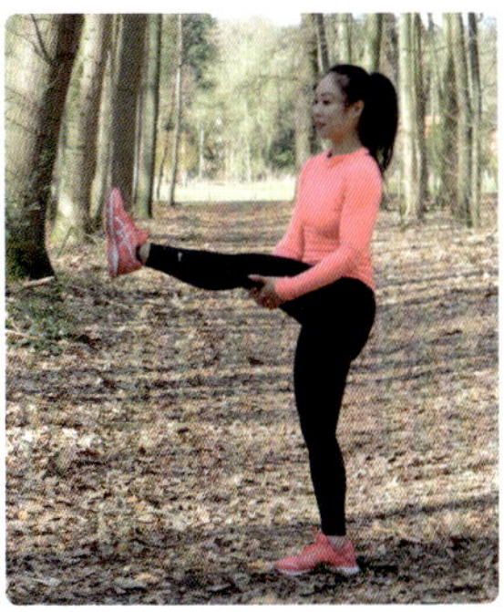
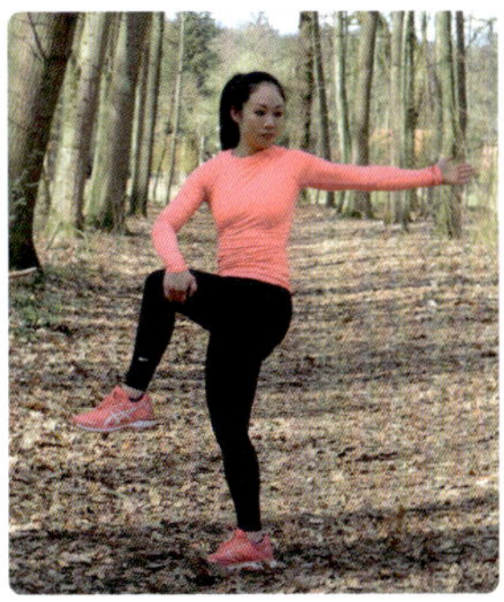
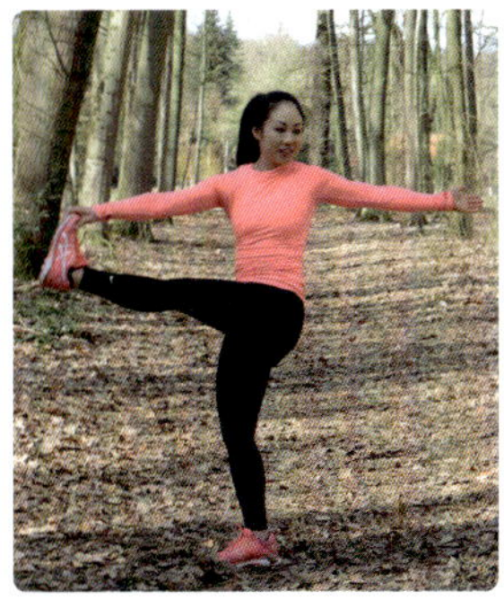

Alternative

Wenn du dich stabil genug fühlst, dann löst du die Hände und versuchst, das gestreckte Bein aus dem Hüftgelenk heraus zur Seite zu führen. Gegebenenfalls kann hier die rechte Hand noch etwas unterstützen.

Das Knie kann natürlich auch angewinkelt bleiben. Du legst dann die rechte Hand auf das Knie und führst es zur rechten Seite.

Für einen Twist bleibt die Hüfte nach vorne ausgerichtet und, ob das linke Bein nun gestreckt oder angewinkelt ist, du hältst mit der rechten Hand das linke Bein oder Knie und drehst dich dann vorsichtig mit dem Oberkörper zur linken Seite auf. Der linke Arm ist auf Schulterhöhe ausgestreckt.

Probiere die Positionen in Ruhe aus und halte sie – wenn möglich – einige Atemzüge.

Stehe danach einen Augenblick bewusst in der Berghaltung, bevor du anschließend die andere Seite übst.

Standhaltung
Balance
Drehhaltung

Machtvolle Haltung/Stuhlposition – *utkatasana*

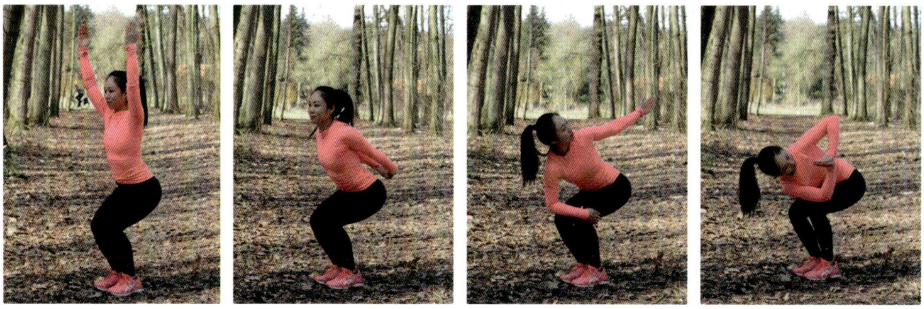

Du beugst aus dem Stand heraus beide Beine, und kippst dein Becken leicht nach hinten, so, als ob du dich auf einen Stuhl setzen möchtest. Das Gewicht wird dabei mehr auf die Fersen verlagert, die Füße bleiben am Boden. Ziehe deine Knie leicht zueinander und halte sie auf einer Höhe.

Die Arme ziehen lang an den Ohren vorbei, die Handflächen zeigen zueinander. Deine Schultern wollen dabei eher nach hinten und gehen weg von den Ohren. Die Oberarme drehst du tendenziell nach außen. Deine Brust hebst du leicht an und die Schulterblätter ziehen gefühlt zueinander. Dein Steiß sinkt tief.

Um nicht zu sehr in ein Hohlkreuz zu fallen, aktivierst du wieder dein Zentrum.

Je tiefer du dich setzt, desto mehr kommst du ins Schwitzen. Halte dort – wo dein Atem noch ruhig und tief fließen kann und die Gesichtszüge entspannt sind – für einige tiefe Atemzüge.

Varianten

Im „Stuhl" gibt es viele Variationsmöglichkeiten. Du kannst einen Twist einbauen, die Hände hinter dem Rücken zur „Räuberleiter" verschränken oder mit der Ausatmung die Arme nach hinten ziehen und das Gewicht auf die Zehenspitzen verlagern. Wenn ich fließe, baue ich auch gerne mal einen lockeren „Schlenkertwist" ein.

Wenn du dich in der „mächtigen Haltung", wie utkatasana auch gerne genannt wird, sicher und wohlfühlst, dann probiere doch einfach mal die eine oder andere Modifikation aus.

Standhaltung
Rückbeuge
Core
Drehhaltung

Krieger I/hoher Ausfallschritt – virabhadrasana I

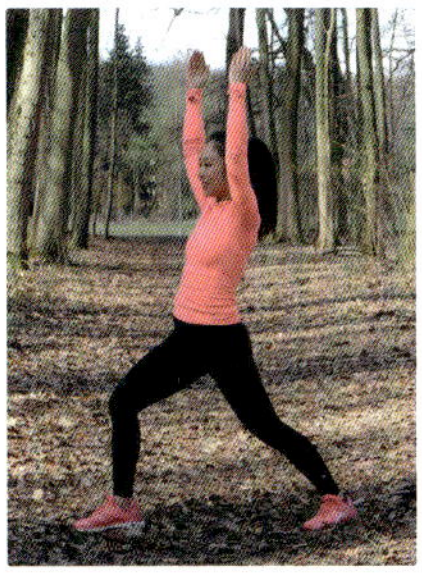 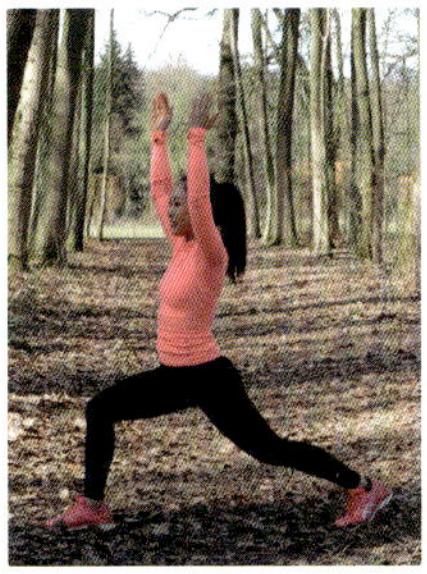 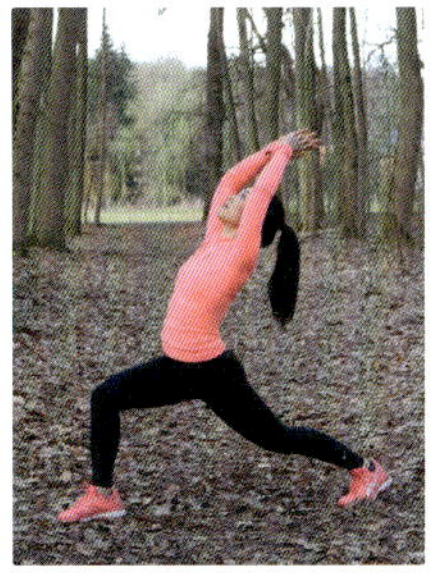 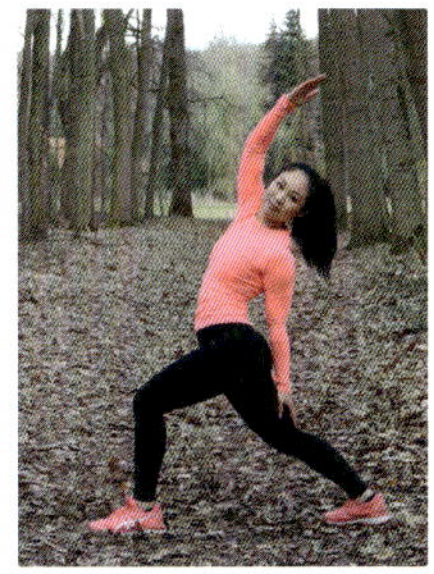

Wieder ausgehend von Tadasana, hebst du mit der Einatmung die Arme über die Seiten in Richtung Himmel und trittst ausatmend mit dem linken Fuß einen großen Schritt nach hinten.

Um dich besser zu stabilisieren, kannst du währenddessen die Hände auf den rechten Oberschenkel legen.

Stelle den linken Fuß so auf, dass die Fersen deiner Füße in einer Linie stehen und der hintere Fuß circa 45 Grad ausgedreht ist.

Der vordere Fuß zeigt nach vorne. Das Knie wird so weit angewinkelt, bis dein Oberschenkel parallel zum Boden ist und dein Knie sich über dem Knöchel befindet.

Die Hüfte ist gelevelt, das heißt, dein Becken ist nach vorne ausgerichtet.

Die Außenkante des hinteren Fußes presst aktiv in den Boden.

Mit einer Einatmung führst du die Arme über die Seite nach oben. Die Handflächen zeigen zueinander, ausatmend rollst du die Schultern leicht nach oben und über oben nach hinten; die Schulterblätter ziehen nach unten.

Dein Blick hebt sich, sofern es der Nacken erlaubt, in Richtung der Hände und das Herz hebt etwas, sodass du in eine sanfte Rückbeuge kommst.

Und wie es in vielen Asanas empfohlen wird, aktivierst du auch hier wieder die beiden unteren Bandhas.

Die Ausführung des hohen Ausfallschritts ist ähnlich, nur dass der Abstand des linken Fußes zum Standbein etwas größer ist, und du hier den Zehenballen erdest. Der linke Fuß ist im Gegensatz zum „Krieger I" nach vorne ausgerichtet.

Diese Haltung fühlt sich meist etwas wackeliger an. Ungeübte sollten daher zunächst den ersten Krieger sicher stehen, bevor sie hier einen Schritt zurückgehen.

Varianten

Das Wundervolle an den Kriegerpositionen ist, dass sie unzählige Möglichkeiten bieten. Du kannst dich zum Beispiel zur Seite des vorderen Beins drehen, Seitneigen oder Adlerarme einbauen, die Hände hinter dem Rücken ineinander verzahnen, um die Rückbeuge du verstärken und daraus in eine Vorbeuge kommen.

Besonders beim FlowYoga macht es Spaß, mit dem Atem durch die Kriegerpositionen und ihre vielfältigen Variationen zu tanzen. Einige schöne Beispiele stelle ich dir später in den YogaFlows noch vor.

Klassische Variante:
Standhaltung
Rückbeuge
Aber inklusive der Variationen kommst du hier durch alle Asana-Gruppen.

Krieger II – *virabhadrasana II*

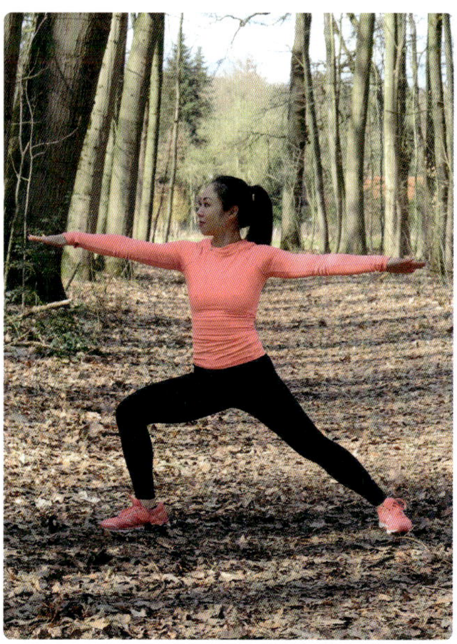

Du beginnst wie im „Krieger I", indem du erst einmal mit links einen großen Schritt zurücksetzt.

Diesmal achtest du darauf, dass die Fersen beider Füße in einer Linie sind. Während der rechte Fuß nach vorne ausgerichtet bleibt, drehst du den hinteren Fuß um etwa 90 Grad ein.

Das Knie des vorderen Beins ist wieder über dem Fußgelenk ausgerichtet und das Bein maximal im rechten Winkel gebeugt. Da das Knie in dieser Position gerne nach innen fällt, achte darauf, dass du es leicht nach außen schiebst.

Das hintere Bein ist gestreckt und die Außenkante des Fußes wird stärker belastet.

So sind die Hüften schon automatisch weit geöffnet und du kannst das noch etwas verstärken, indem du versuchst, den linken Oberschenkel/die linke Hüfte nach außen zu rotieren.

Dein Oberkörper ist über der Hüfte ausgerichtet, die Arme sind kraftvoll und parallel zum Boden auf Schulterhöhe nach vorne und hinten ausgestreckt. Du kannst die Schultern noch einmal nach hinten unten rollen und sie dann entspannen.

Mit der Einatmung ziehst du die Fingerspitzen nach vorn und nach hinten auseinander und mit der Ausatmung zieht das Steißbein nach unten und lässt dich tiefer in die Position reingleiten. Drehe den Kopf nach vorne und blicke über die vordere Hand hinaus.

Halte für einige tiefe Atemzüge.

Der „Krieger II" in der klassischen Variante stärkt deine Arm-, Bein-, Gesäß- und Rückenmuskulatur sowie die Knie- und Fußgelenke. Außerdem werden die Hüftgelenke geöffnet und die Schultern gekräftigt. Darüber hinaus ist dieser Krieger – der zuversichtlich nach vorne schaut – ein wunderbarer „Boost" für das Selbstvertrauen.

Auch im oder aus dem „Krieger II" heraus gibt es eine Vielzahl toller Variationen, die uns durch alle Asana-Gruppen führen und die Yogapraxis auf Wunsch abwechslungsreich und vielseitig machen.

Klassische Variante:
Standhaltung
Hüftöffner
Aber inklusive der Variationen kommst du hier durch alle Asana-Gruppen.

Demütiger Krieger – *virabhadrasana* Variante

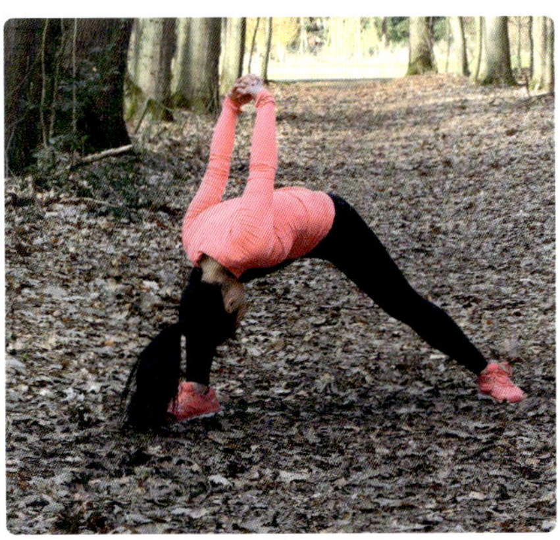

Verschränke aus dem „Krieger II" heraus die Hände hinter dem Rücken und verneige dich dann am rechten Schienbein vorbei, die Hände streben zum Himmel.

Standhaltung
Vorbeuge/Umkehrhaltung

Friedvoller Krieger – *virabhadrasana* Variante

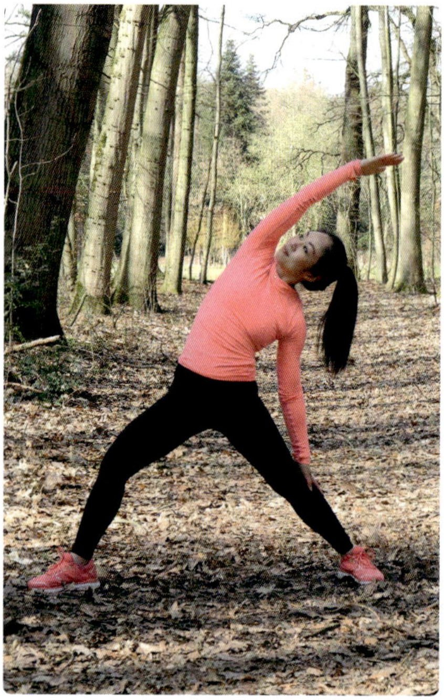

Ausgehend vom „Krieger II", führst du in der Einatmung den vorderen rechten Arm nach oben hinten, den linken Arm lässt du sanft am hinteren Bein entlang nach unten gleiten. Wenn es für deinen Nacken angenehm ist, geht dein Blick leicht nach oben.

Strecke dich so weit zurück, bis du eine angenehme Dehnung in der rechten Körperseite spürst, ohne dabei auf der linken Seite einzuknicken. Die Basis (der Körperbereich unterhalb des Nabels) bleibt stabil.

Diese Kriegervariante hilft dabei, die Gegebenheiten friedvoll anzunehmen.

Standhaltung
Hüftöffner
Seitbeuge

Gestreckter seitlicher Winkel – *utthita parshvakonasana*

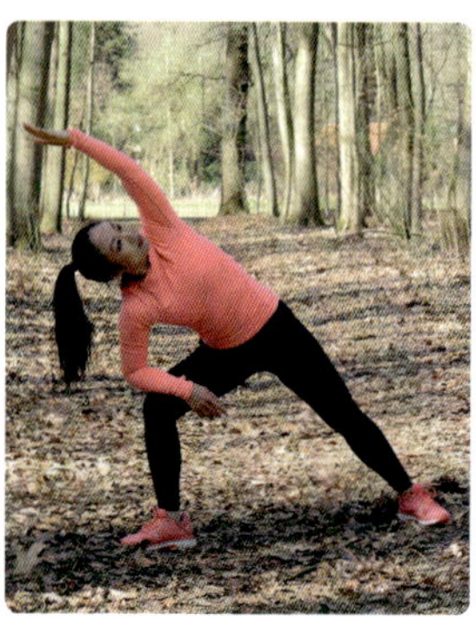

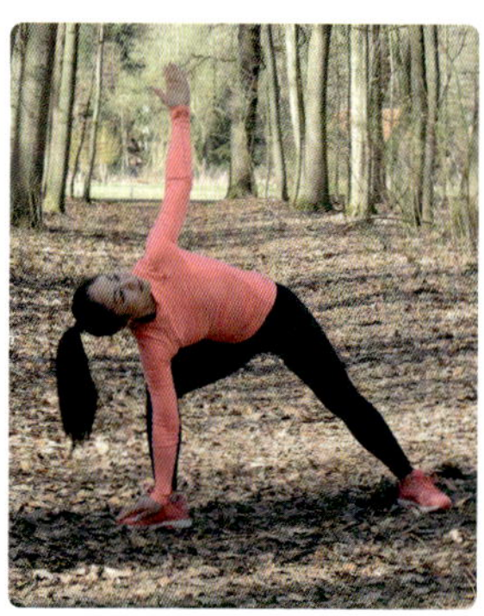

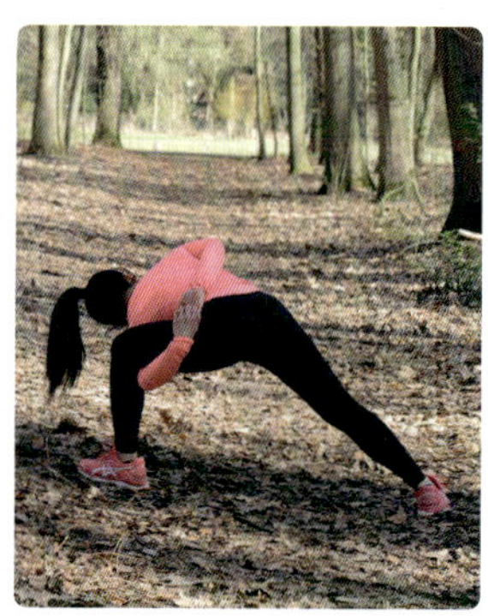

Wieder ausgehend vom „Krieger II" legst du, wenn es die Beschaffenheit des Bodens erlaubt, die Hand vom vorderen rechten Arm an der Außenkante des rechten Fußes ab und erdest sie vollständig. Alternativ greifst du mit der Hand an den rechten Knöchel. Den linken Arm ziehst du am linken Ohr vorbei nach vorne raus.

Achte auch in dieser Haltung darauf, dass deine Basis stabil bleibt. Mit dem rechten Arm kannst du das Knie unterstützen, nicht nach innen zu kippen. Die linke Schulter zieht vom Gefühl her über die rechte, dein Blick geht, wenn angenehm, nach oben.

Varianten

Sollte es dir zu intensiv sein bzw. solltest du merken, dass du den Oberkörper so gar nicht richtig öffnen kannst, lege den rechten Unterarm auf dem rechten Oberschenkel ab und versuche von hier, den linken Arm lang nach oben oder lang am Ohr vorbeizuziehen. Probiere einfach, was sich wohltuend anfühlt.

Eine Variante für Geübte wäre die „Bindung" des Winkels. Du greifst hierfür mit der rechten Hand unter den rechten Oberschenkel, führst die linke Hand hinter den Rücken und schaust, ob sich die Hände treffen. Verhake dann die Fingerkuppen ineinander und achte einmal mehr darauf, dass die linke Schulter über die rechte zieht.

Diese Haltung ist ein echter Alleskönner: Sie öffnet und dehnt den gesamten Körper, stärkt deine Beine und das Kraftzentrum und sie schult die Balance und Koordination.

Standhaltung
Hüftöffner
Seitbeuge
Drehhaltung

Gedrehte Flankendehnung – *parivritta parshvakonasana*

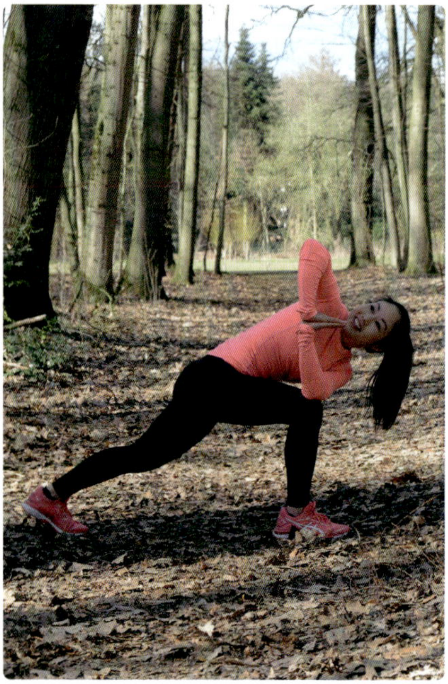

Diese Haltung kannst du am besten aus dem „Krieger I" oder dem hohen Ausfallschritt heraus praktizieren. Nimm hier die Hände vor dein Herz und drehe dich vorsichtig aus der Wirbelsäule heraus zur rechten Seite. Du kannst den linken Ellbogen an das rechte Knie legen und der rechte Ellbogen schiebt zum Himmel. Halte die Schulterblätter in einer Linie.

Variante

Wenn du magst, öffnest du die Arme. Du kannst auch probieren, den oberen rechten Arm über das rechte Ohr schräg nach vorne zu ziehen. Diese Übung – besonders die letzte Variante – ist sehr anspruchsvoll und sie braucht Zeit und Geduld.

Standhaltung
Drehhaltung
Balance
(Seitbeuge)

Krieger III – *virabhadrasana III*

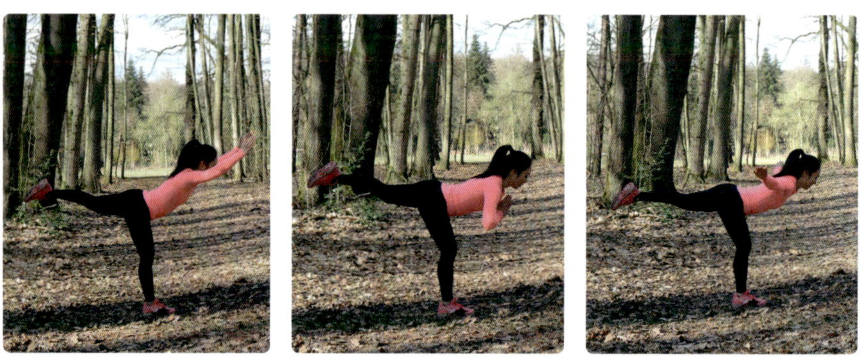

Finde deine Balance (S. 86). Einatmend hebst du die Arme lang nach oben, die Schultern ziehen dabei weg von den Ohren und mit der Ausatmung streckst du gleichzeitig den Oberkörper nach vorne und das linke Bein gestreckt nach hinten oben, bis sich dein Körper in einer Waagerechten befindet, weshalb die Übung auch als „Standwaage" bekannt ist.

Während die Arme nach vorn ziehen, schiebst du die Schultern und das Steißbein nach hinten. Spanne nun auch die Muskulatur des oberen Beins an und stelle dir vor, dass du den Fuß gegen eine imaginäre Wand presst. Deine Zehen richtest du nach unten und innen aus. Der Nacken ist leicht zurückgebeugt und dein Blick geht nach vorne.

Halte ein paar Atemzüge und wechsle dann, nachdem du in Tadasana nachgespürt hast, die Seite.

Wenn du nicht in die Waagerechte kommst, ist das überhaupt kein Problem. Schaue, ob ein natürlicher Helfer in der Nähe ist oder neige dich nur so weit vor, wie es eben gerade möglich ist.

Standhaltung
Balance
Rückbeuge

Core-Variante für Geübte

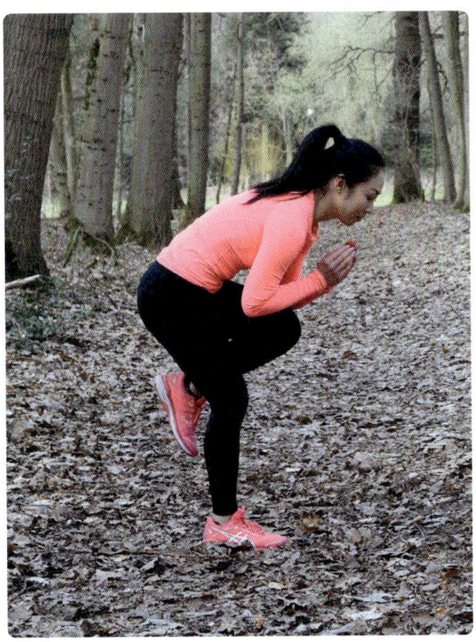

Wenn du den „Krieger III" sicher stehst, kannst du gerne mal die Core-Variante ausprobieren: Ziehe in der Einatmung deine Ellbogen und das Knie des ausgestreckten Beins zusammen und komme mit der Ausatmung zurück in den „Krieger III". Wiederhole das einige Male und wechsle dann die Seiten.

Auch der „Krieger III" bietet verschiedene Möglichkeiten, sich auszuprobieren. Die Armposition kann vielseitig verändert werden oder du kannst probieren, den Krieger zur Seite zu schwingen, mal nach rechts, mal nach links.

Stern – *tadasana Variante*

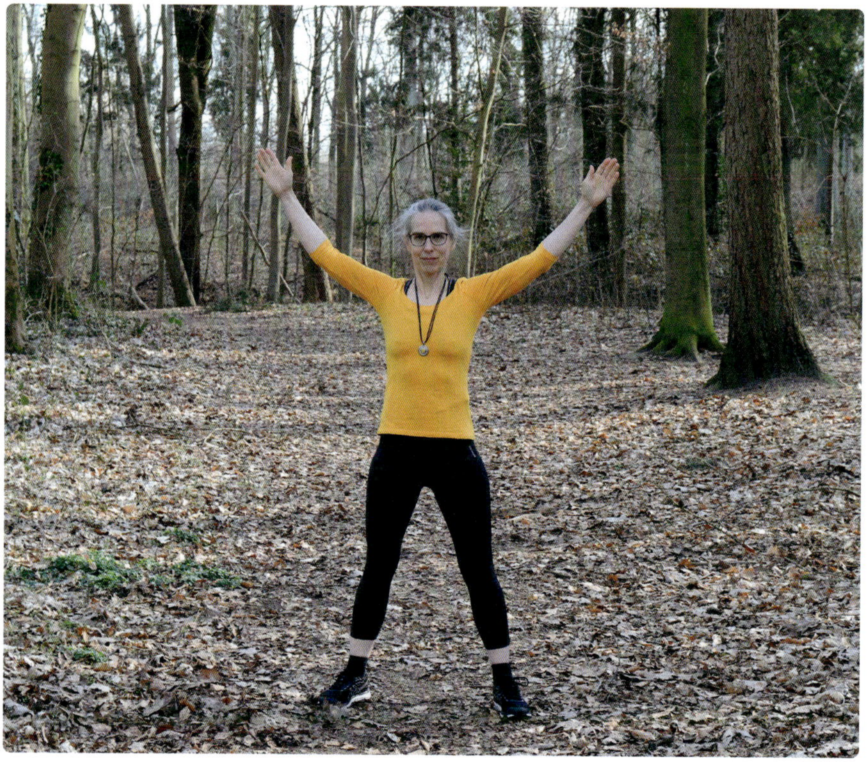

Der „Stern" ist eine wundervolle Zwischenposition beim Fließen, weshalb ich sie gerne kurz vorstellen möchte.

Du kommst hierfür einfach in eine weite, stehende Grätsche und streckst sowohl die Arme als auch die Beine. Deine Füße drehen leicht nach außen, sodass sie V-förmig von dir wegzeigen. Die Finger sind gespreizt und die Schultern möchten gefühlt nach hinten unten.

Der „Stern" ist eine sehr bejahende Haltung, in der du wunderbar strahlen kannst. Du kannst hier ja jederzeit ein paar Atemzüge verweilen.

Je nach Tagesform/körperlicher Verfassung kannst du die Beinstellung hier natürlich variieren und die „stehende Grätsche" vergrößern.

Standhaltung

Göttin/Goddes Pose – *utkata konasana*

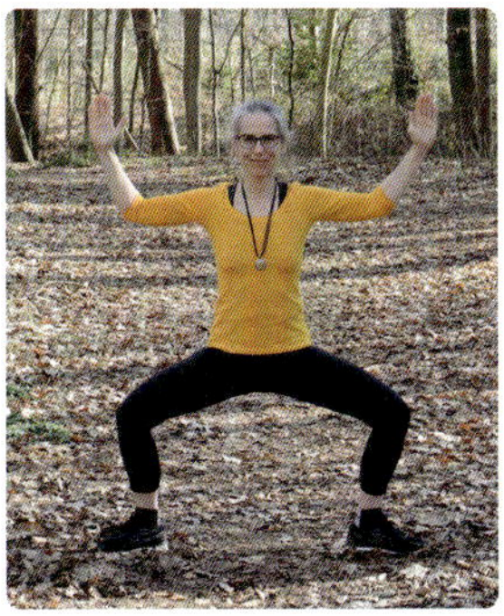
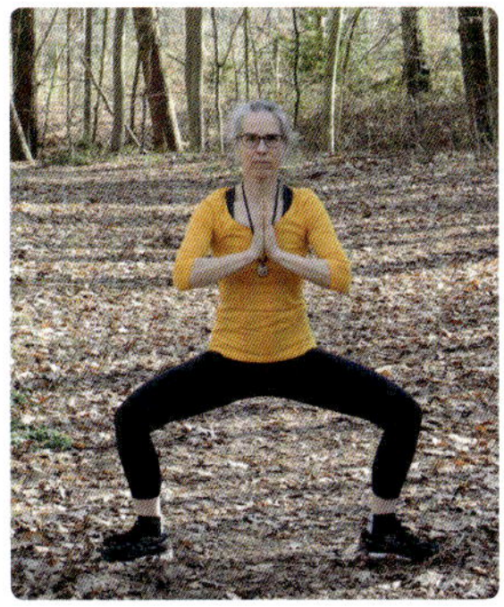
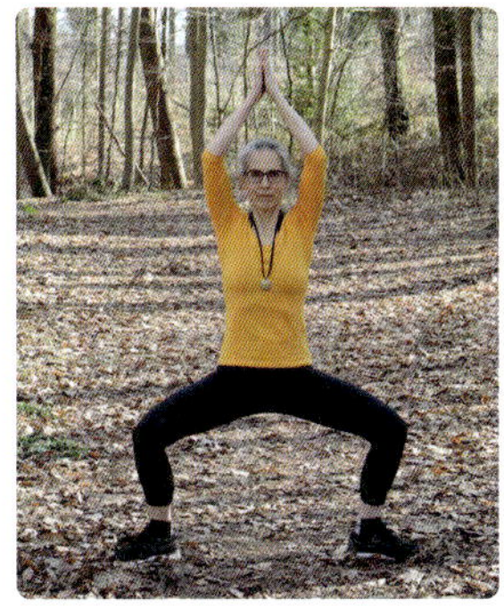
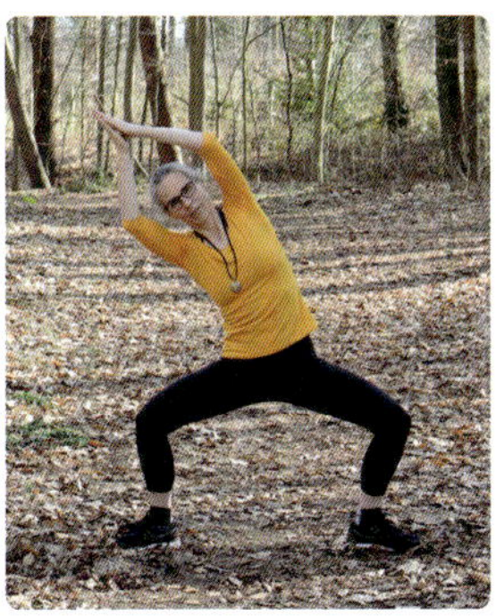
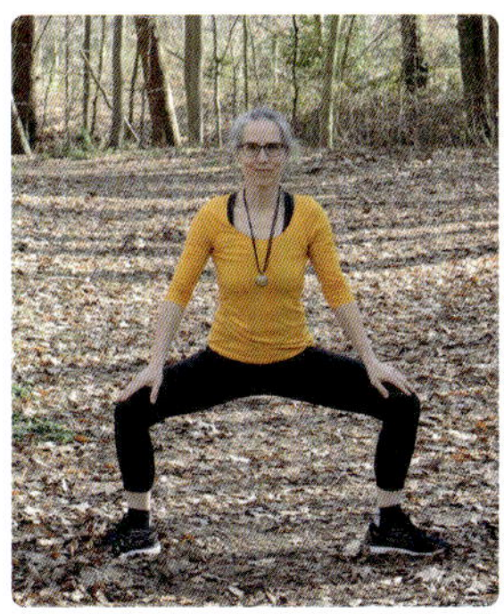
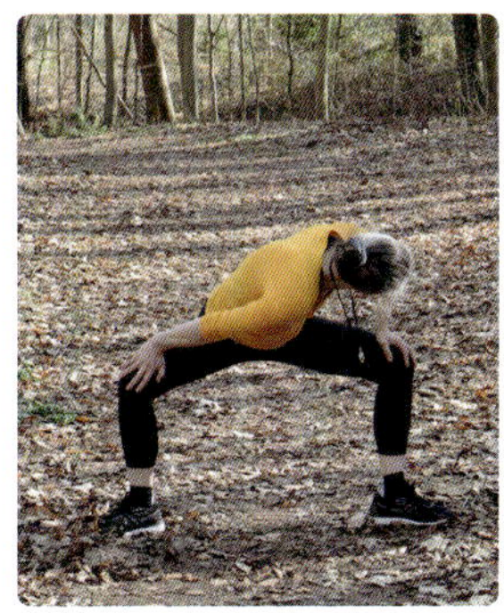

Aus dem „Stern" heraus winkelst du die Knie und die Ellbogen an und setzt dich so tief rein, wie es dir möglich ist. Die Arme sind jetzt in einem rechten Winkel, die Oberarme lässt du auf Schulterhöhe parallel zu den Oberschenkeln ausgerichtet.

Die Knie sind über deinen Fußgelenken und dein Zentrum ist aktiv. Deinen Oberkörper hältst du aufrecht und dadurch, dass die Schultern nach hinten ziehen, ist dein Brustkorb leicht geöffnet und dein Herz leuchtet nach vorne und oben.

Bleibe hier für ein paar tiefe Atemzüge, strecke dich noch einmal im „Stern" und spüre in Tadasana nach.

Diese anmutige Asana vereint zwei Dinge. Sie wirkt erdend und beruhigend als auch energetisierend. Sie schenkt dir Kraft, öffnet die Hüften und steigert das Selbstwertgefühl.

Varianten

Es gibt auch in dieser Haltung viele Variationsmöglichkeiten. Du kannst z. B. kleine Mikroflows in Form von Drehungen, Seit-, Vor- oder Rückbeugen einbauen oder die „Göttin" mal ein wenig auf der Stelle wandern lassen.

Mit Variationen eine Alleskönnerin

Seitlicher Lunge – *skandasana*

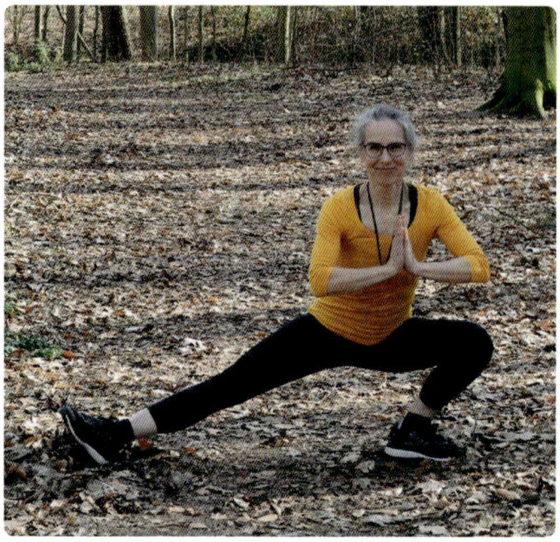

Ausgehend vom „Stern" (S. 104), winkelst du mit der Ausatmung das linke Knie an und sinkst tief zur linken Seite, während sich das rechte Bein streckt. Komme dabei auf die rechte Ferse und drehe die Zehen zum Himmel.

Setze dich so tief (gerne auch in Hocke), bis du eine angenehme Dehnung an der Innenseite des rechten Oberschenkels spürst. Du kannst dabei gerne die Fingerkuppen aufsetzen, um dich abzustützen. Dann richte den Oberkörper wieder auf und nimm die Hände im Namasté vor dein Herz.

Halte einige Atemzüge und wechsle die Seite.

Alternative

Skaterpose – *skandasana* Variante

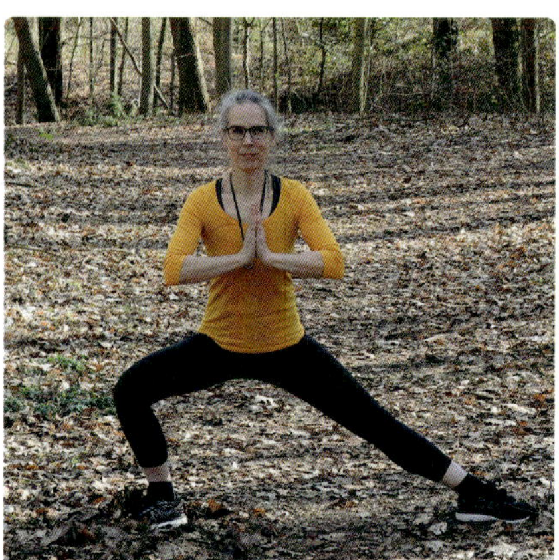

Wenn du dich nicht ganz so tief reinsetzt, sieht „skandasana" aus wie eine typische Skaterbewegung. Dafür kannst du dann den Fuß des jeweils gestreckten Beins geerdet lassen und dein Oberkörper darf, wenn es angenehm ist, leicht nach vorne gehen. Bei Knieproblemen solltest du – wie übrigens bei allen Übungen – bewusst darauf achten, dass die belasteten Gelenke übereinander sind, also das Knie über dem Fußgelenk.

Du kannst jede Seite für sich etwas halten oder auch gerne eine Weile mit dem Atem skaten, indem du mit jeder Einatmung in den „Stern" zurückkommst und abwechselnd mit jeder Ausatmung mal nach rechts und mal nach links tief gehst. Auch die Armbewegung kann variieren – finde deinen Skaterstyle.

Standhaltung
Balance

Gegrätschte Vorbeuge – *prasarita padottanasana*

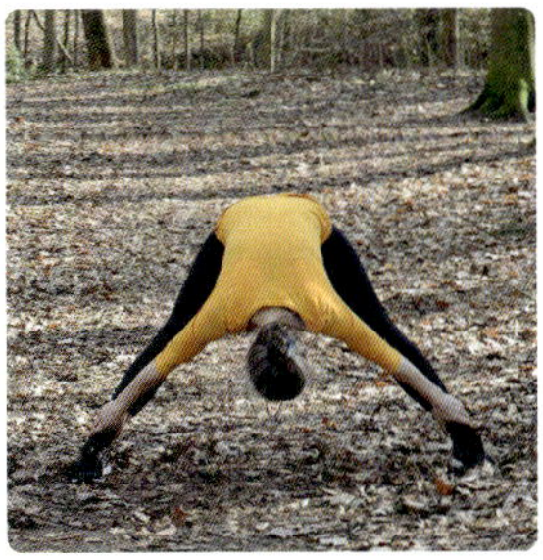 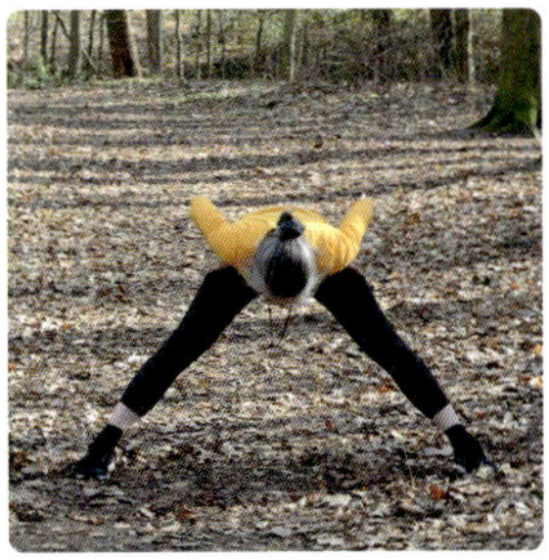 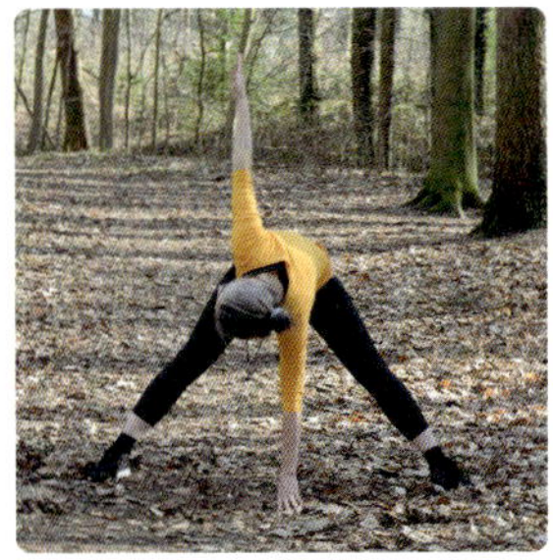

Du kommst aus Tadasana heraus in eine weite Grätsche. Deine Zehen zeigen nach vorne. Mit der Einatmung bringst du die Arme über die Seiten in Richtung Himmel und ziehst dabei auch die Wirbelsäule über die Krone des Kopfes lang nach oben. Die Muskulatur deiner Beine ist aktiv.

Mit der Ausatmung beugst du dich aus der Hüfte heraus nach vorne, bis die Krone des Kopfes in Richtung Boden strebt. Steißbein und Gesäßknochen ziehen jetzt nach oben. Wenn der Boden dazu einlädt, kannst du gerne die Hände zwischen den Beinen absetzen und vielleicht die Ellbogen anwinkeln. Alternativ lässt du die Hände einfach baumeln und greifst dir deine Fußgelenke.

Dein Nacken bleibt entspannt und trägt kein Gewicht und der Kopf berührt den Boden nicht. Ansonsten verkleinere den Schritt etwas.

Eine wirkungsvolle Asana, die auch eine würdige Alternative zum Kopfestand darstellt.

Varianten

Sollte dir diese Vorbeuge zu intensiv sein, dann komme nicht so tief runter. Bringe die Hände in deine Hüften oder stütze sie auf die Oberschenkel und neige den Oberkörper parallel zum Boden.

Halte ein paar Atemzüge, richte dich langsam und vorsichtig wieder auf und spüre nach.

Standhaltung
Vorbeuge/Umkehrhaltung

Auch in dieser Asana gibt es Variationsmöglichkeiten. Du kannst hier z. B. wieder eine Drehung einbauen. Dafür greifst du mit der linken Hand an das rechte Schienbein (höher geht auch) oder umgekehrt und drehst dich dann zur jeweiligen Seite auf. Der freie Arm zieht in Richtung Himmel und der Oberkörper bleibt gestreckt. Drehhaltungen immer beidseitig üben.

Dreieck – *utthita trikonasana*

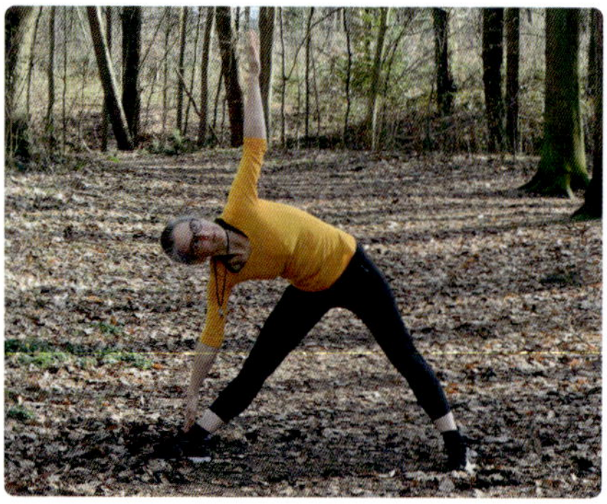

Atme tief ein und komme in eine für dich angenehme, weite Grätsche. Drehe den vorderen Fuß nach vorne, der hintere Fuß ist 45 Grad eingedreht. Strecke die Arme auf Schulterhöhe zur Seite heraus. Schiebe deine Hüfte nach hinten (links) heraus und strecke die rechte Hüfte nach vorne, dabei ziehst du deine Seite so lang, wie es eben geht, ohne dass es unangenehm wird.

Atme aus, bringe die rechte Hand nach unten und lege sie am Schienbein oder tiefer ab.

Solltest du merken, dass sich dein Oberkörper dabei nach vorne neigt, setze den rechten Arm einfach etwas höher. Den linken Arm streckst du mit der nächsten Einatmung gerade nach oben aus, sodass die Arme eine vertikale Linie ergeben.

Aktiviere die Oberschenkel und drehe sie aktiv voneinander weg. Dein gesamter Körper ist so ausgerichtet, als ob er zwischen zwei Glaswänden steht.

Wenn es dein Nacken erlaubt, schaue nach oben zu deiner linken Hand.

Bleibe hier für mindestens fünf tiefe Atemzüge und wechsle dann die Seite.

Variante

Gedrehtes Dreieck – *parivritta trikonasana*

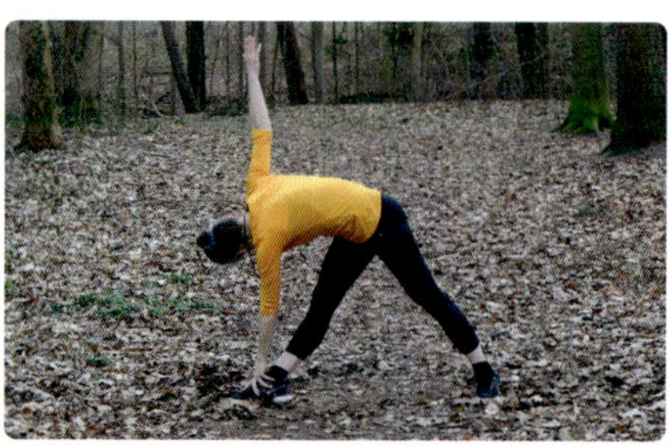

Wie so viele Asanas kannst du auch Trikonasana gedreht ausüben. Du nimmst dafür den linken Arm wieder tief, den linken Fuß stellst du mehr nach vorne und die Hüfte wird wieder gelevelt, also nach vorne ausgerichtet. Dein Oberkörper bleibt nach vorne geneigt (siehe „Pyramide", S. 110).

Von hier aus öffnet du dich zur rechten Seite, indem dein rechter Arm in Richtung Himmel zieht. Diese Übung ist wieder sehr anspruchsvoll und wenn du gerade erst anfängst, dann lasse sie weg.

Standhaltung
Seitbeuge
Drehhaltung

Halbmond – *ardha chandrasana*

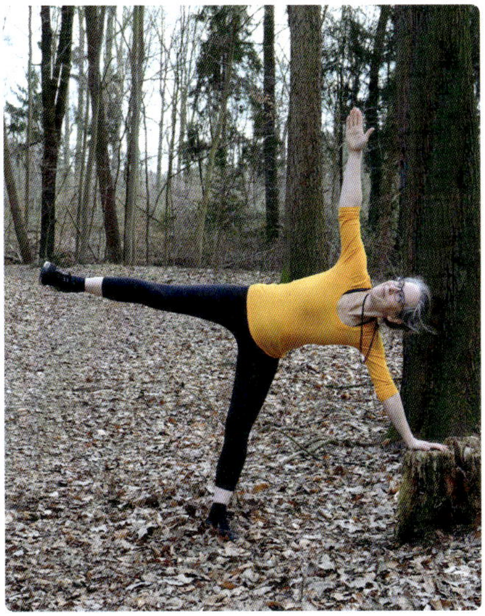

Wenn dir das normale „Dreieck" gut gelingt, dann kannst du dich mal an den „Halbmond" wagen, eine tolle Balancehaltung, die uns zum Strahlen bringt.

Aus der Dreieckshaltung heraus bringst du die rechte Hand zur rechten Hüfte. Beuge das linke Bein leicht und strecke den linken Arm mit aufgefächerten Fingern etwa 30 Zentimeter vor dem linken Bein in Richtung Boden. Vielleicht hast du auch einen natürlichen Helfer, z. B. einen Baumstamm, in der Nähe. Dann kannst du deine Hand hier platzieren.

Dein rechter hinterer Fuß hebt nun langsam und kontrolliert vom Boden ab, während du gleichzeitig das linke Bein streckst und mit den Fingern deiner linken Hand in Richtung Boden zeigst.

Hebe das rechte Bein so weit, bis es parallel zum Boden oder sogar etwas höher schwebt.

Drehe dich mit der Brust und der rechten Schulter richtig schön auf und strecke nun deinen rechten Arm in Richtung Himmel.

Deine Schulterblätter ziehen hier wieder gefühlt zueinander, ohne dich in irgendeiner Form einzuengen.

Der ganze Körper ist aktiv und wach, aber übertreibe es nicht mit der Spannung.

Und wer sich jetzt noch wohl und sicher fühlt, der kann einen Blick in den Himmel wagen.

Halte einen Augenblick und wechsle, nachdem du in der Berghaltung oder der stehenden Vorbeuge nachgespürt hast, die Seite.

Standhaltung
Balance
Hüftöffner

Core-Variante für Geübte

Du kannst dich aus dem „Krieger III" (S. 102) zur linken Seite für den „schwebenden Halbmond" aufdrehen und sofern das gut gelingt, bringe hier – ähnlich wie im „Krieger III" (vgl. S. 103) – mit der Ausatmung das rechte Knie und den Ellbogen zusammen und strecke beides in der Einatmung wieder.

Einfacher wird es mit einem natürlichen Helfer, auf dem du die linke Hand platzieren kannst.

Diese Übung kannst du in einer einfachen Variante übrigens auch aus dem Stand heraus praktizieren. Du findest die Balance, neigst dich leicht nach rechts und hebst vorsichtig das linke Bein vom Boden ab. Das linke Bein zieht nun tendenziell nach links unten und der linke Arm nach rechts oben. Mit der Einatmung ziehst du hier die linke Flanke lang und mit der Ausatmung führst du Knie und Ellbogen zueinander.

Wiederhole deine bevorzugte Variante einige Male, bevor du die andere Seite übst.

Pyramide – *parsvottanasana*

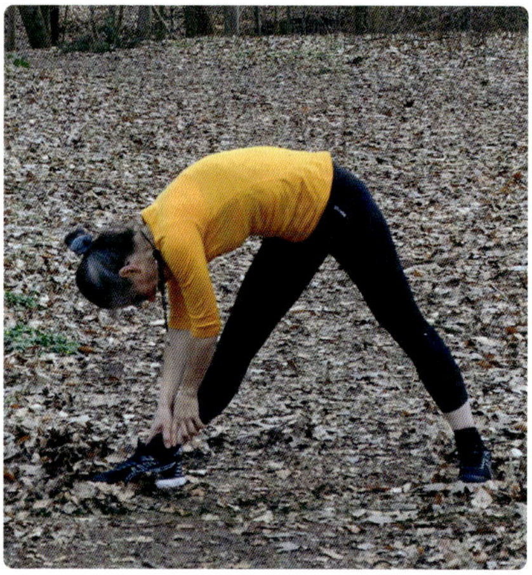

Aus Tadasana heraus machst du einen großen Schritt nach hinten – deine beiden Füße und die Hüften sind nach vorne ausgerichtet. Die Beinmuskulatur ist aktiv.

Beuge dich mit der Ausatmung auf halber Höhe nach vorne. Einatmend streckst du die Arme nach vorne und ziehst die Wirbelsäule lang. Ausatmend beugst du dich aus der Hüfte heraus nach vorne in Richtung Oberschenkel – Steißbein und Gesäßknochen ziehen gefühlt nach oben.

Deine Nase/der Blick geht in Richtung Knie, der Nacken bleibt entspannt. Wenn du eine intensivere Dehnung haben möchtest, dann vergrößere die Schrittlänge.

Gerne kannst du in dieser Haltung zur Sammlung und Einkehr die Hände hinter dem Rücken im Namasté zusammenbringen. Sollte das nicht möglich sein, versuche, mit der linken Hand in die rechte Ellbeuge und mit der rechten Hand in die linke Ellbeuge zu greifen oder lasse die Arme einfach locker hängen.

Standhaltung
Vorbeuge/Umkehrhaltung

Adler – *garudasana*

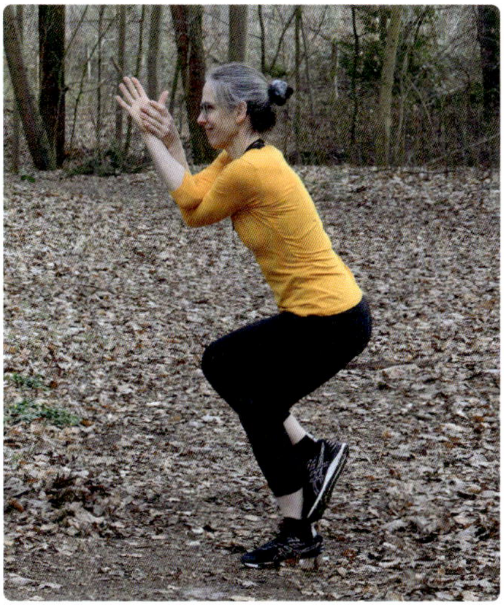

Finde deine Balance (S. 86). Beuge das rechte Standbein vorsichtig.

Schlage das linke Bein über das rechte und stelle die linken Zehenspitzen rechts neben dem rechten Fuß ab. Der linke Oberschenkel ruht nun auf dem rechten.

Dann strecke beide Arme gekreuzt auf Schulterhöhe aus, die rechte Ellbeuge liegt auf der linken, die Handflächen zeigen nach oben. Beuge die Arme so, dass die Fingerspitzen in Richtung Himmel und die Handrücken zueinander zeigen.

Bleibe entweder so oder versuche, die rechte Hand über vorne weiter nach rechts hinten zu bringen, sodass sich die Handflächen berühren. Deine Daumen zeigen zum Gesicht (vgl. Adlerarme, S. 80).

Schaue jetzt, ob es dir möglich ist, das Gewicht ganz auf dein rechtes Standbein zu verlagern und das linke Schienbein hinter die rechte Wade zu bringen. Und vielleicht kannst du sogar den linken Fuß an der Wade verhaken. Wenn das zu wackelig ist, kein Problem, dann die rechten Zehen am Boden belassen.

Mit der Einatmung verlängerst du dich über die Krone des Kopfes nach oben. Presse gleichzeitig nochmals den Fuß fest in den Boden.

Senke in der Ausatmung das Steißbein ab und halte die Länge in der Wirbelsäule. Bleibe hier für einige Atemzüge.

Spüre einen Augenblick in Tadasana nach und übe dann die andere Seite.

Standhaltung
Balance

Alternative

Du kannst dich auch so tief reinsetzen, dass dein Bauch die Oberschenkel berührt bzw. dich mit der Einatmung aufrichten und mit der Ausatmung tiefer reinsetzen.

Der Tanz mit dem Atem: Yogaflows

Yogaflows verbinden Atem und Bewegung miteinander und werden mit etwas Übung zu einer Meditation in Bewegung. Gerne kannst du hier im Ujjayi atmen.

Spüre gerne nach jeder Flowrunde etwas nach und lasse dabei den Atem wieder zur Ruhe kommen.

Du kannst auch so üben, dass du einzelne (ausgewählte) Asanas während des Flows länger hältst. Denke dann daran, diese Übung – sofern sie asymmetrisch ist – auch auf der anderen Seite zu halten.

Sollte es am Anfang schwierig sein, mit dem Atem Schritt zu halten oder umgekehrt, ärgere dich nicht. Ein Tipp wäre, zunächst mit weniger anstrengenden und komplizierten Flowrunden zu starten, um hierfür ein gutes Gefühl zu bekommen.

Alle hier vorgestellten und viele weitere Yogaflows für den Yoga Walk stehen dir in meiner Online-Weiterbildung und in meinen Online-Workshops als Video- und Audiodatei zur Verfügung. Alle Infos dazu gibt es auf yobil.de.

Stehende Yogaflows für alle Level/zur Mobilisation

Einfacher/halber Sonnengruß

Schritt 1: Richte dich in Tadasana gut aus. (S. 83ff.)

Schritt 2: Nimm mit der Einatmung die Arme lang über die Seiten in Richtung Himmel. (S. 85/88)

Schritt 3: Tauche in der Ausatmung mit den Händen über vorne tief in die ganze Vorbeuge hinein. (S. 89)

Schritt 4: Hebe mit der Einatmung dein Herz in der halben Vorbeuge. Lege die Hände gerne an die Schienbeine. (S. 90)

Schritt 5: Mit der Ausatmung geht es zurück in die ganze Vorbeuge. (S. 89)

Schritt 6: Einatmend kommst du mit geradem Rücken und gebeugten Knien zurück in die Aufrichtung. Die Arme ziehst du dabei über die Seiten wieder in Richtung Himmel. (S. 85/88)

Schritt 7: Mit der Ausatmung kommst du zurück in die Berghaltung und nimmst die Hände vor dein Herz. (S. 83)

Wiederhole diesen kleinen Bewegungsablauf gerne einige Male hintereinander.

1
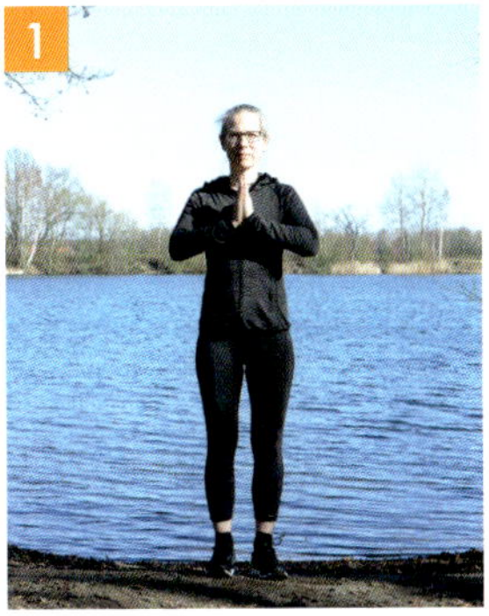

2
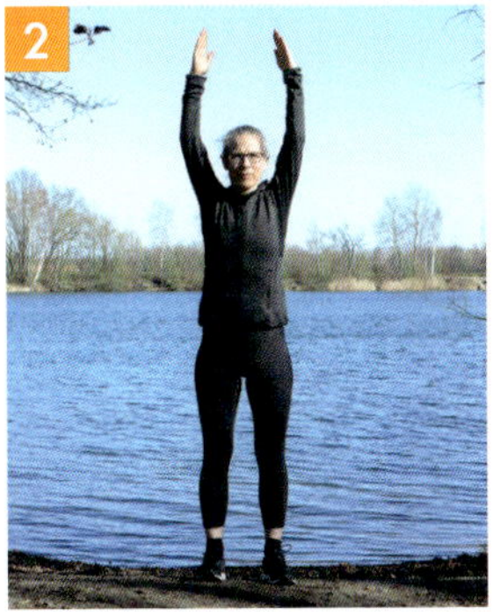

3
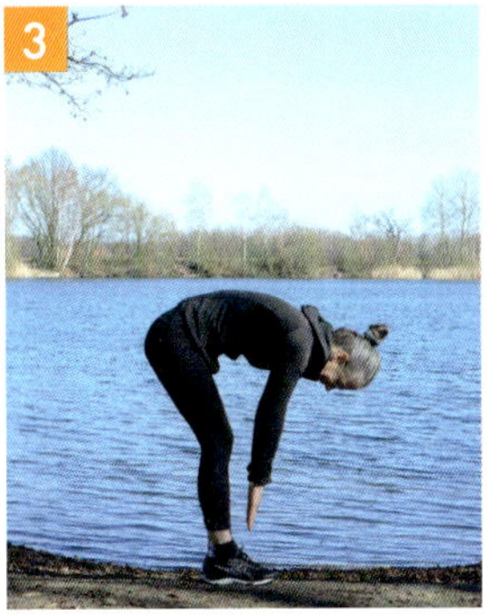

4
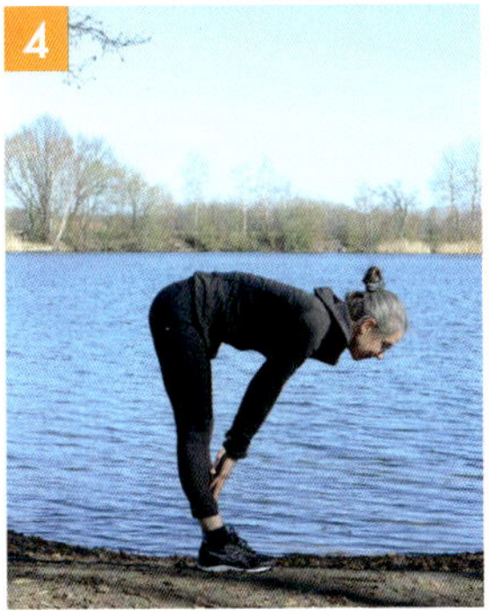

5
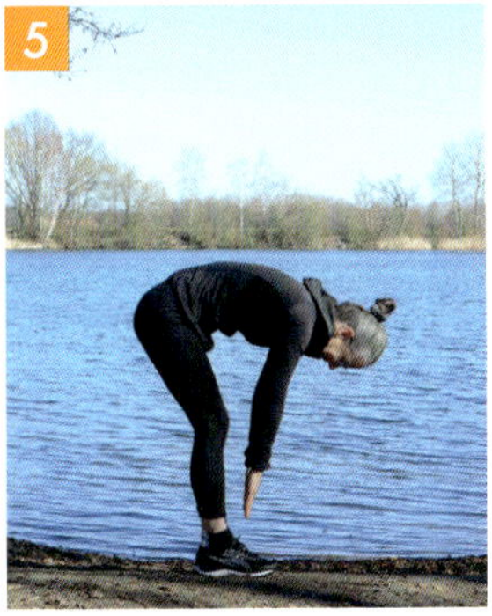

6
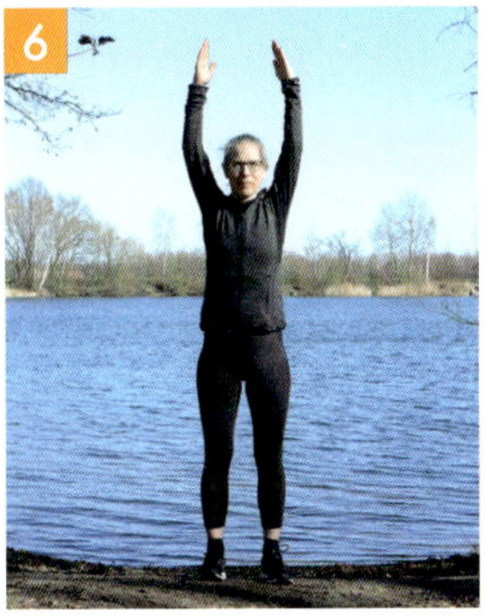

7
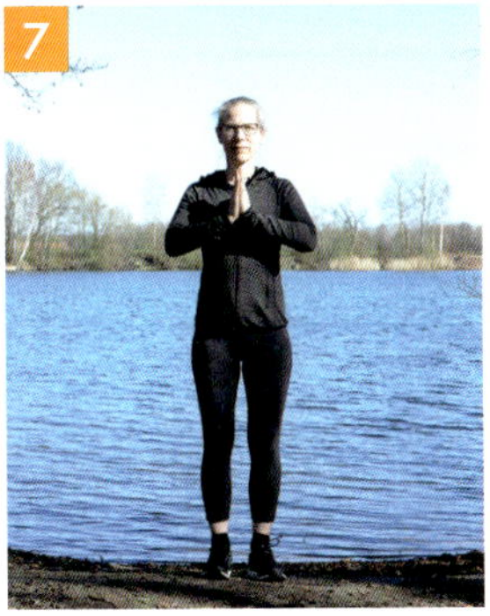

Heuschreckenflow

Schritt 1: Richte dich in Tadasana gut aus. (S. 83ff.)

Schritt 2: Nimm mit der Einatmung die Arme über die Seiten in Richtung Himmel, bis sich die Handflächen berühren. Dein Blick folgt in Richtung Himmel. (S. 85/88)

Schritt 3: Bringe mit der Ausatmung die Hände im Namasté vor dein Herz. (S. 85)

Schritt 4: Schiebe mit der Einatmung die Hände lang nach oben, dein Blick geht mit. (S. 85/88)

Schritt 5: Mit der Ausatmung bringst du die Arme nach vorne auf Schulterhöhe. (S. 83)

Schritt 6: Einatmend öffnest du die Arme weit auf Schulterhöhe. Die Finger sind gespreizt, die Handflächen gehen ebenso wie dein Blick nach oben. (S. 85)

Schritt 7: Ausatmend verzahnst du die Hände hinter dem Rücken ineinander. (S. 87)

Schritt 8: Einatmend hebe dein Herz in der stehenden Shalambasana. (S. 87)

Schritt 9: Mit der Ausatmung beugst du die Knie und tauchst mit den verschränkten Händen in eine Vorbeuge. (S. 89)

Schritt 10: Mit der Einatmung richtest du dich wieder auf und hebst noch einmal dein Herz. (S. 87)

Schritt 11: Ausatmend löst du die Hände und kommst zurück in die Berghaltung. (S. 83ff.)

Wiederhole diesen Flow mehrere Male.

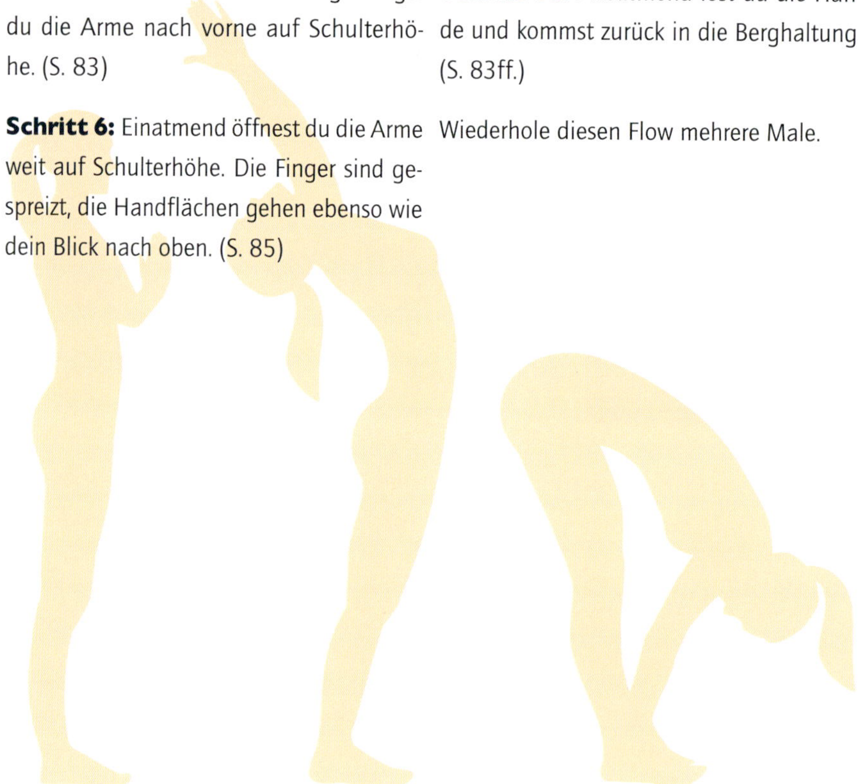

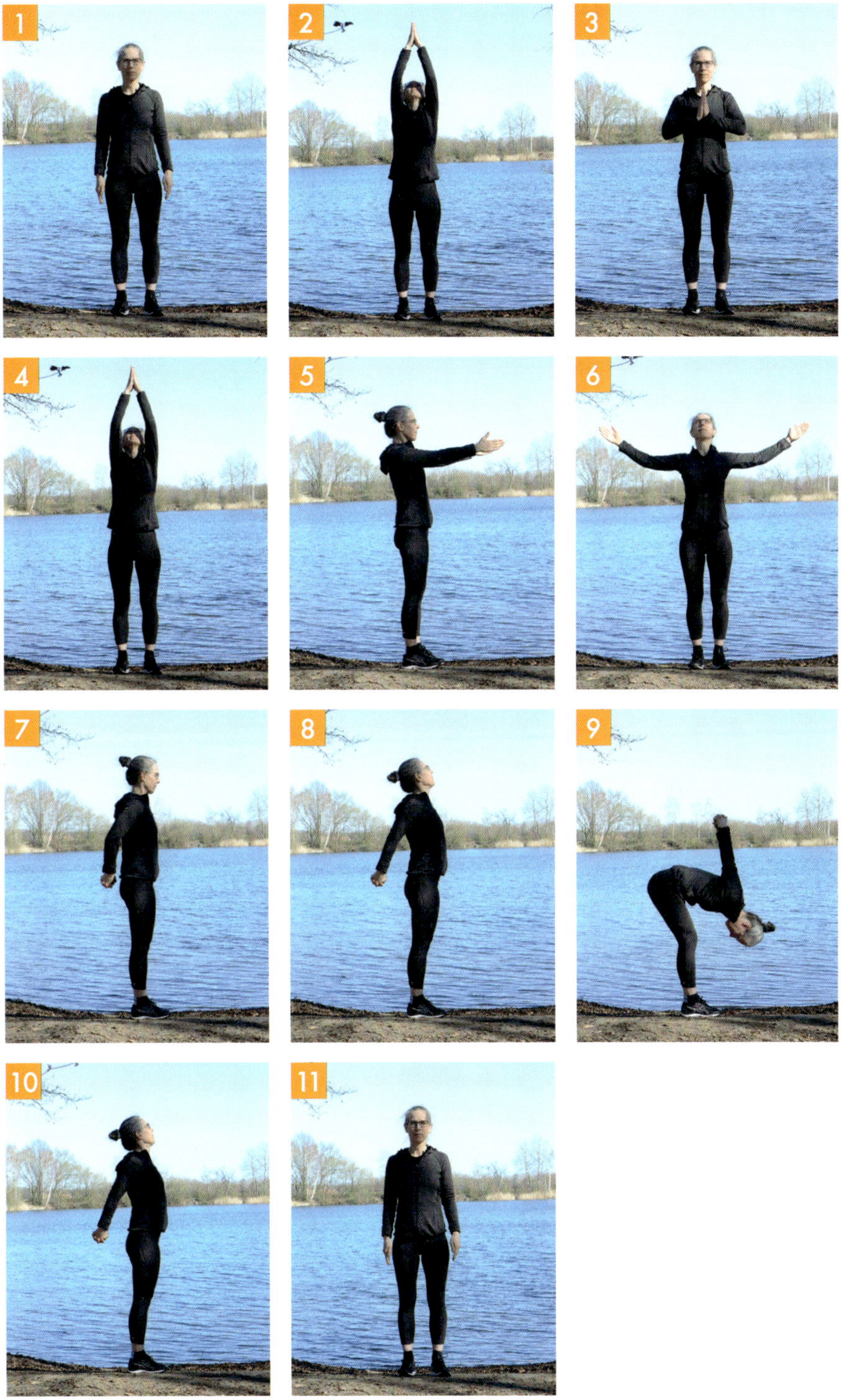
1
2
3
4
5
6
7
8
9
10
11

Kosmischer Knicks

Schritt 1: (Tadasana) – beginne mit dem rechten Standbein. Nachdem du das Gewicht gut darauf verlagert hast … (S. 83ff./S. 86)

Schritt 2: … hebe in der Einatmung das linke Knie auf Hüfthöhe an, die Arme sind zum Himmel gestreckt. (S. 94f.)

Schritt 3: Mit der Ausatmung trittst du mit dem linken Bein hinter das rechte und verneigst dich über dem rechten Oberschenkel. Die Arme ziehen über unten nach hinten. Fortgeschrittene können etwas weiter nach hinten treten und das linke Knie noch anwinkeln. Auch hier gehen die Arme mit. (S. 89)

Schritt 4: Einatmend richtest du dich auf, das linke Knie ist wieder auf Hüfthöhe angewinkelt und die Arme sind lang nach oben ausgestreckt … (S. 94f.)

Schritt 5: … mit der Ausatmung erdest du dich in der Bergposition. (S. 83ff.)

Wiederhole diesen kleinen Flow mehrfach abwechselnd auf beiden Seiten.

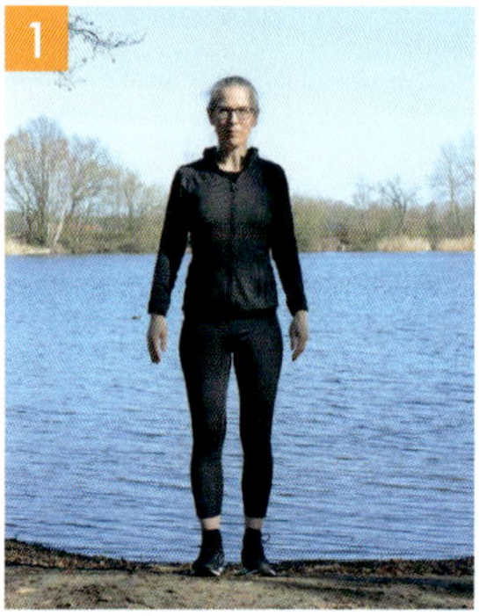

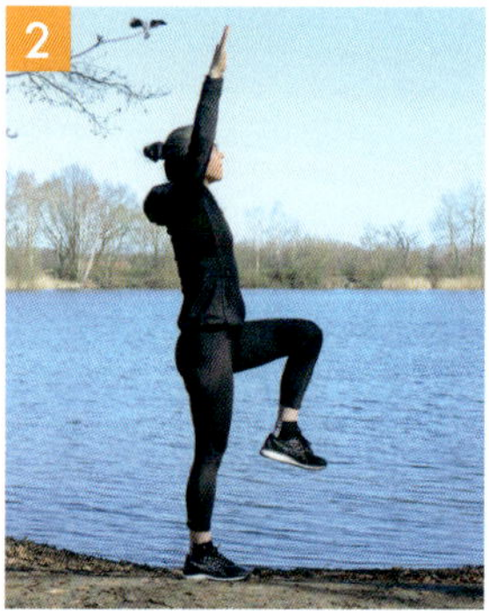

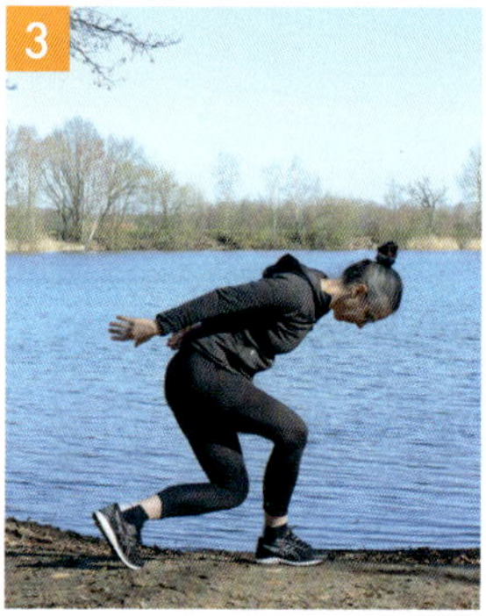

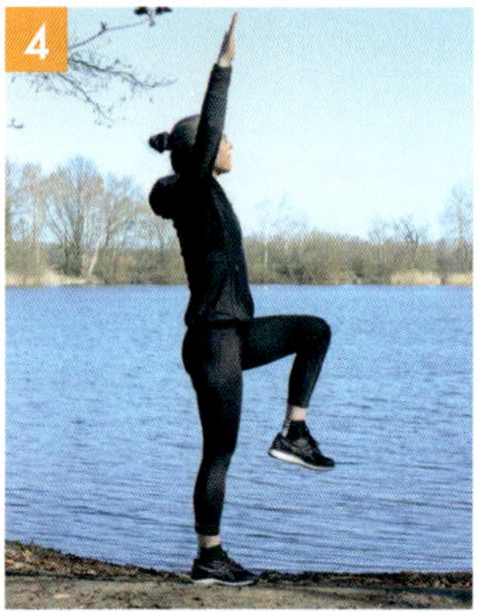

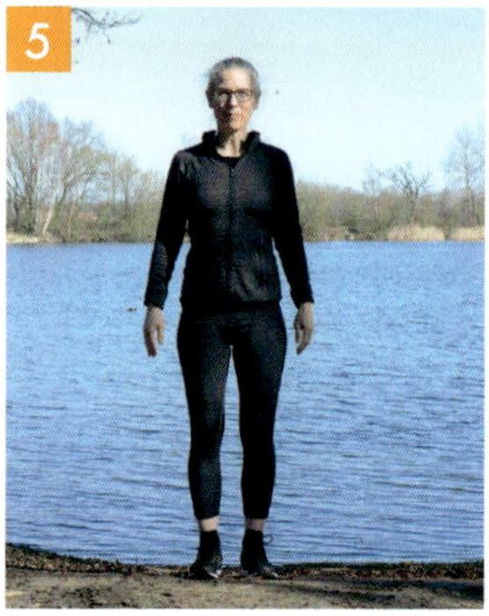

Stehende Yogaflows für alle Levels

Die acht Bewegungsrichtungen der Wirbelsäule

Schritt 1: Richte dich in Tadasana gut aus, die Arme hängen locker neben dem Körper. (S. 83ff.)

Schritt 2: Einatmen: Bringe die Hände im Namasté vor dein Herz. (S. 85)

Schritt 3: Ausatmen: Schiebe die Hände über den Kopf, die Handflächen berühren sich weiterhin. (S. 85/88)

Schritt 4: Einatmen: Neige dich zur rechten Seite. (S. 88)

Schritt 5-7: Ausatmen: Komme zurück zur Mitte und wiederhole das zur anderen Seite. (S. 88)

Schritt 8: Einatmen: Lehne dich leicht zurück. (S. 88)

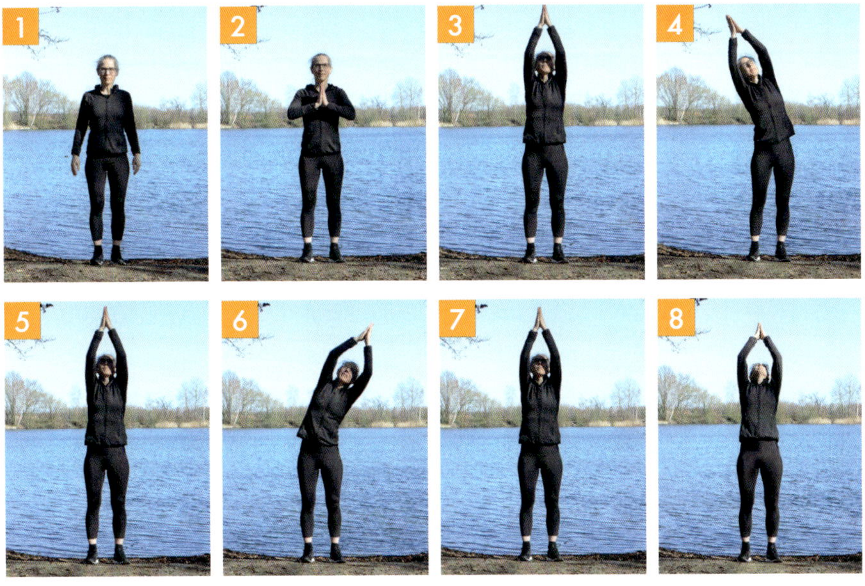

Zum Video »

Zur Audiodatei »

Schritt 9: Ausatmen: Richte dich wieder auf und bringe gleichzeitig die Arme auf Schulterhöhe, die Ellbogen sind angewinkelt (Kaktusarme). (S. 85)

Schritt 10: Einatmen: Neige den Kopf zur rechten Seite. (S. 85)

Schritt 11-13: Ausatmen: Drehe den Kopf wieder zur Mitte und wiederhole das, wie beschrieben, mit der linken Seite. (S. 85)

Schritt 14: Einatmen: Drehe dich zur rechten Seite, wobei die Hüfte gelevelt bleibt. Achte darauf, dass die Drehung aus der Brustwirbelsäule heraus kommt. Dafür kannst du das rechte Becken nach vorne schieben. Deine Arme bleiben die ganze Zeit auf Schulterhöhe. (S. 85)

Schritt 15-16: Ausatmend: Du kommst wieder zur Mitte und drehst dich dann – wie beschrieben – nochmals nach links auf. (S. 85)

Schritt 17: Ausatmen: Bringe deine Arme vor dem Körper zusammen und tauche ab in die stehende Vorbeuge, die Knie kannst du gebeugt lassen. (S. 89)

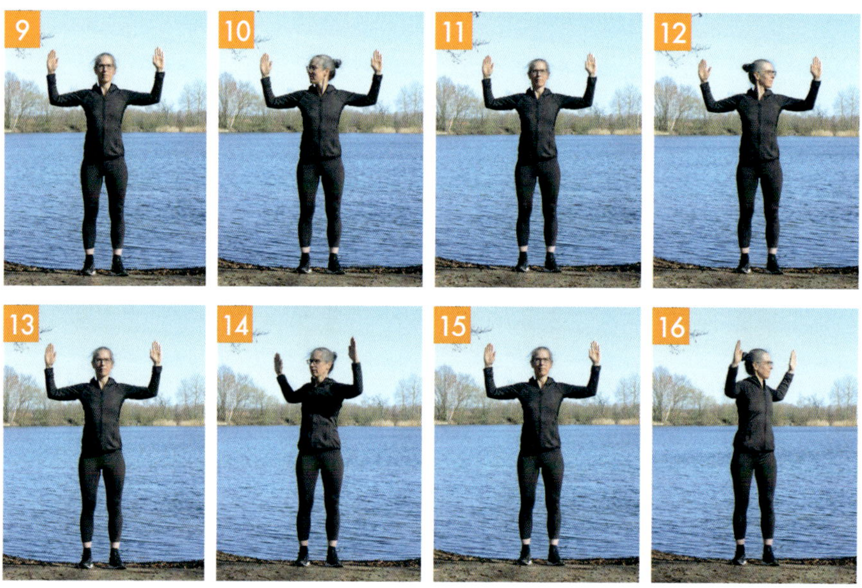

Schritt 18: Einatmen: Stütze den linken Unterarm auf dem linken Oberschenkel ab, strecke das rechte Bein und kreise den rechten Arm über vorne nach oben für einen Twist in der stehenden Vorbeuge. (S. 89)

Schritt 19-21: Ausatmen: Der rechte Arm kreist über hinten nach unten, du kommst zurück in die Vorbeuge. Diesen Bewegungsablauf machst du noch einmal zur anderen Seite. (S. 89)

Schritt 22: Einatmen: Strecke beide Beine, neige den Oberkörper gerade nach vorne und strecke deine Arme auf Schulterhöhe aus. Alternativ kannst du die Hände auf den Oberschenkeln ablegen, um den Rücken zu stützen. (S. 90)

Schritt 23: Ausatmen: Komme entweder in eine Hocke oder in die stehende Vorbeuge. Wiederhole das noch zweimal. (S. 89)

Schritt 24: Einatmen: Richte dich wieder auf und nimm die Hände im Namasté vor dein Herz ... (S. 85)

Schritt 25 /siehe Bild 1: ... Ausatmen: Lasse die Arme wieder neben dem Körper hängen. (S. 83ff.)

Spüre nach und wiederhole den Bewegungsablauf. Beginne diesmal mit der linken Seite.

Diesen Flow kannst du auch mehrmals hintereinander praktizieren.

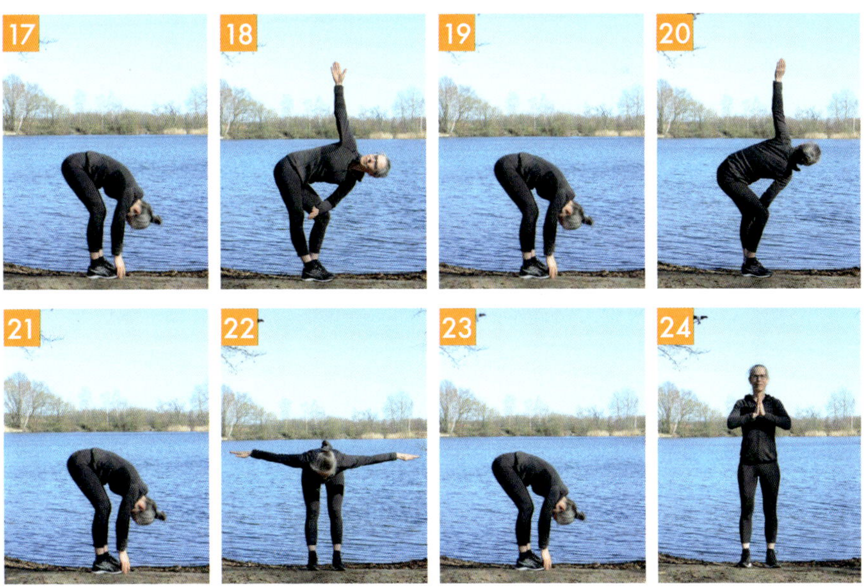

Mondgruß

Schritt 1: Beginne in Tadasana, die Arme hängen neben dem Körper. (S. 83ff.)

Schritt 2: Einatmen: Bringe die Hände im Namasté vor dein Herz. (S. 85)

Schritt 3: Ausatmen: Strecke die Arme lang zum Himmel. (S. 85/88)

Schritt 4: Einatmen: Neige dich zur rechten Seite. (S. 88)

Schritt 5-7: Ausatmen: Komme zurück zur Mitte. Neige dich dann noch einmal zur linken Seite und komme wieder zurück. (S. 88)

Schritt 8: Einatmen: Komme in eine weit(er)e Grätsche, winkle Arme und Beine an für die „Göttin". (S. 105)

Schritt 9: Ausatmen: Strecke dich in den „Stern". (S. 104)

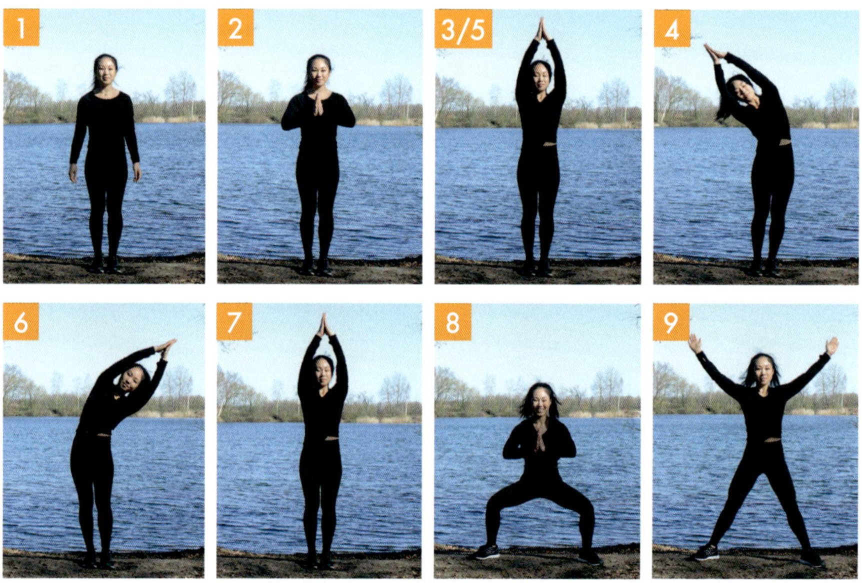

Schritt 10: Einatmen: Neige dich nach rechts für „Trikonasa". (S. 108)

Schritt 11: Ausatmen: Komme in die „Pyramide". (S. 110)

Schritt 12: Einatmen: Richte dich auf in den „Krieger I" oder in den hohen Ausfallschritt. Wenn du magst, lehne dich hier etwas zurück. (S. 97)

Schritt 13: Ausatmen: Das rechte Knie ist angewinkelt, das linke Bein gestreckt für den seitlichen Lunge. (S. 106)

Schritt 14: Einatmen: Beide Knie sind angewinkelt, die Hände im Namasté vor dem Herzen („halbe Göttin"). (S. 105)

Schritt 15: Ausatmen: Komme in den seitlichen Lunge, jetzt ist das linke Knie angewinkelt und das rechte Bein gestreckt. (S. 106)

Schritt 16: Einatmen: Richte dich wieder auf in den „Krieger I" oder in den hohen Ausfallschritt. Diesmal ist das rechte Bein vorne. (S. 97)

Schritt 17: Ausatmen: Das vordere Bein strecken, du neigst dich nach vorne in die „Pyramide". (S. 110)

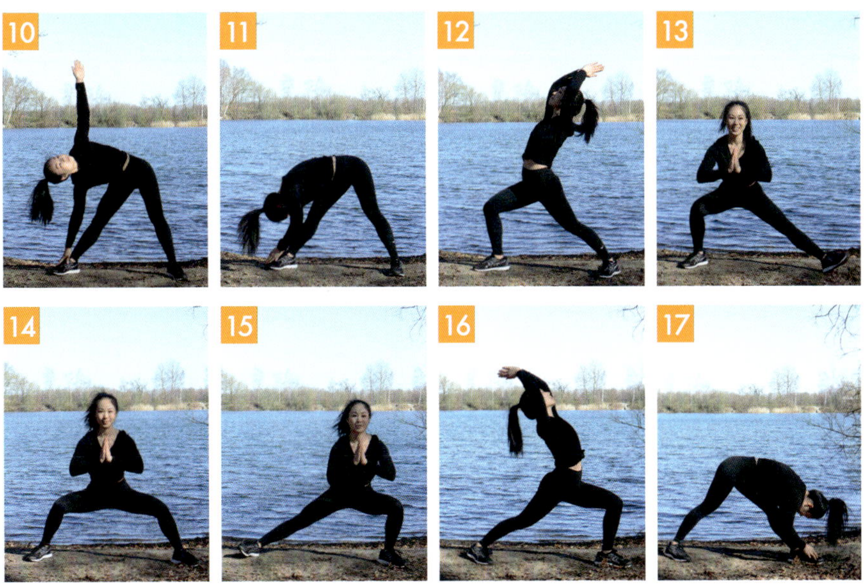

Schritt 18: Einatmen: Der rechte Arm kreist zum Himmel. Öffne dich in „Trikonasa". (S. 108)

Schritt 19: Ausatmen: Komme von hier aus wieder in den „Stern". (S. 104)

Schritt 20: Einatmen: „Göttin". (S. 105)

Schritt 21: Ausatmen. Bringe die Beine wieder zueinander, die Arme sind lang zum Himmel gestreckt, die Handflächen berühren sich. (S. 85/88)

Schritt 22: Einatmen: Neige dich zur linken Seite. (S. 88)

Schritt 23-25: Ausatmen: Komme zurück zur Mitte und wiederhole die Seitneige auf der rechten Seite. (S. 88)

Schritt 26: Einatmen: Bringe die Hände wieder im Namasté vor dein Herz. (S. 85)

Schritt 27: Ausatmen: Komme zurück in die Ausgangsposition. (S. 83ff.)

Wiederhole den „Mondgruß", indem du auf der linken Seite beginnst und spüre nach. Selbstverständlich kannst du den „Mondgruß" zu jeder Tageszeit durchführen und auch mehrmals wiederholen.

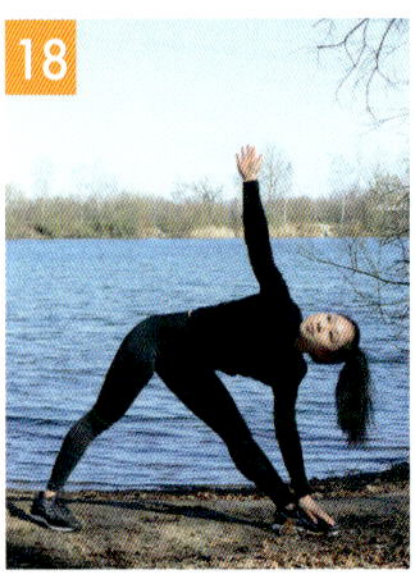

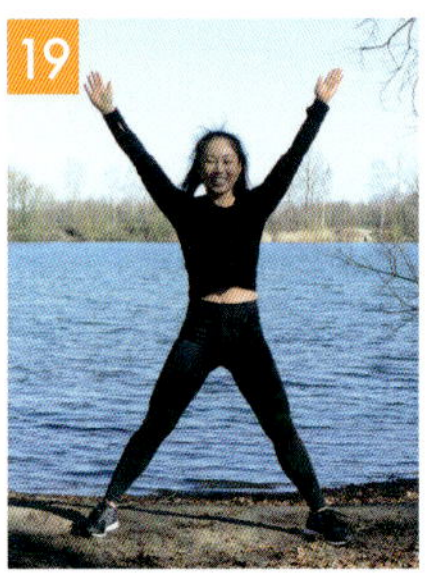

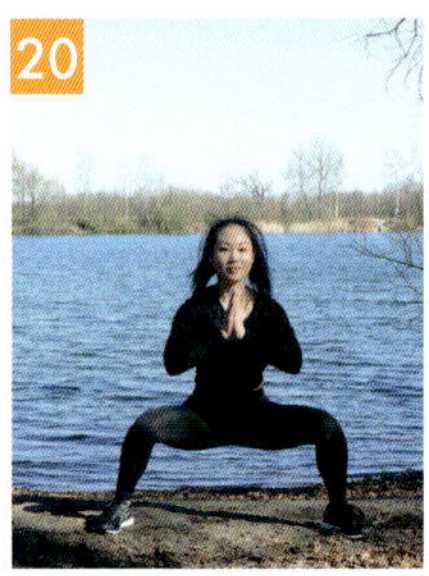

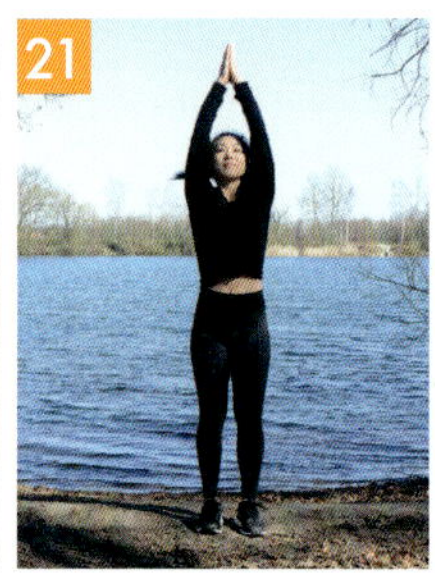

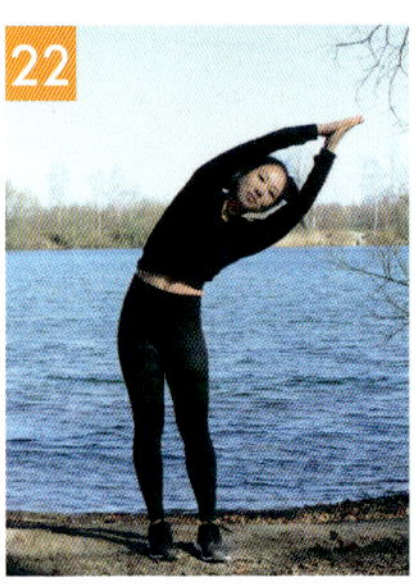

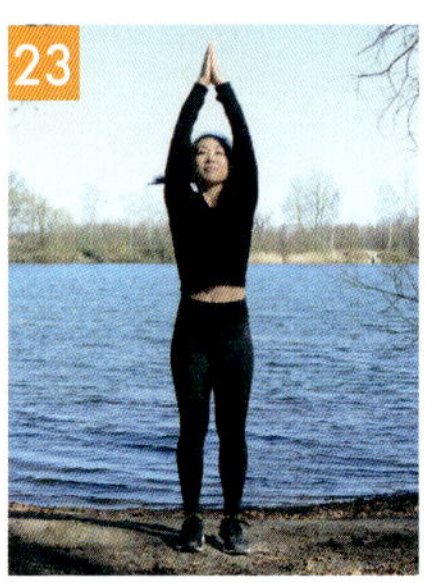

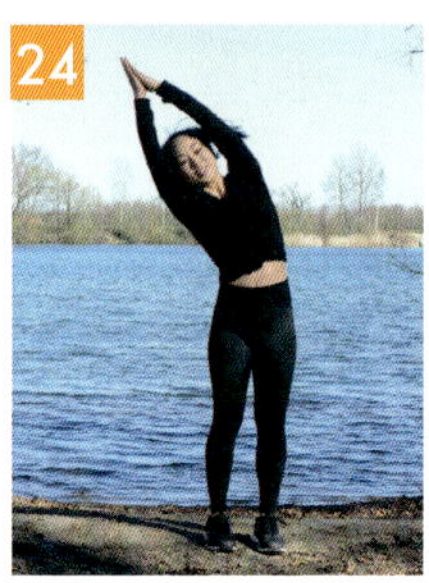

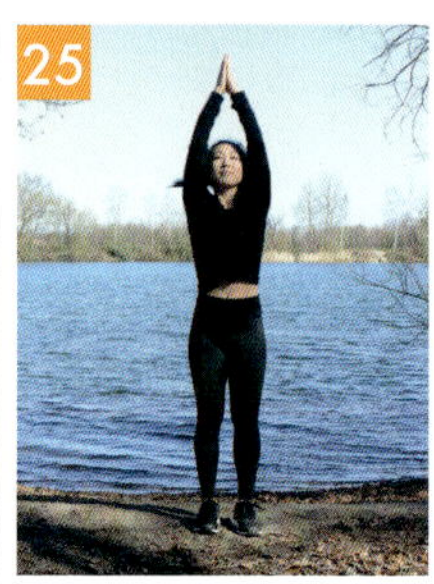

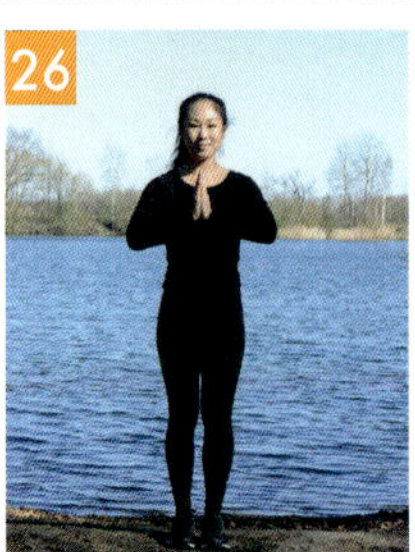

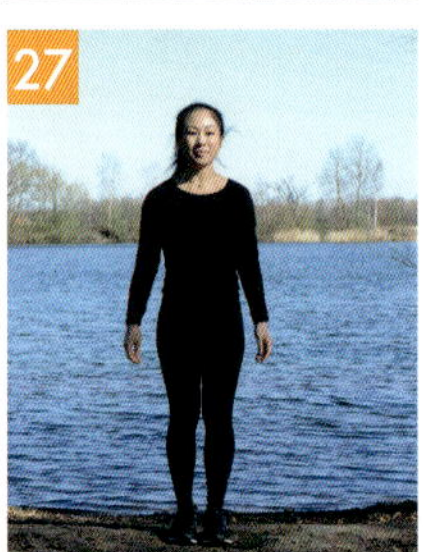

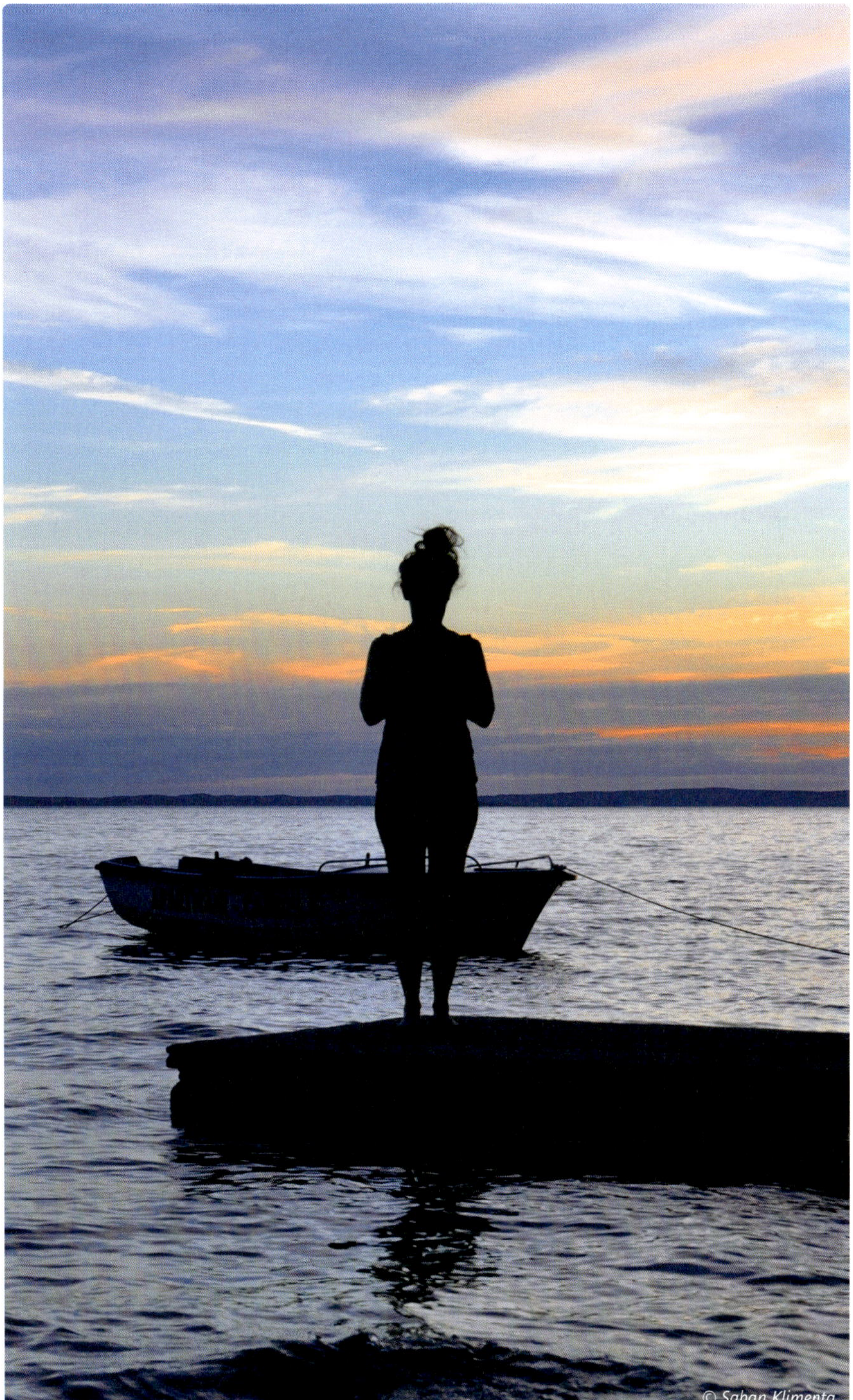

© Saban Klimenta

Einfacher Kriegerflow

Schritt 1: Beginne in der Berghaltung. (S. 83ff.)

Schritt 2: Einatmen: Bringe die Arme über die Seiten in Richtung Himmel. (S. 85/88)

Schritt 3: Ausatmen: Tauche in die stehende Vorbeuge. (S. 89)

Schritt 4: Einatmen: Halbe Vorbeuge. (S. 90)

Schritt 5: Ausatmen: Bringe die Hände an den rechten Oberschenkel und tritt mit dem linken Bein ein großes Stück zurück. (S. 97)

Schritt 6: Einatmen: Komme in den „Krieger I" oder in den hohen Ausfallschritt. (S. 97)

Schritt 7: Ausatmen: Drehe die Hüfte auf für den „Krieger II". (S. 98)

Schritt 8: Einatmen: Lehne dich zurück in den „friedvollen Krieger". (S. 100)

Schritt 9: Ausatmen: Komme zurück in den „Krieger II". (S. 98)

Schritt 10: Einatmen: Lehne dich vor in den einfachen seitlichen Winkel. (S. 100)

Schritt 11: Ausatmen: Komme zurück in den „Krieger II". (S. 98)

Schritt 12: Einatmen: Drehe die linke Hüfte wieder nach vorne für den „Krieger I" oder für den hohen Ausfallschritt. (S. 97)

Schritt 13: Ausatmen: Der linke Fuß tritt vor für die ganze Vorbeuge. (S. 89)

Schritt 14: Einatmen: Komme mit den Armen über die Seiten zurück in die Aufrichtung. (S. 85/88)

Schritt 15: Ausatmen: Komme zurück in die Berghaltung. (S. 83ff.)

Wiederhole den Flow auf der anderen Seite mit dem linken Standbein.

1

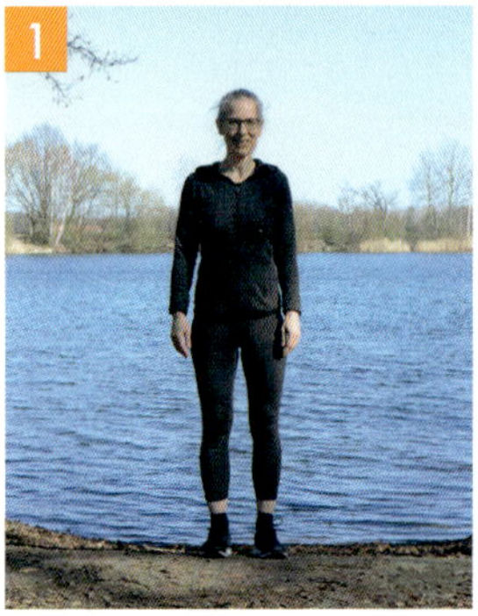

2

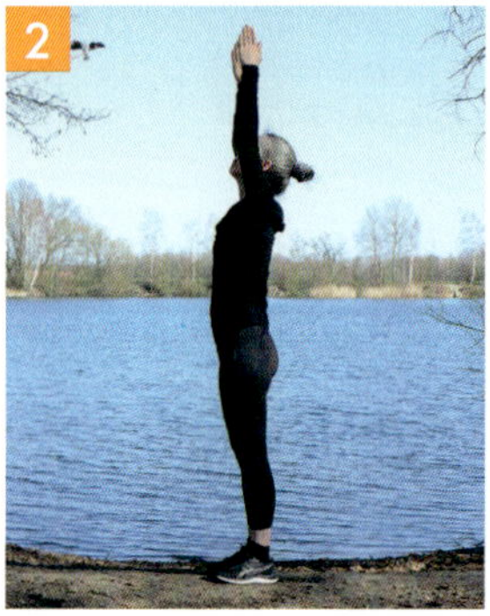

3

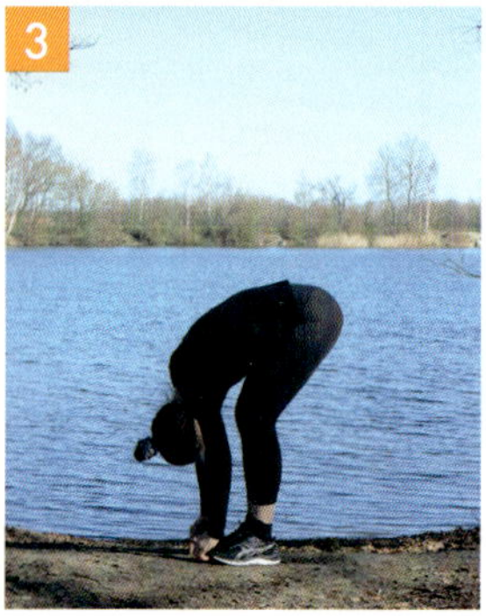

Zum Video »

Zur » Audiodatei

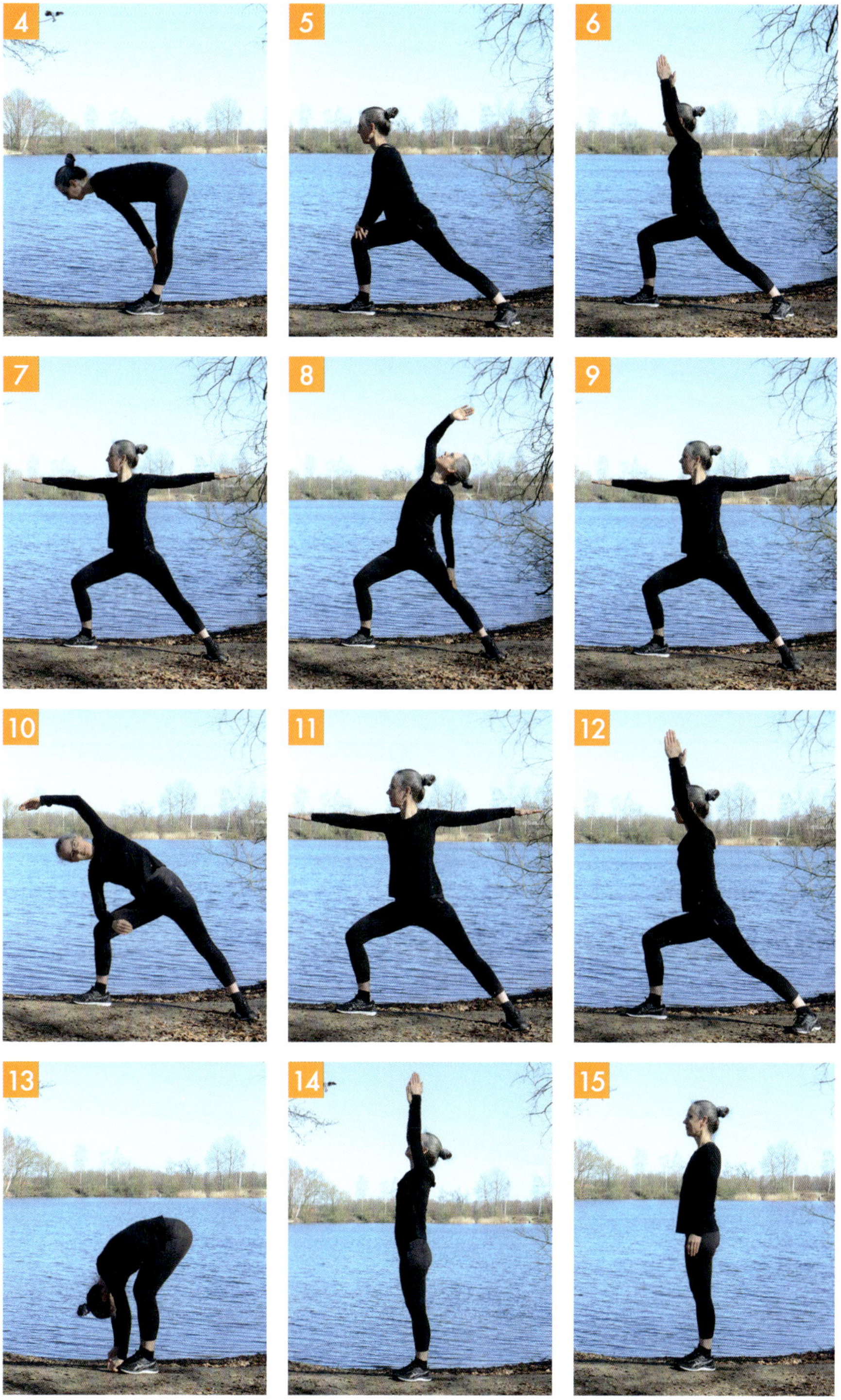
4
5
6
7
8
9
10
11
12
13
14
15

Energy-Thai-Chi-Flow

Schritt 1: Beginne in der Berghaltung. (S. 83ff.)

Schritt 2: Einatmen. Bringe die Beine in einer weiteren Grätsche auseinander, sodass du noch einen guten und festen Stand hast. Die Knie gerne leicht beugen und dich sanft hin- und herwiegen. Bleibe während des gesamten Bewegungsablaufs gerne in einer leicht andauernden Schwingung. Nimm die Arme auf Schulterhöhe auseinander und öffne dein Herz. (S.85/104)

Schritt 3: Ausatmen: Bringe die Hände vor den Körper, die rechte Hand ist oben, die linke Hand ist unten. Die Handflächen zeigen zueinander und du stellst dir vor, dass du eine Energiekugel hältst. (S.85/104)

Schritt 4: Einatmen: Drehe die Handrücken zueinander und ziehe die obere rechte Hand nach oben und die untere nach unten. Stelle dir hier vor, wie du deine Energien auseinanderziehst. (S.85/104)

Schritt 5a: Ausatmen: Schiebe mit der oberen rechten Hand nach links. Stelle dir vor, wie du hier all die Energien, die dir nicht guttun, über die linke Seite aussortierst. (S.85/104)

Schritt 5b: An dieser Stelle kannst du (musst aber nicht!) mit dem rechten Fuß hinter links treten (ähnlich wie beim „kosmischen Knicks", S. 116) – das verstärkt die Dehnung deiner rechten Flanke.

Schritt 6: Einatmen: Nimm die Arme auf Schulterhöhe auseinander und öffne dein Herz. Wiederhole Schritt 3-6 auf der anderen Seite, die linke Hand ist jetzt oben. (S.85/104)

Schritt 7: Ausatmen: Beende den Durchgang in der Berghaltung. (S. 83ff.)

Du kannst den Energy-Flow beliebig oft wiederholen.

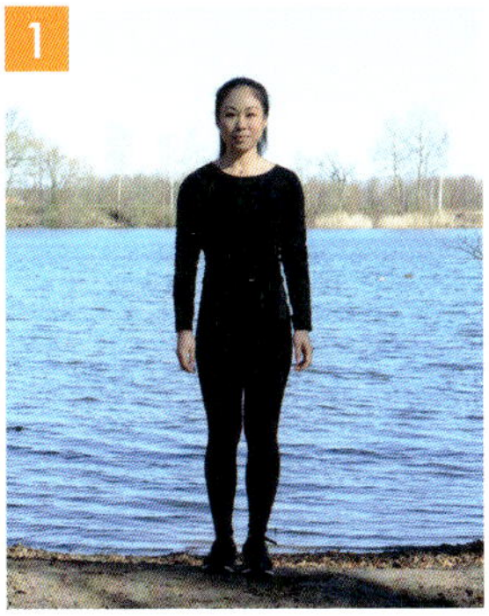
1

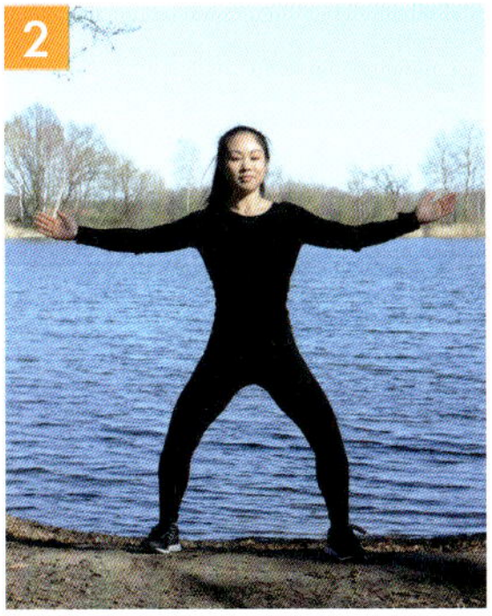
2

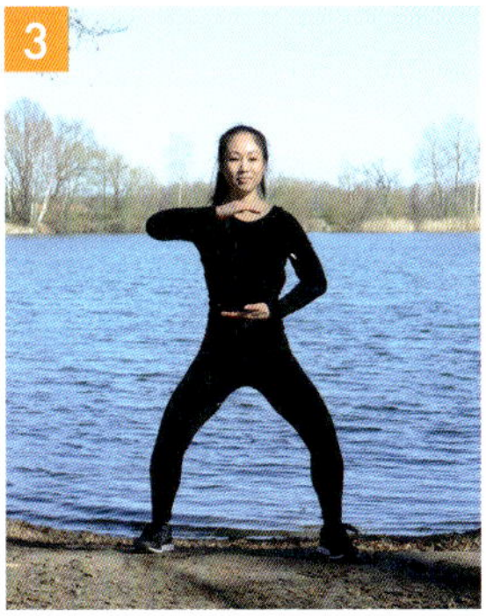
3

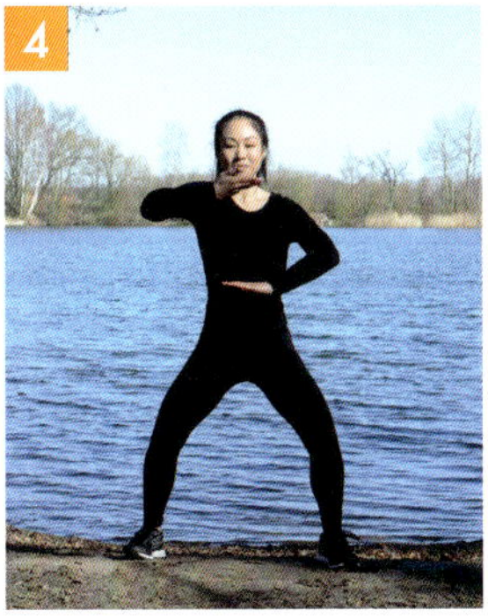
4

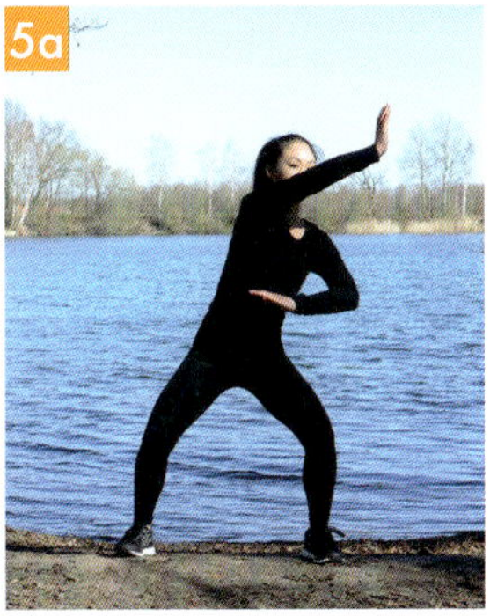
5a

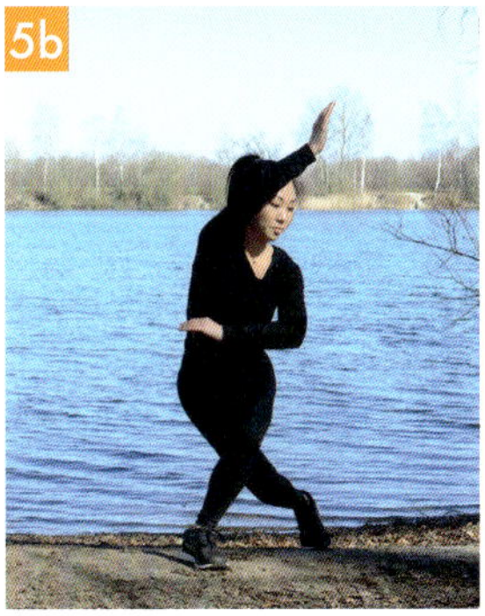
5b

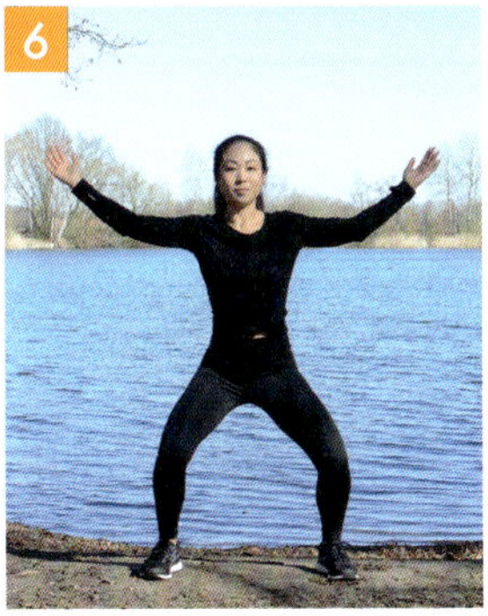
6

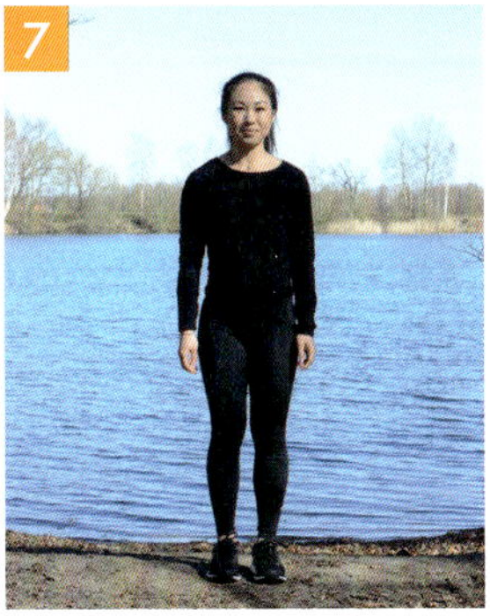
7

Stehende Yogaflows für Geübte

Kriegerflow

Schritt 1: Beginne in der Berghaltung. (S. 83ff.)

Schritt 2: Einatmen: Bringe die Arme über die Seiten in Richtung Himmel. (S. 85/88)

Schritt 3: Ausatmen: Tauche in die stehende Vorbeuge. (S. 89)

Schritt 4: Einatmen: Halbe Vorbeuge. (S. 90)

Schritt 5: Ausatmen: Bringe die Hände an den rechten Oberschenkel und tritt mit dem linken Bein ein großes Stück zurück. (S. 97)

Schritt 6: Einatmen: Komme in den „Krieger I" oder in den hohen Ausfallschritt. (S. 97)

Schritt 7: Ausatmen: Drehe die Hüfte auf für den „Krieger II". (S. 98)

Schritt 8: Einatmen: Nimm die Arme in Richtung Himmel und bringe dein Kinn über dein Brustbein. (S. 98)

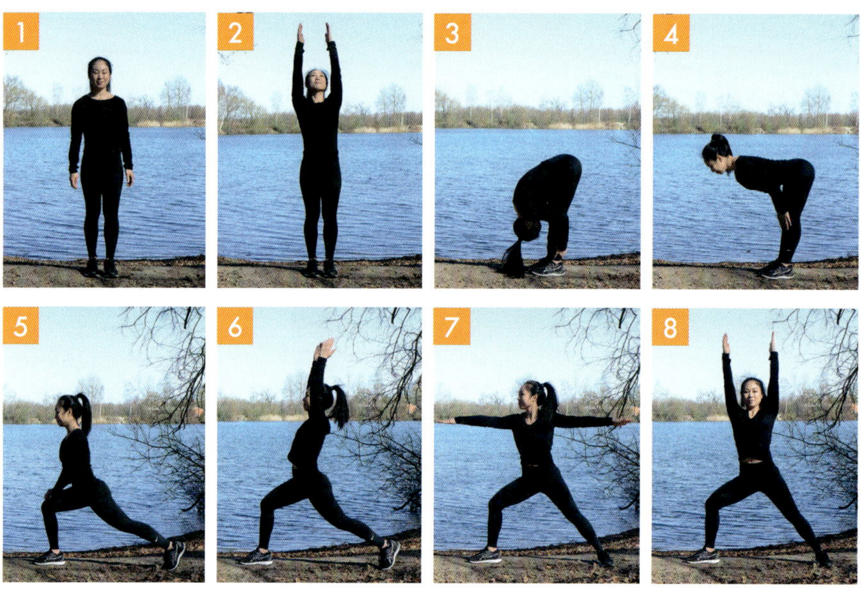

Schritt 9: Ausatmen: Verzahne die Hände hinter dem Rücken ineinander. (vgl. stehende Shalambasana, S. 87)

Schritt 10: Einatmen: Rolle die Schultern über oben nach hinten und hebe dein Herz. (vgl. stehende Shalambasana, S. 87)

Schritt 11: Ausatmen: Verneige dich am rechten Schienbein vorbei in den „demütigen Krieger". (S. 99)

Schritt 12: Einatmen: Die Arme ziehen wieder lang nach oben. (S. 98)

Schritt 13: Ausatmen: Komme zurück in den „Krieger II". (S. 98)

Schritt 14: Einatmen: Lehne dich in den „friedvollen Krieger". (S. 100)

Schritt 15: Ausatmen: Komme direkt in den seitlichen Winkel, wähle deine Variante. (S. 100)

Schritt 16: Einatmen: „Friedvoller Krieger". (S. 100)

Schritt 17: Ausatmen: „Krieger II". (S. 98)

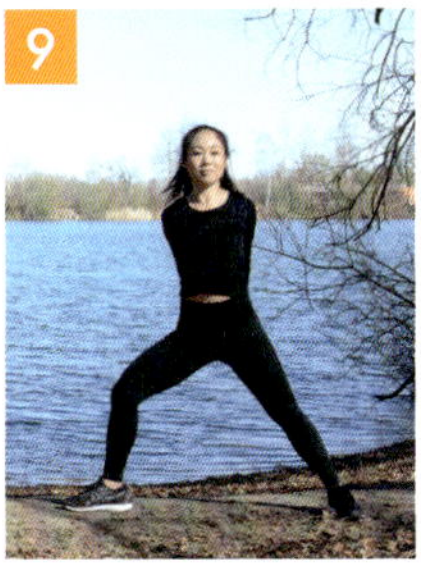

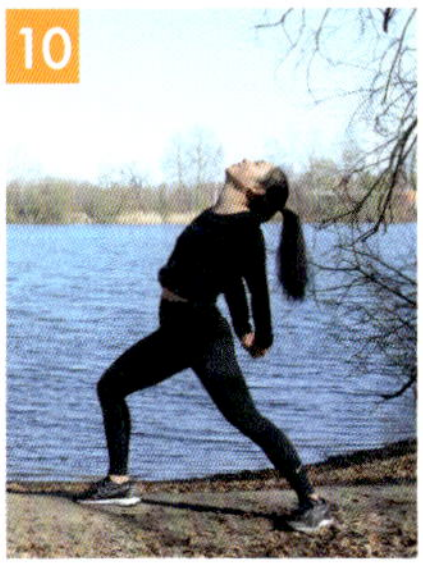

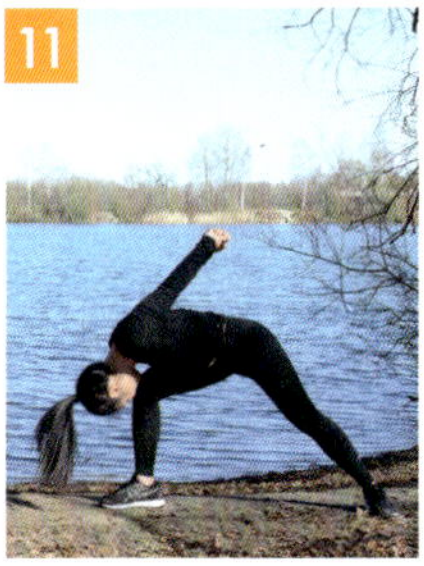

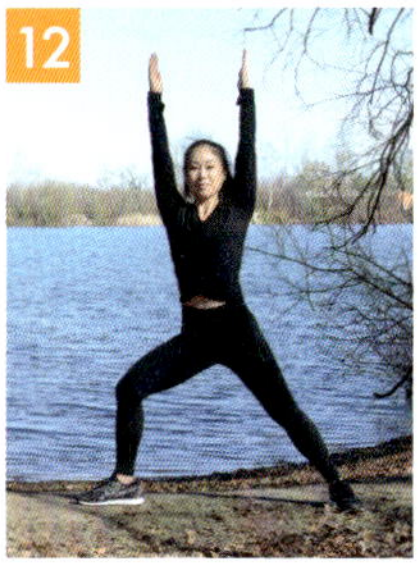

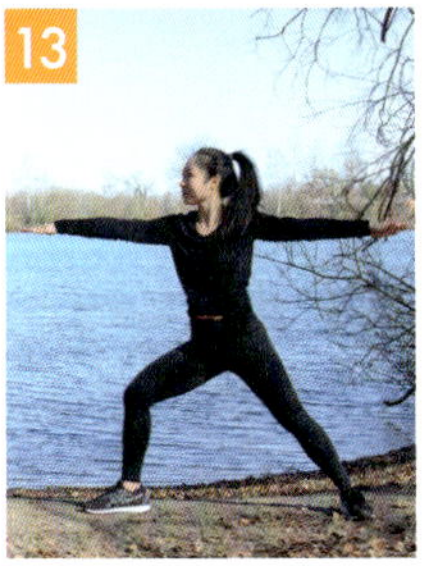

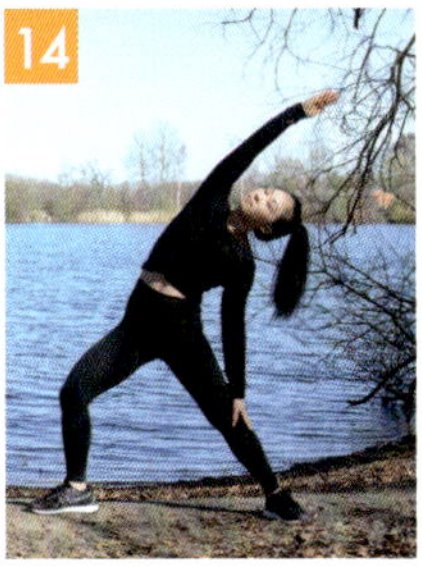

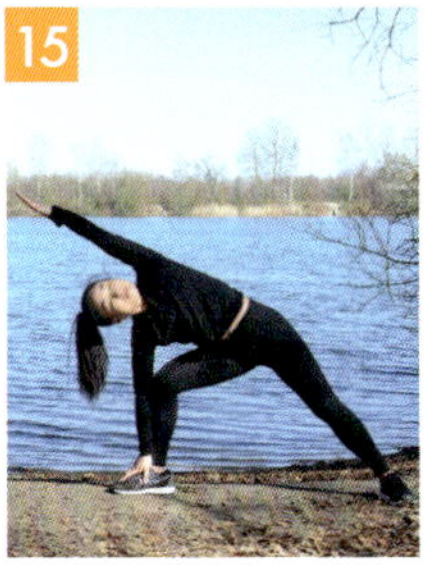

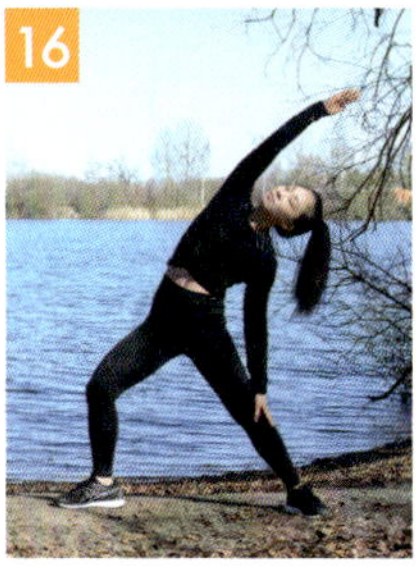

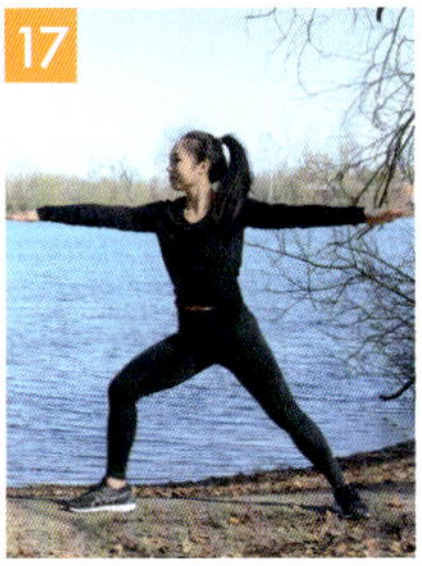

Schritt 18: Einatmen: „Krieger I" oder hoher Ausfallschritt. (S. 97)

Schritt 19: Ausatmen: ziehe die Arme lang nach hinten und neige den Oberkörper gerade nach vorne („Skispringer"). (S. 97)

Schritt 20: Einatmen: Noch einmal in den „Krieger I" oder in den hohen Ausfallschritt aufrichten. (S. 97)

Schritt 21: Ausatmen: „Krieger III". (S. 102)

Schritt 22: Einatmen: „Stehender Spagat/stehendes L" (S. 91) oder zurück in den „Krieger I" bzw. hohen Ausfallschritt . (S. 97)

Schritt 23: Ausatmen: Stehende Vorbeuge. (S. 89)

Schritt 24: Einatmen: Komme in die Aufrichtung, nimm dabei die Arme seitlich mit und führe sie zum Himmel. (S. 85/88)

Schritt 25: Ausatmen: Beende die Flowrunde wieder in der Berghaltung, nimm hier gerne die Hände im Namasté vor dein Herz und spüre nach. Wiederhole den Flow mit dem linken Standbein. (S. 83ff.)

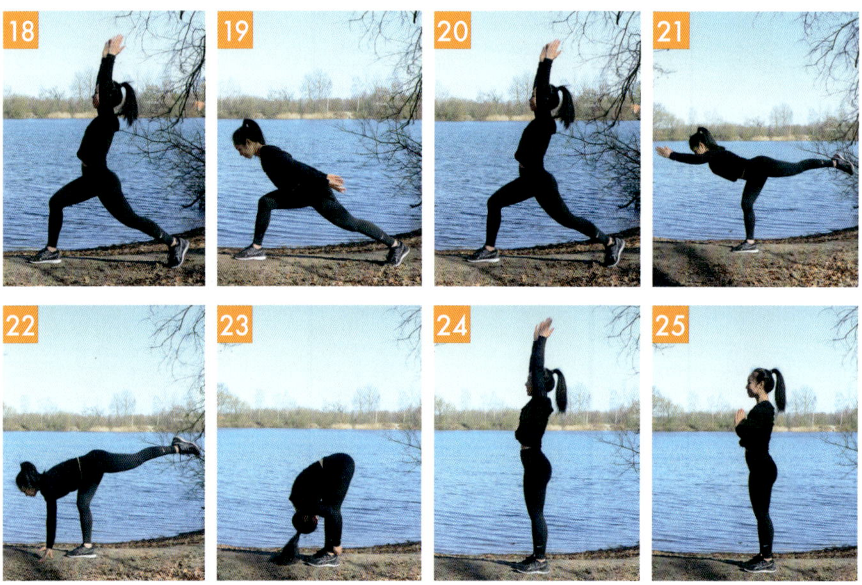

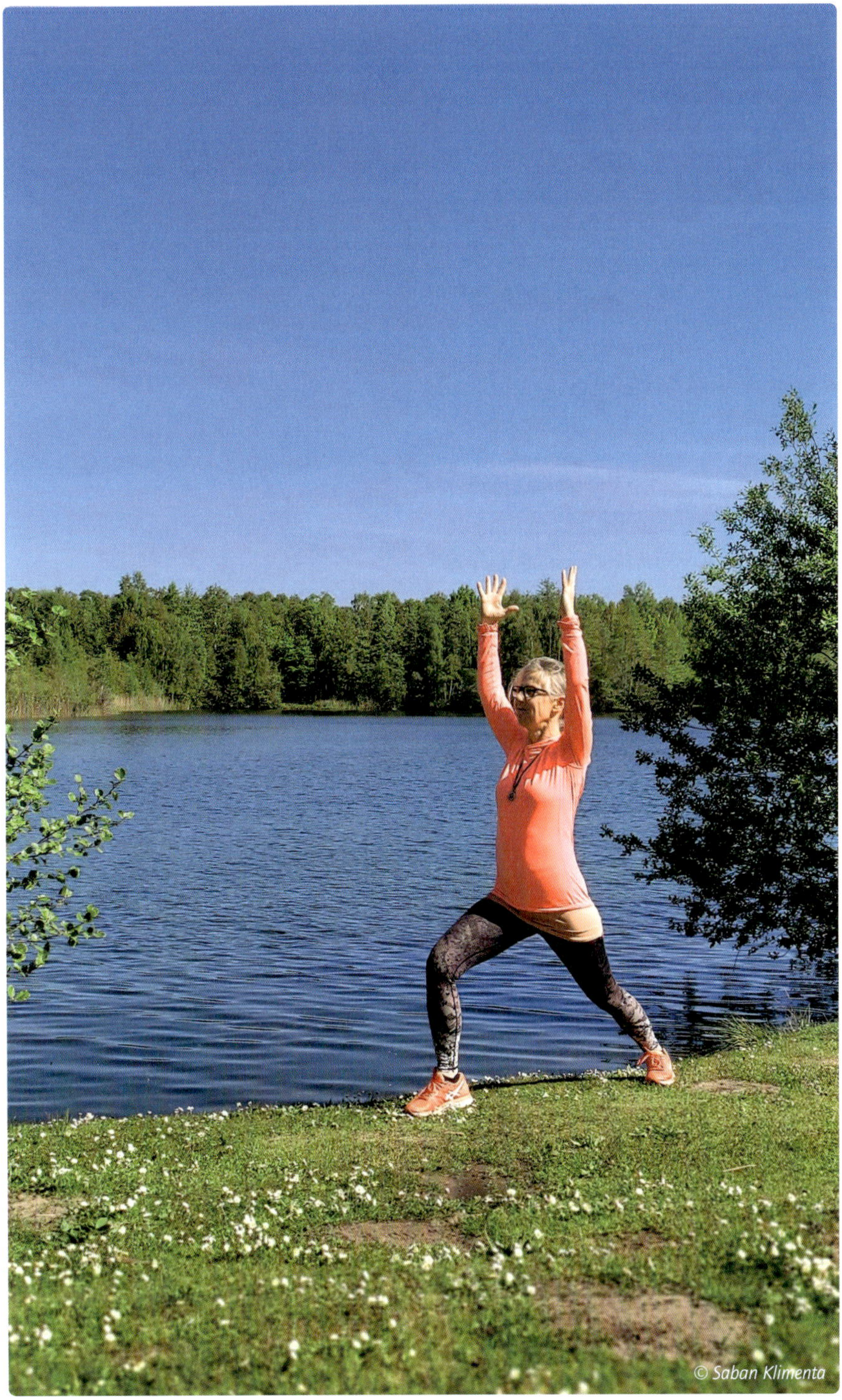
© Saban Klimenta

Adlerflow

Schritt 1: Beginne in der Berghaltung. (S. 83ff.)

Schritt 2: Einatmen: Bringe die Arme über die Seiten in Richtung Himmel. (S. 85/88)

Schritt 3: Ausatmen: Tauche in die stehende Vorbeuge. (S. 89)

Schritt 4: Einatmen: Halbe Vorbeuge. (S. 90)

Schritt 5: Ausatmen: Bringe die Hände an den rechten Oberschenkel und tritt mit dem linken Bein ein großes Stück zurück. (S. 97)

Schritt 6: Einatmen: Komme in den „Krieger I" oder in den hohen Ausfallschritt. (S. 97) Finde deine Variante der Adlerarme. (S. 80) Die Fingerspitzen streben zum Himmel.

Schritt 7: Ausatmen: Verlagere dein Gewicht auf das rechte Standbein und komme in den „Krieger III". (S. 102)

Schritt 8: Einatmen. Richte dich auf, das linke Knie ist auf Hüfthöhe angewinkelt. (S. 94f.)

Schritt 9: Ausatmen: Schlage das linke Bein über das rechte – finde deine Adlervariante. (S. 111) Halte drei tiefe Atemzüge.

Schritt 10: Einatmen. Richte dich wieder auf, das linke Knie ist auf Hüfthöhe angewinkelt. (S. 94f.)

Schritt 11: Ausatmen: „Krieger III". (S. 102)

Schritt 12: Einatmen: Setze den linken Fuß ab und komme in den hohen Ausfallschritt. (S. 97)

Schritt 13: Ausatmen: Löse die Adlerarme und finde zurück in die stehende Vorbeuge. (S. 89)

Schritt 14: Einatmen: Richte dich wieder auf, nimm dabei die Arme seitlich mit und führe sie zum Himmel. (S. 85/88)

Schritt 15: Ausatmen: Beende die Flowrunde in der Berghaltung, nimm hier gerne die Hände im Namasté vor dein Herz und spüre nach. Wiederhole den Flow mit dem linken Standbein. (S. 83ff.)

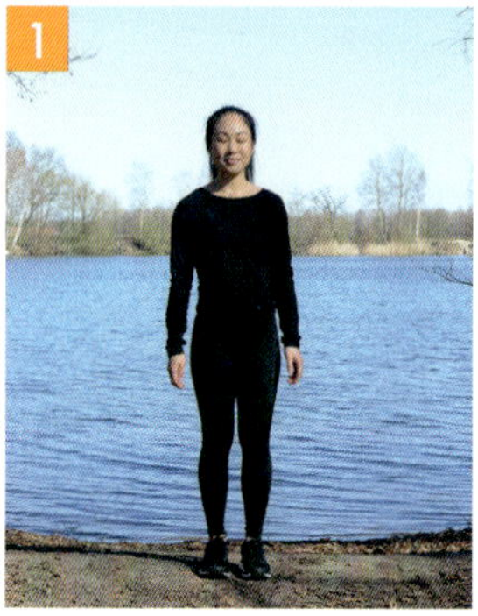

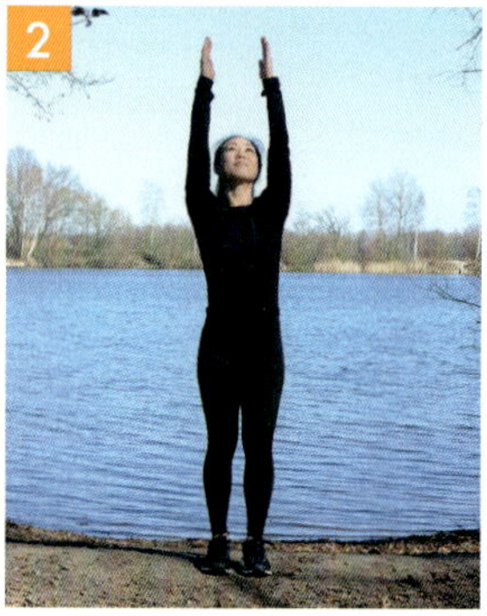

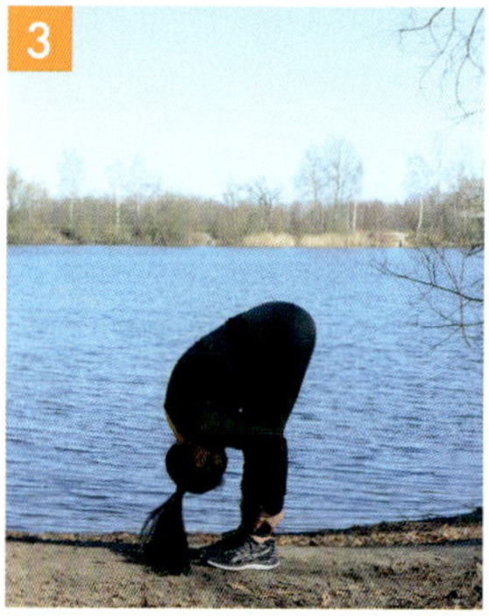

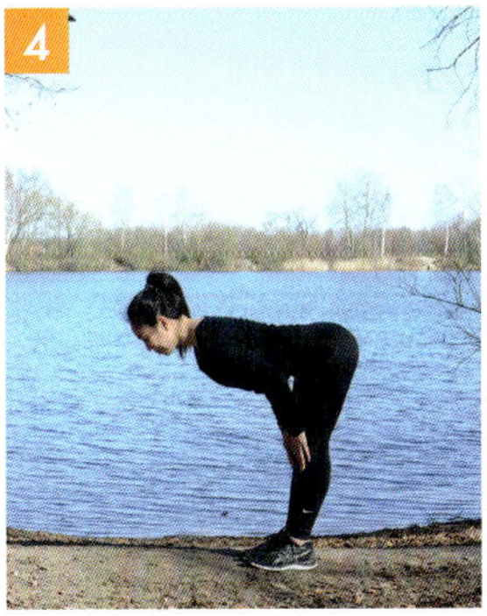
4

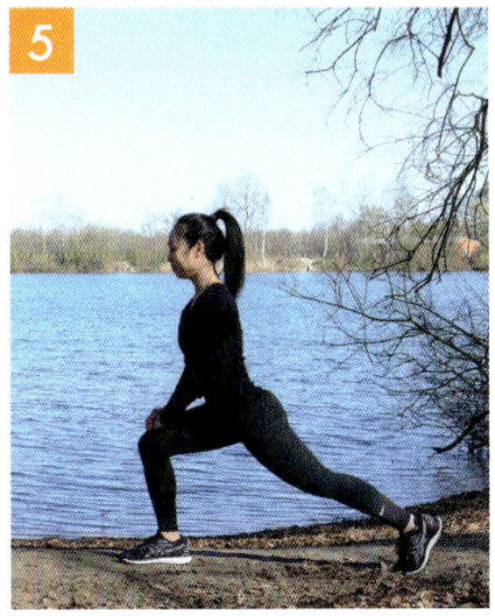
5

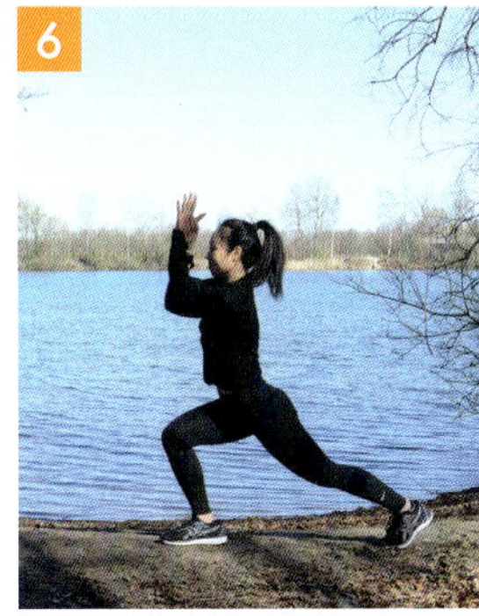
6

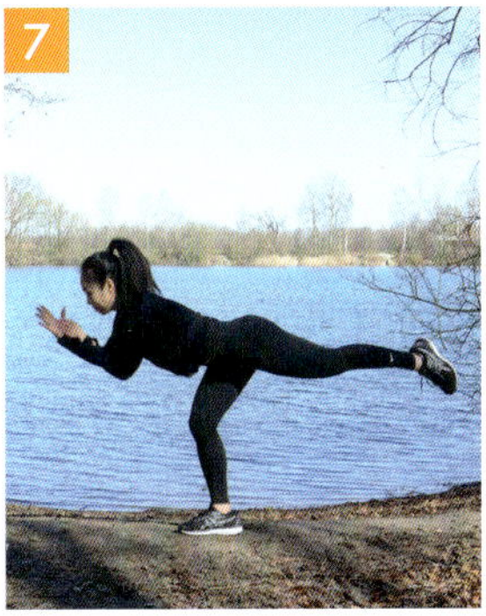
7

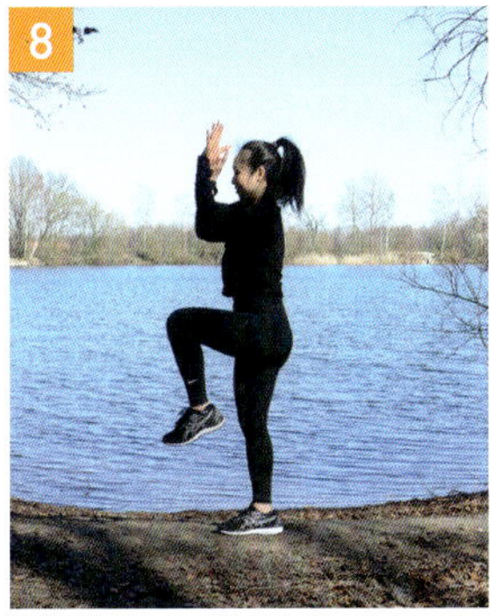
8

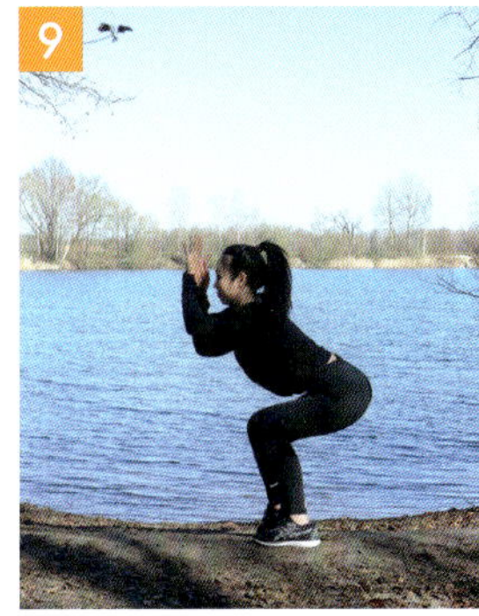
9

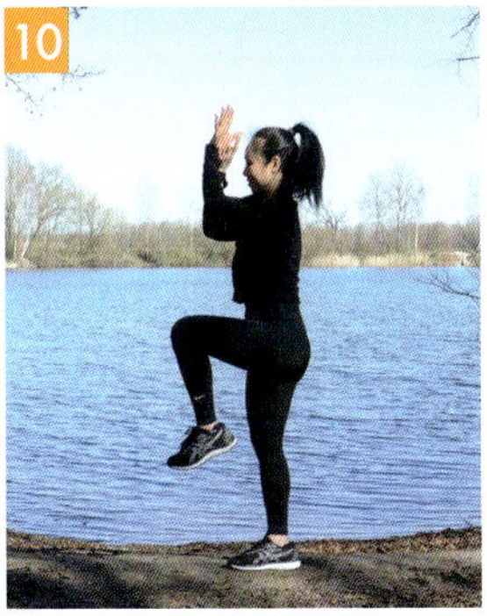
10

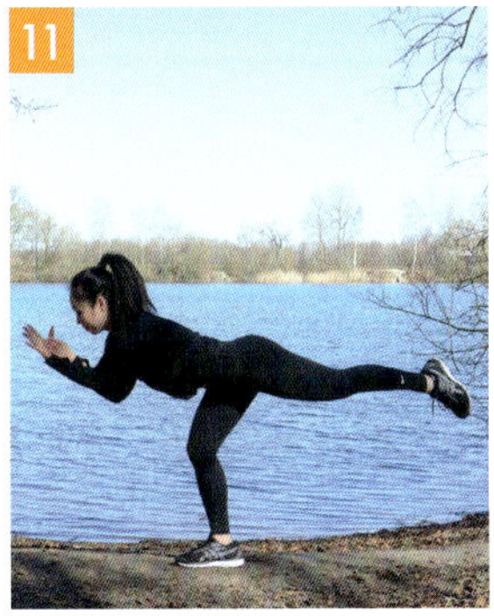
11

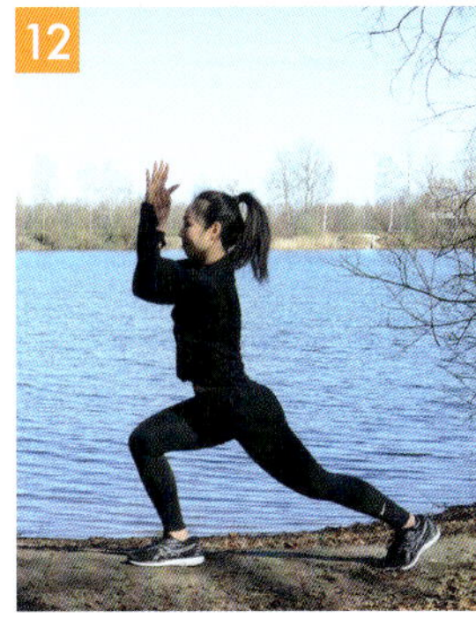
12

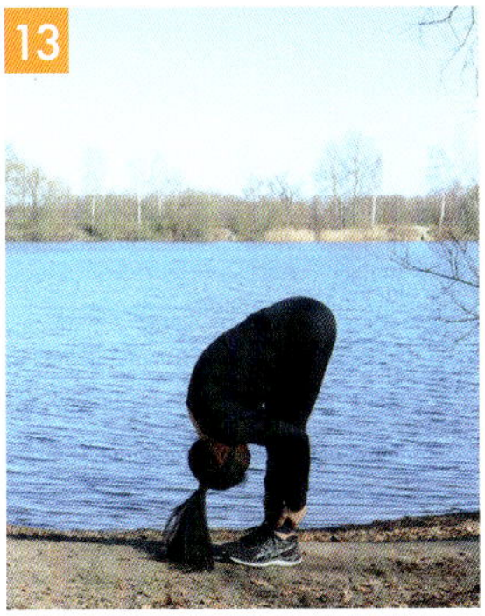
13

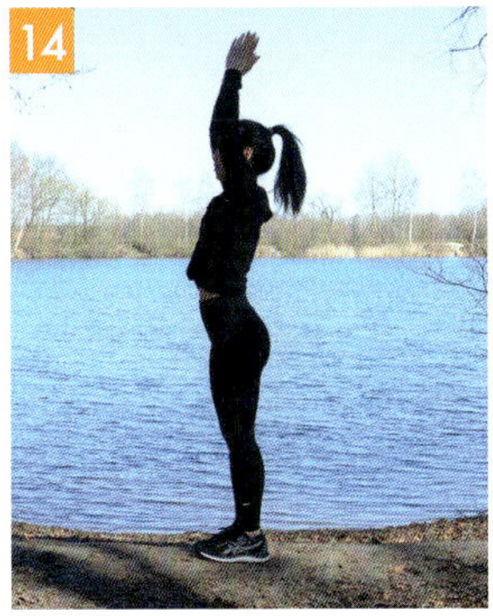
14

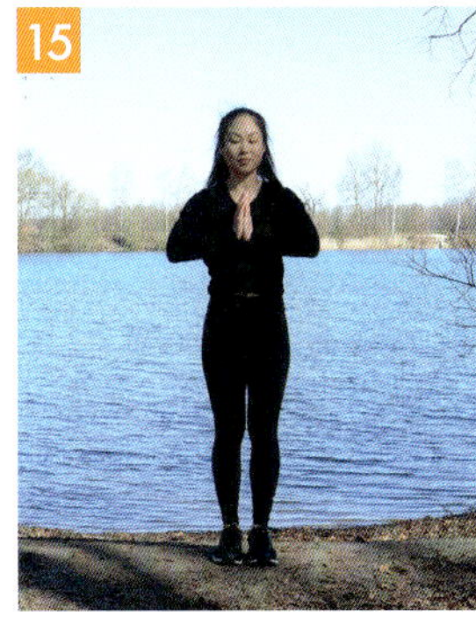
15

Balanceflow

Schritt 1: Beginne in der Berghaltung. Finde die Balance. (83ff./86)

Schritt 2: Einatmen: Bringe die Arme über die Seiten in Richtung Himmel, hebe das linke Bein angewinkelt auf Hüfthöhe an. (S. 94 f.)

Schritt 3: Ausatmen: Lege den linken Fuß oberhalb des rechten Knies ab, nimm die Hände vor dein Herz und setze dich tief in den „einbeinigen Stuhl". (S. 96)

Schritt 4: Einatmen: Richte dich wieder auf. (S. 94f., siehe Schritt 2)

Schritt 5: Ausatmen. Drehe dich auf die linke Seite. Die linke Hand kann am rechten Knie abgelegt werden, der linke Arm ist auf Schulterhöhe ausgestreckt. Wer mag, versucht, das linke Bein zu strecken. (S. 94 f.)

Schritt 6: Einatmen: Komme zurück zur Mitte. (S. 94f., siehe Schritt 2)

Schritt 7: Ausatmen: Finde in deine „Krieger III"-Variante. (S. 102)

Schritt 8: Einatmen: Komme zurück zur Mitte. (S. 94f., siehe Schritt 2)

Schritt 9: Ausatmen: „Kosmischer Knicks". Dabei gerne tief ins linke Knie gehen. (S. 116)

Schritt 10: Einatmen: Komme zurück zur Mitte. Der linke Fuß schwebt immer noch über dem Boden. (S. 94f., siehe Schritt 2)

Schritt 11: Ausatmen: Finde deine Baumvariante. (S. 92)

Schritt 12: Einatmen: Zurück zur Mitte. (S. 94f., siehe Schritt 2)

Schritt 13: Ausatmen: Finde zurück in die Berghaltung und spüre nach. (S. 83ff.) Übe dann die andere Seite.

Tipp:
Übe den Flow mehrfach und halte in jeder Runde eine andere Asana etwas länger. Wenn du magst, kannst du auch noch den „Tänzer" (S. 93) oder den „tanzenden Shiva" (S. 94) in diesen Flow einbauen.

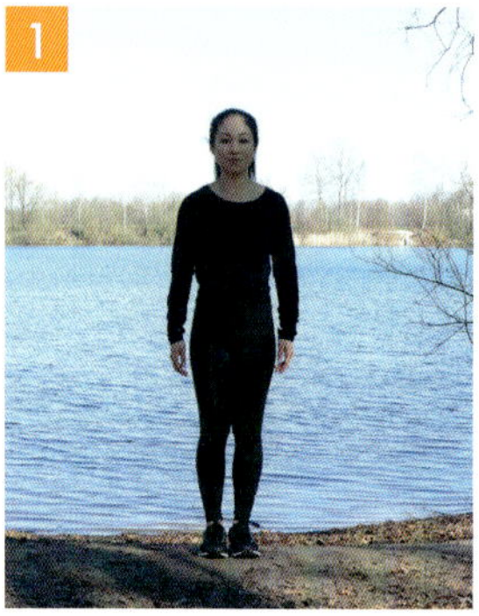

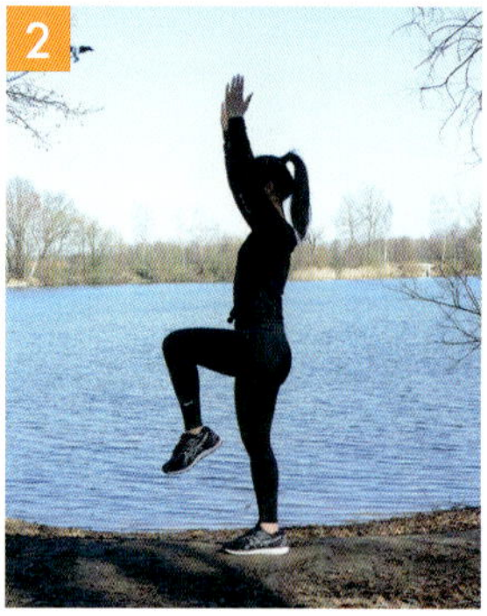

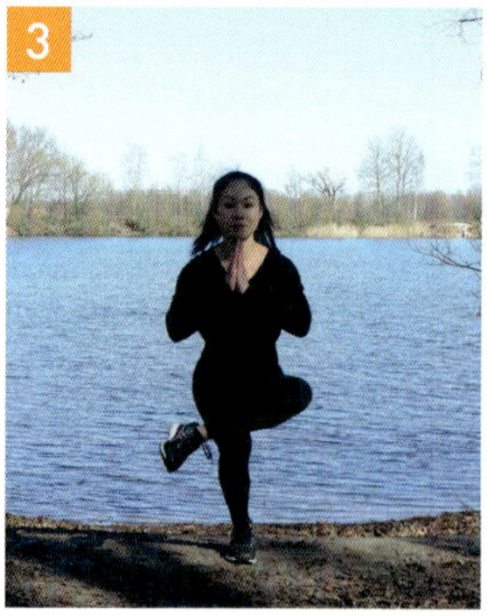

4
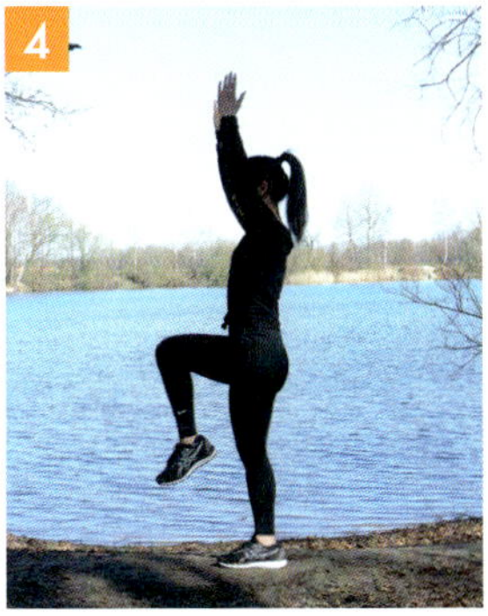

5
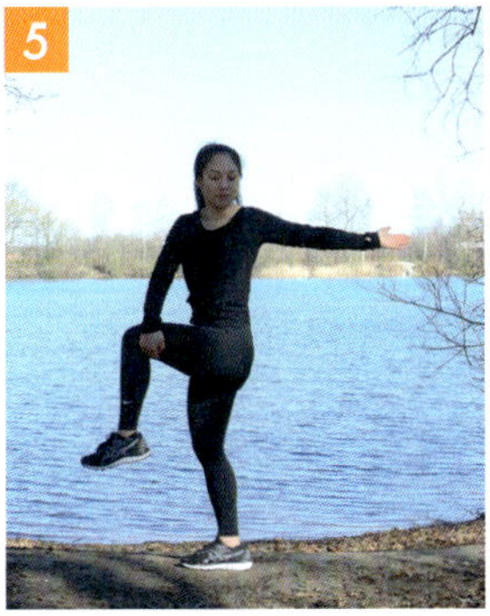

6
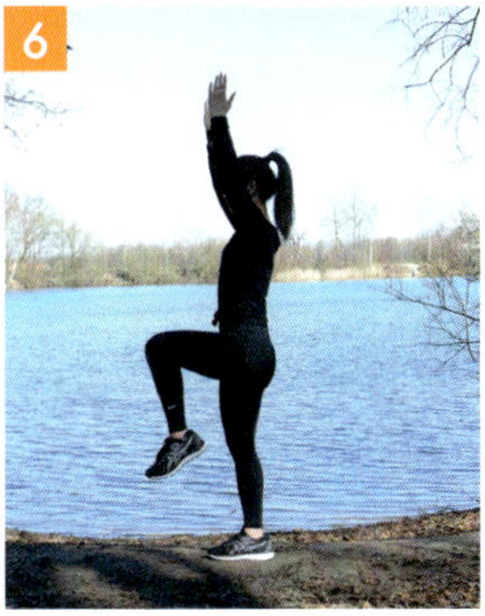

7
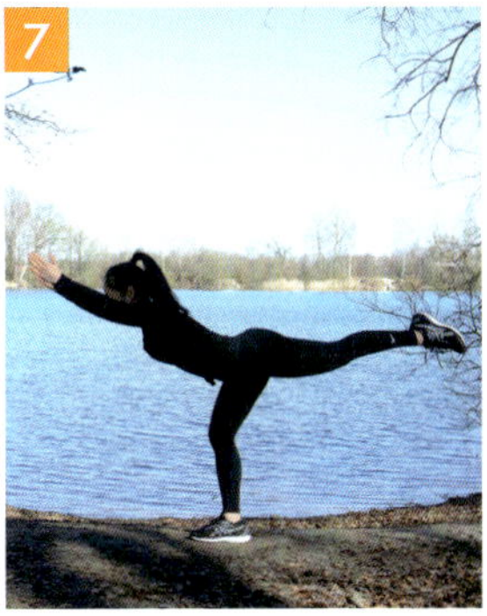

8
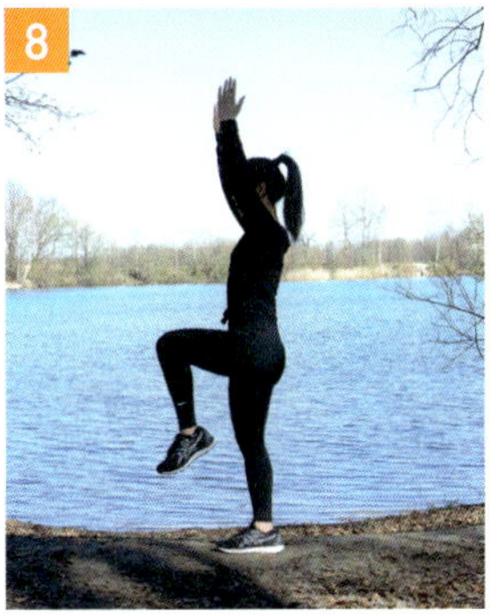

9
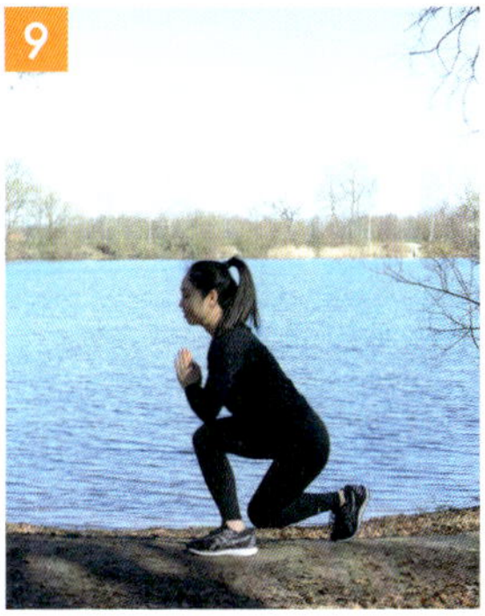

10
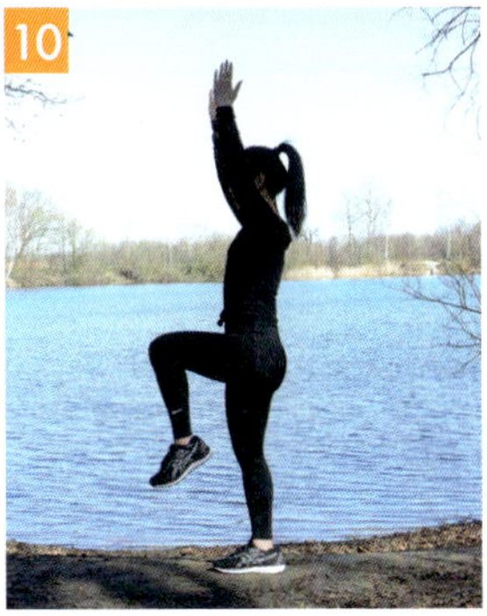

11
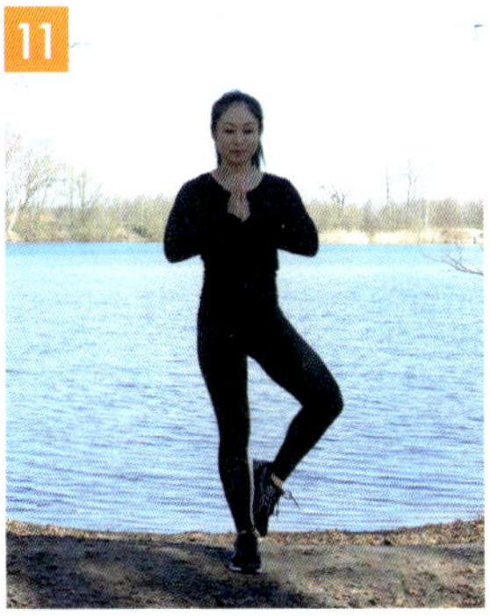

12
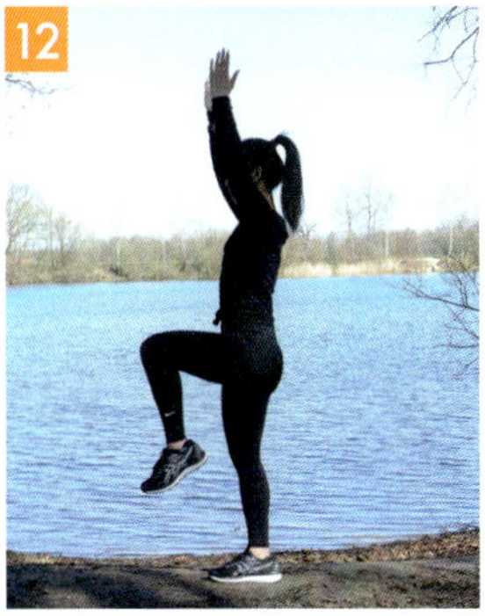

13
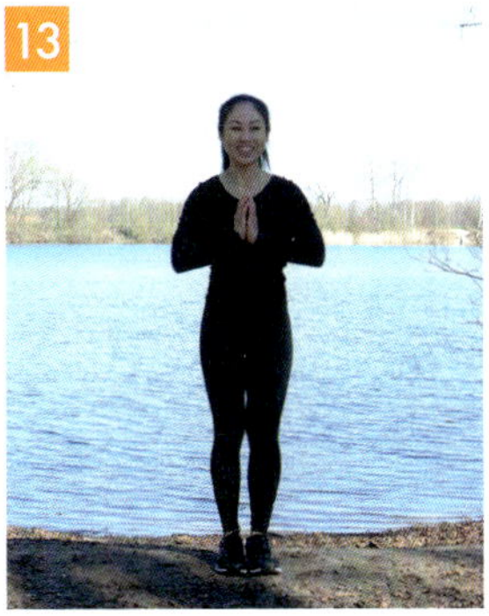

Zum Video »

Zur » Audiodatei

Dreiecksflow

Schritt 1: Beginne in der Berghaltung. (S. 83ff.)

Schritt 2: Einatmen: Bringe die Arme über die Seiten in Richtung Himmel. (S. 85/88)

Schritt 3: Ausatmen: Tauche in die stehende Vorbeuge. (S. 89)

Schritt 4: Einatmen: Halbe Vorbeuge. (S. 90)

Schritt 5: Ausatmen: Bringe die Hände an den rechten Oberschenkel und tritt mit dem linken Bein ein großes Stück zurück. (S. 97)

Schritt 6: Einatmen: Komme in den „Krieger I" oder in den hohen Ausfallschritt. (S. 97)

Schritt 7: Ausatmen: Drehe die Hüfte auf für den „Krieger II". (S. 98)

Schritt 8: Einatmen: Strecke das vordere, rechte Bein. (S. 98/108)

Schritt 9: Ausatmen: Klappe den Oberkörper gerade nach vorne für „Trikonasa". (S. 108)

Schritt 10: Einatmen: Bringe die linken Fingerspitzen lang zum Himmel. Halte für ein paar Atemzüge. (S. 108)

Du kannst auch die linke Hand am Ohr vorbeiziehen und die rechte Hand lösen. Die Handflächen zeigen zueinander. Stelle dir vor, du trägst einen dicken runden Ball – deine Welt – in deinen Händen.

Schritt 11: Ausatmen: Tauche über vorne in die „Pyramide" (S. 110). Richte die Hüfte von hier aus geradeaus und drehe den hinteren Fuß weiter nach vorne, bis er etwa in einem 90-Grad-Winkel steht. (S. 110)

Schritt 12: Einatmen: Kreise den rechten Arm über vorne. Öffne dich im „gedrehten Dreieck". (S. 108)

Schritt 13: Ausatmen: Komme zurück in die Pyramide. (S. 110)

Schritt 14: Einatmen: Kreise den linken Arm noch einmal über vorne nach oben für dein Dreieck. (S. 108)

Schritt 15: Ausatmen: Richte dich auf, die Arme ziehen auf Schulterhöhe lang. (S. 108)

Schritt 16: Einatmen: Lehne dich zurück für das rückwärtige Dreieck. (S. 108)

Schritt 17: Ausatmen: „Krieger II". (S. 98)

Schritt 18: Einatmen: „Krieger I" oder hoher Ausfallschritt. (S. 97)

Schritt 19: Ausatmen: Ganze Vorbeuge. (S. 89)

Schritt 20: Einatmen: Komme in die Aufrichtung, führe dabei die Arme über die Seiten zum Himmel. (S. 85/88)

Schritt 21/siehe Bild 1: Ausatmen: Beende die Flowrunde wieder in der Berghaltung, nimm hier gerne die Hände im Namasté vor dein Herz und spüre nach. Wiederhole den Flow mit dem linken Standbein.

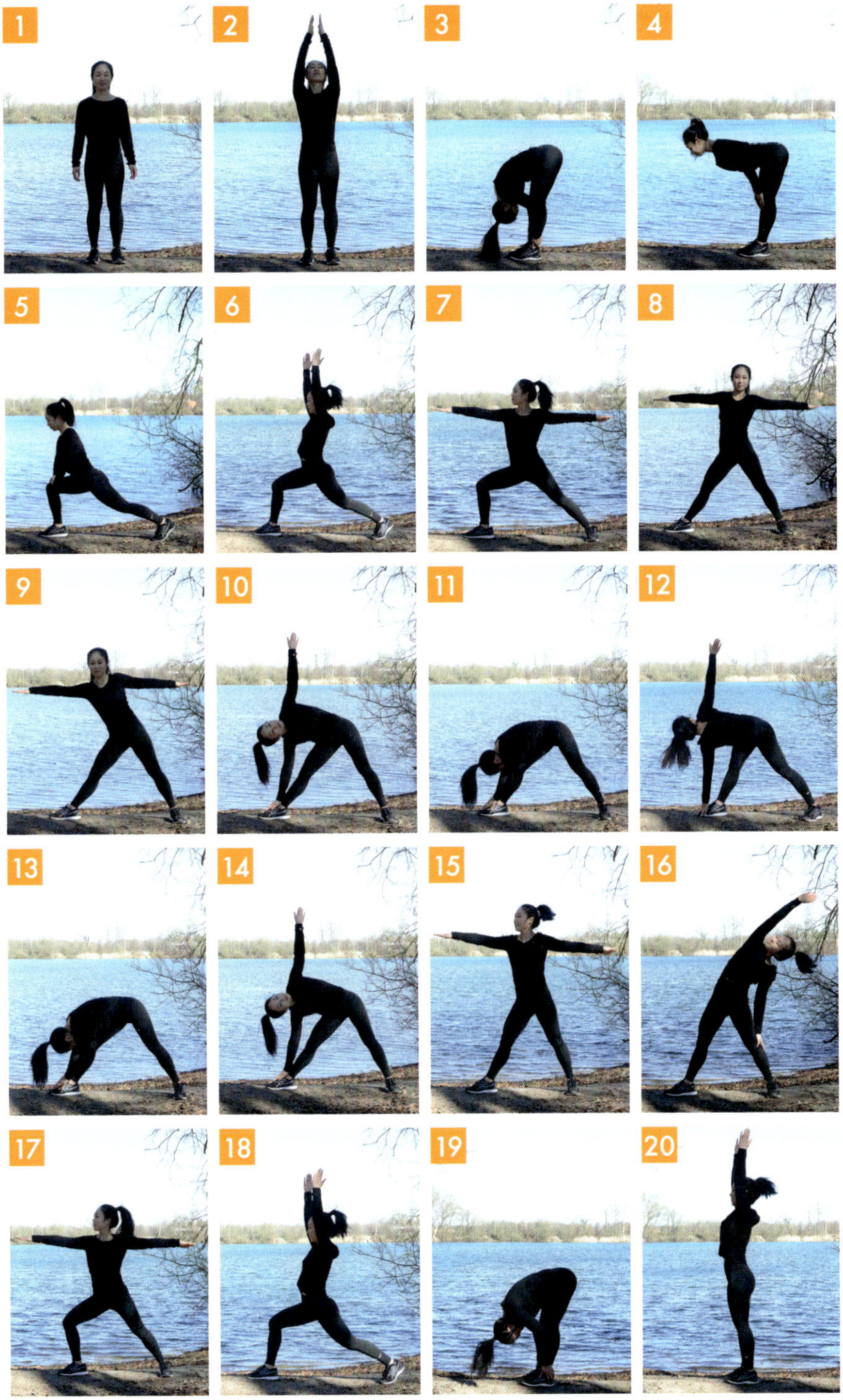
1
2
3
4
5
6
7
8
9
10
11
12
13
14
15
16
17
18
19
20

Dehnungsflow – auch ideal für Läufer

Schritt 1: Beginne in der Berghaltung. (S. 83ff.) Finde die Balance. (S. 86)

Schritt 2: Einatmen: Bringe die Arme über die Seiten in Richtung Himmel, hebe das linke Bein angewinkelt auf Hüfthöhe an. (S. 94 f.)

Schritt 3: Ausatmen: Bringe die linke Ferse zum Gesäß und greife mit der linken Hand den linken Fußspann. Komme so weit in die Dehnung, wie es guttut. Die Ferse zieht zum Gesäß, das Knie in Richtung Boden und hinten. Der rechte Arm zieht nach oben lang. Wenn du Probleme mit der Balance hast, suche dir zur Stütze einen natürlichen Helfer, z. B. einen Baum. Halte die Dehnung für ein paar Atemzüge ...

Schritt 4: Einatmen: Löse die Dehnung und schiebe das linke Knie wieder nach oben. (S. 94 f.)

Schritt 5: Ausatmen: Winkle das rechte Knie an, strecke das linke Bein aus, setze die Ferse am Boden auf und lege die Hände auf den linken Oberschenkel. Setze dich so tief hier rein, bis eine angenehme Dehnung entsteht. Die linken Zehen ziehen dabei zum Körper. Das Ganze wieder ein paar Atemzüge halten.

Schritt 6: Einatmen: Richte dich wieder auf. Das rechte Standbein ist wieder gestreckt, das linke Knie angewinkelt. (S. 94 f.)

Schritt 7: Ausatmen: Tritt mit links einen großen Schritt zurück für den gestützten hohen Ausfallschritt, die Hände kannst du am rechten Oberschenkel ablegen. Bleibe hier für ein paar Augenblicke und setze dich hier möglichst tief rein. Das linke Bein ist gut gestreckt und der linke Hüftbeuger möchte tendenziell zum Boden. (S. 97)

Schritt 8: Einatmen: Richte dich noch einmal vorsichtig wieder auf. Das rechte Standbein ist wieder gestreckt, das linke Knie angewinkelt. (S. 94 f.)

Schritt 9: Ausatmen. Beende die Flowrunde in der Berghaltung, nimm hier gerne die Hände im Namasté vor dein Herz und spüre nach. Wiederhole den Dehnungsflow mit der anderen Seite. (S. 83ff.)

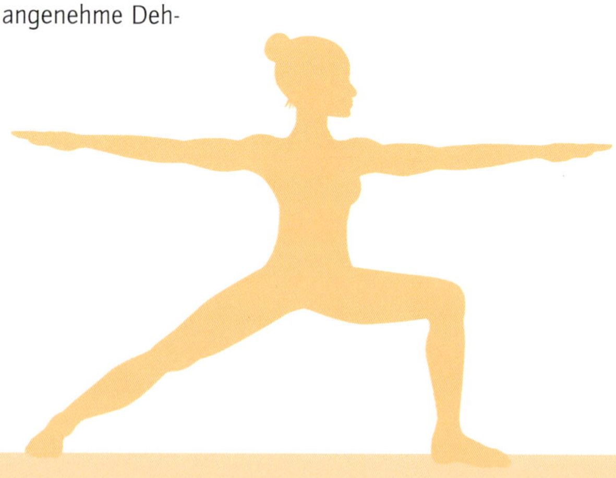

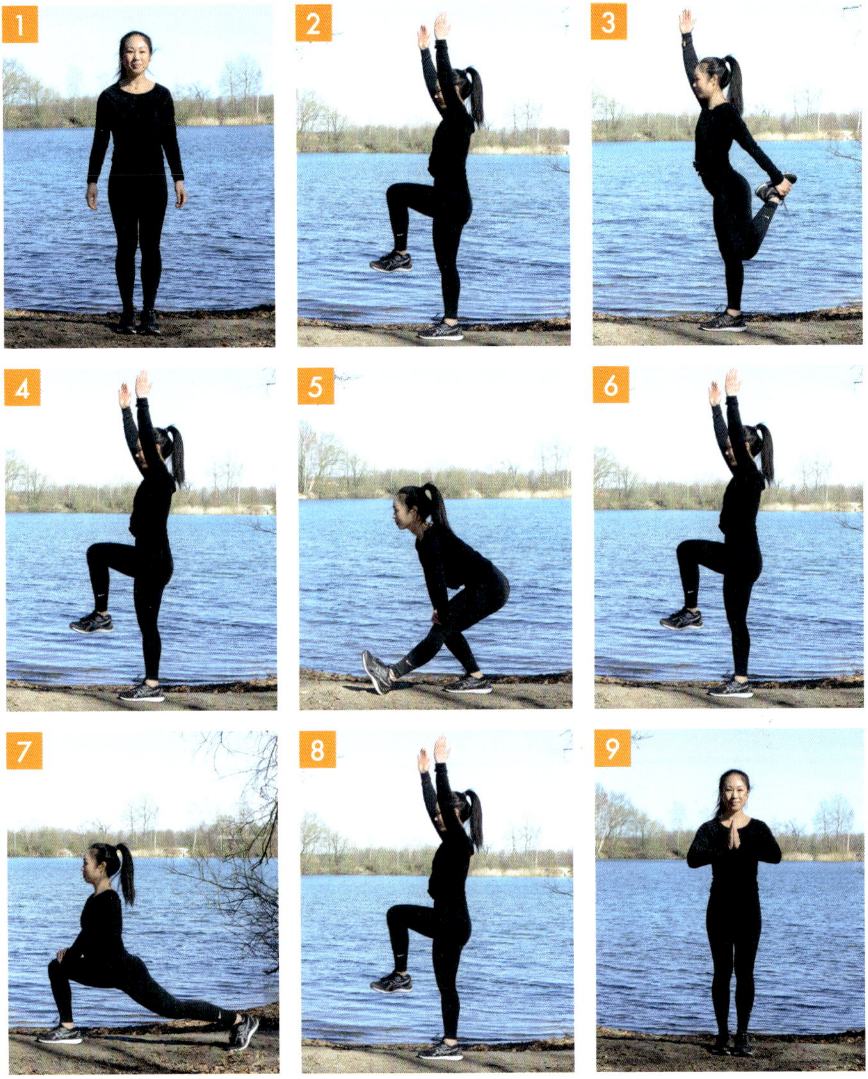
1
2
3
4
5
6
7
8
9

Dance-om-Flow

Schritt 1: Beginne in der Berghaltung. (S. 83ff.)

Schritt 2: Einatmen: Bringe die Arme über die Seiten in Richtung Himmel. (S. 85/88)

Schritt 3: Ausatmen: Tauche in die stehende Vorbeuge. (S. 89)

Schritt 4: Einatmen: Halbe Vorbeuge. (S. 90)

Schritt 5: Ausatmen: Bringe die Hände an den rechten Oberschenkel und tritt mit dem linken Bein ein großes Stück zurück. (S. 97)

Schritt 6: Einatmen: Komme in den „Krieger I" oder in den hohen Ausfallschritt. (S. 97)

Schritt 7: Ausatmen: Drehe die Hüfte auf für den „Krieger II". (S. 98)

Halte den „Krieger II" und bewege dich hier einen Augenblick ganz intuitiv.

Schritt 8: Einatmen: Komme in den „Stern". (S. 104)

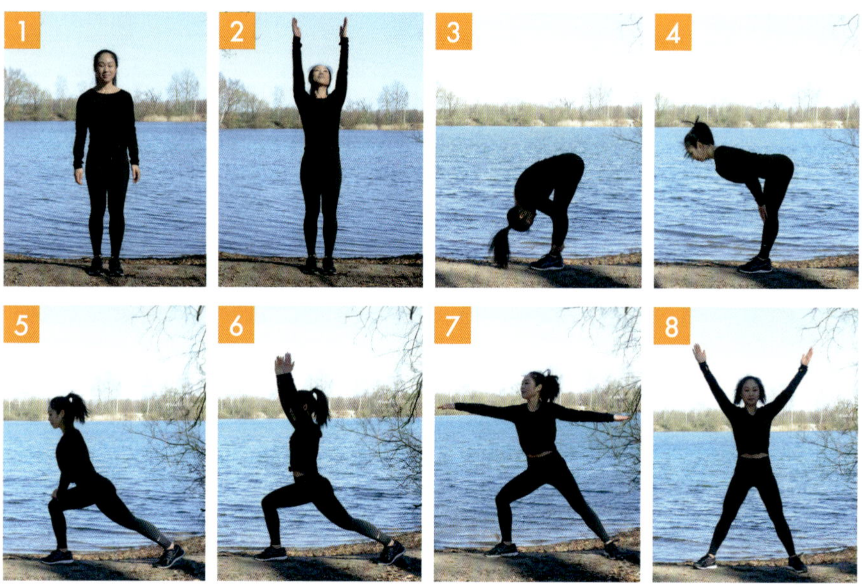

Schritt 9: Ausatmen: „Göttin". (S. 105)

Schritt 10: Einatmen: „Stern". (S. 104)

Schritt 11: Ausatmen: „Skater" rechts. (S. 106)

Schritt 12: Einatmen: „Stern". (S. 104)

Schritt 13: Ausatmen: „Skater" links. (S. 106)

Schritt 14: Einatmen: „Stern". (S. 104)

Schritt 15: Ausatmen: Gegrätschte stehende Vorbeuge. (S. 89)

Schritt 16: Einatmen: Twist zur rechten Seite. (S. 89)

Schritt 17-19: Ausatmen: Gegrätschte stehende Vorbeuge. (S. 89) Wiederhole den Twist auf der anderen Seite.

9
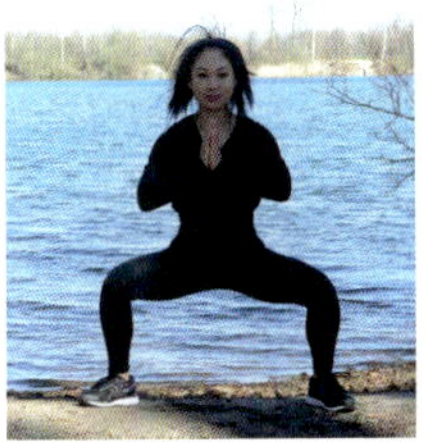
10
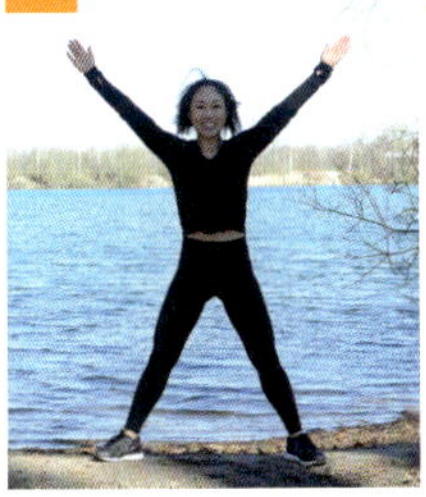
11
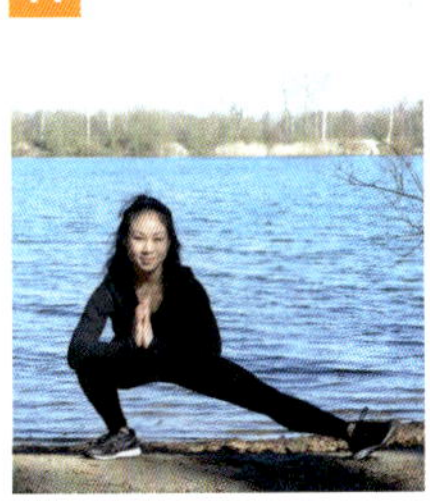
12
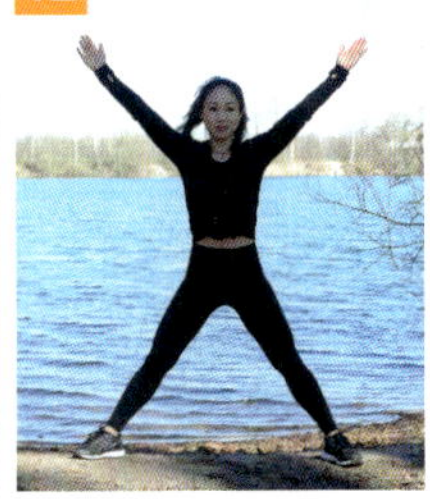
13
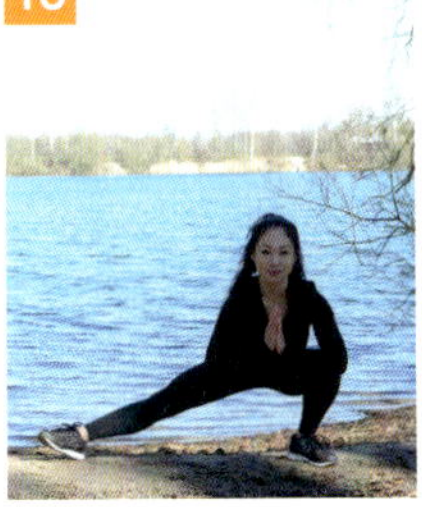
14
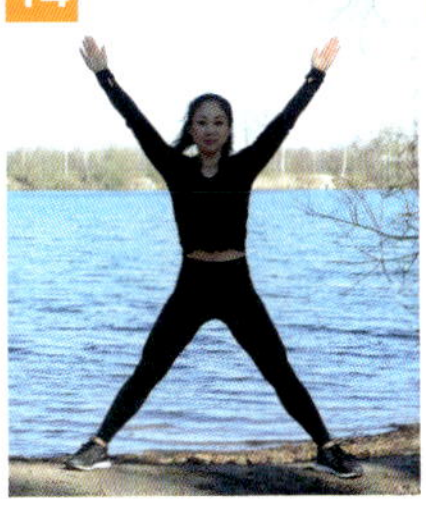
15
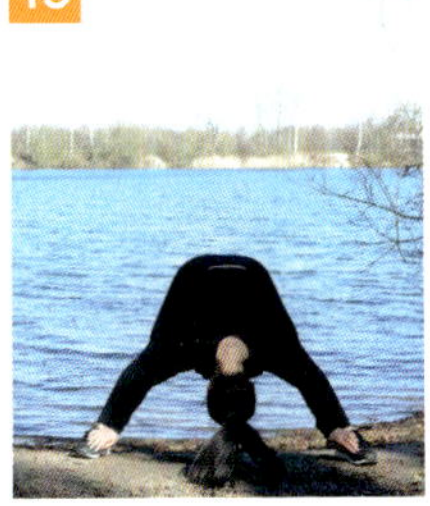
16
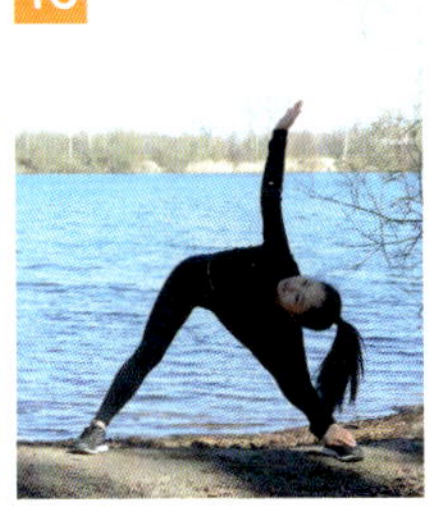
17
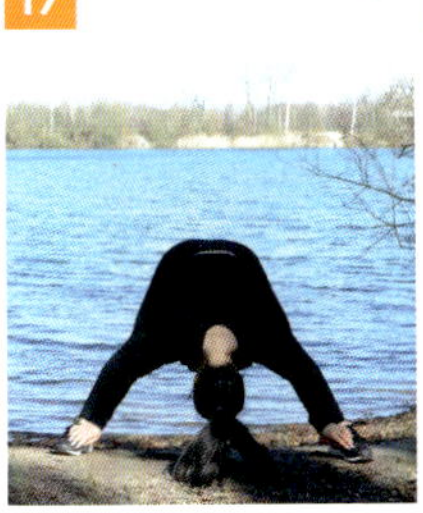
18
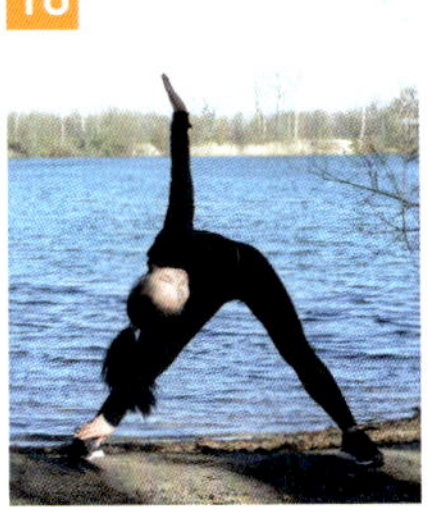
19
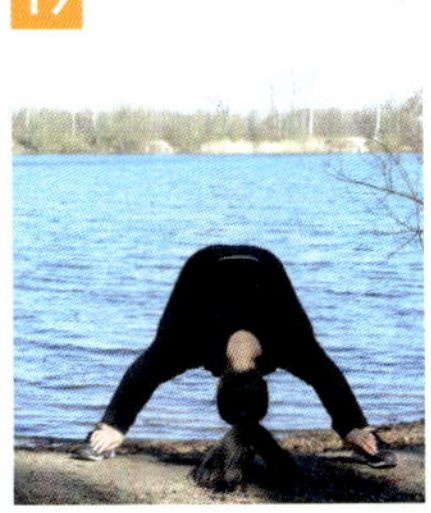

Schritt 20: Einatmen: „Stern". (S. 104)

Schritt 21: Ausatmen: „Krieger II" zur linken Seite. Mache auch hier einen Augenblick intuitive Bewegungen. (S. 98)

Schritt 22: Einatmen: Drehe die rechte Hüfte vor: „Krieger I" oder hoher Ausfallschritt. (S. 97)

Schritt 23: Ganze Vorbeuge. (S. 89)

Schritt 24: Einatmen: Komme in die Aufrichtung, führe dabei die Arme über die Seiten zum Himmel. (S. 85/88)

Schritt 25: Ausatmen: Beende die Flowrunde in der Berghaltung, nimm hier gerne die Hände im Namasté vor dein Herz und spüre nach. (S. 83ff.)

Wiederhole den Flow so, dass du am Ende wieder mit dem Gesicht da ausgerichtet bist, wo du ihn begonnen hast.

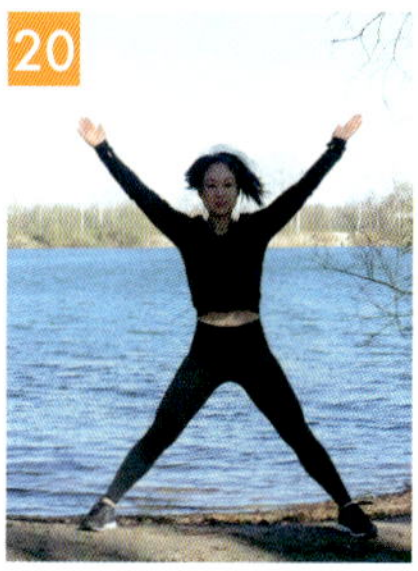

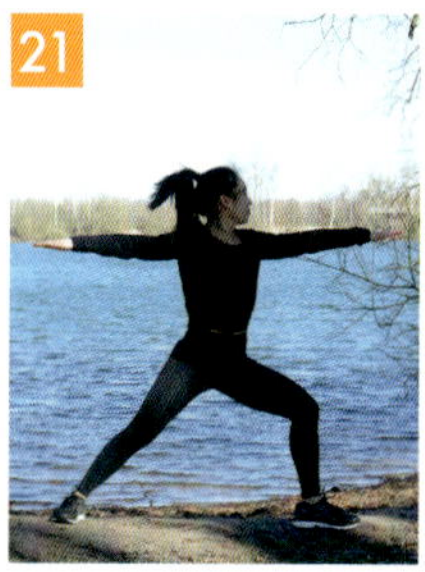

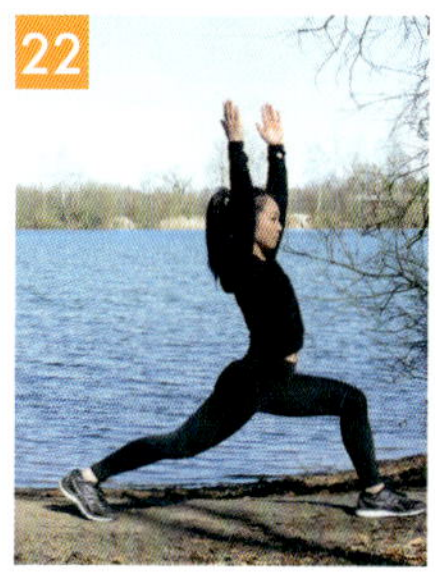

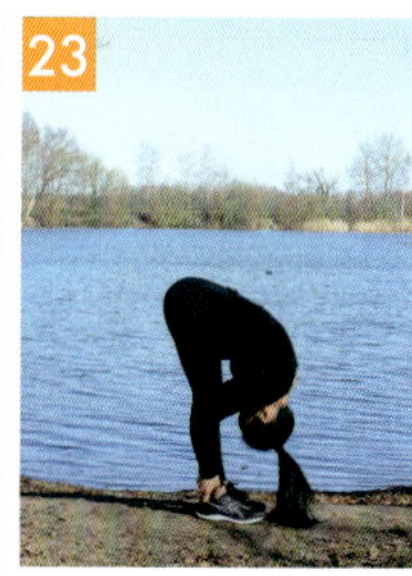

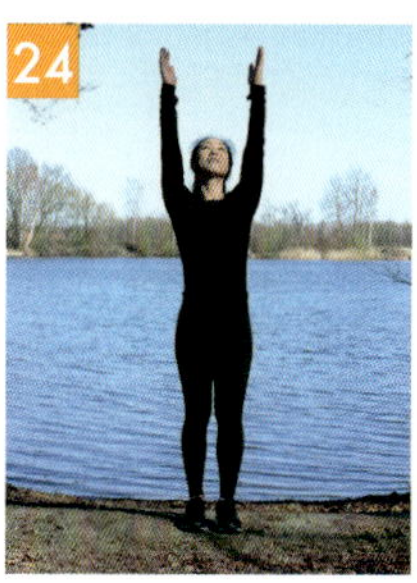

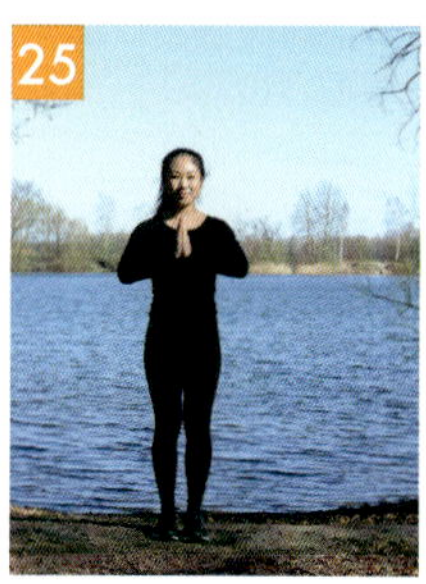

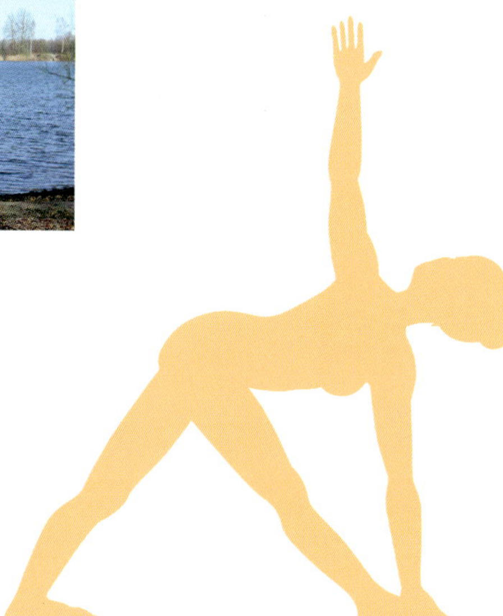

Eigene Flows kreieren

Die hier vorgestellten Flows sind Beispiele. Es gibt hier unzählige Möglichkeiten, einen Flow aufzubauen – der Fantasie sind keine Grenzen gesetzt. Sollten dir die hier vorgestellten Bewegungsabläufe zu lang sein: kürze sie.

Wichtig ist, dass du auch im Flow bei asymmetrischen Haltungen beide Seiten übst.

Du kannst die Flows so aufbauen, dass du erst die eine und dann anschließend die andere Seite praktizierst. Es ist aber auch möglich, sich innerhalb des Flows zu „drehen" (siehe Mond- oder Dance-om-Flow), sodass sich schon im Flow alles auf der anderen Seite wiederholt.

Finde Übergänge, die du gut bewältigen kannst und nimm die Übungen mit auf die Reise, die du schon recht sicher beherrschst.

In der Regel gilt, dass wir in einer Rückbeuge ein- und in einer Vorbeuge ausatmen. Bei den anderen Asana-Gruppen spielt es keine so große Rolle, ob du da mit einer Ein- oder Ausatmung hineingleitest.

Wenn du dich für das Thema kreatives Sequencing interessierst: Ich biete regelmäßig Onlineseminare zum Thema an.

MEDITATIONEN/ DEN WALK BEENDEN

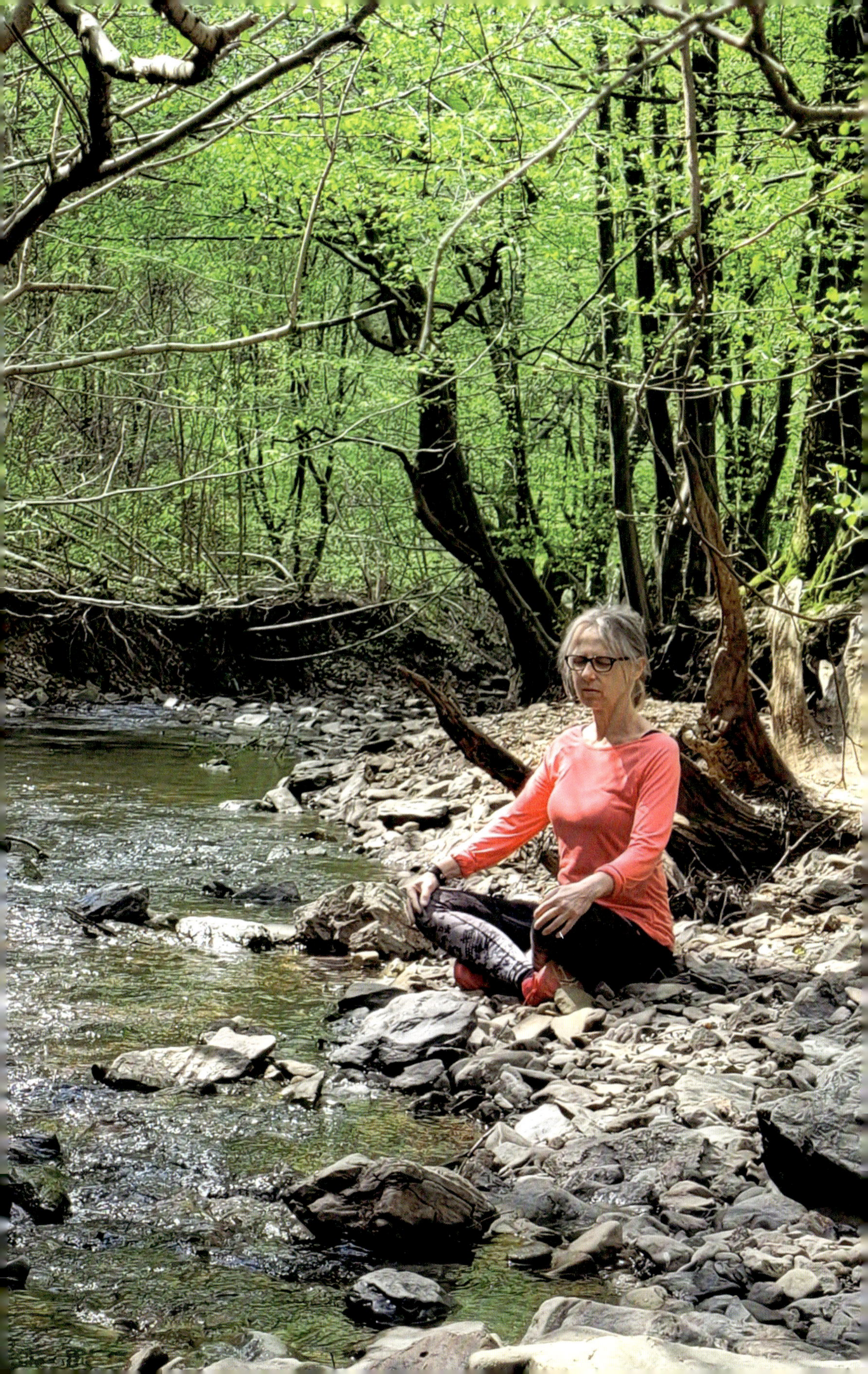

Eine klassische Yogaeinheit wird mit Shavasana, der Totenstellung, beendet.

Shavasana ist im Yoga die Endentspannung. Der Name (sava = Leichnam, asana = Sitz, Haltung) kann mit „Totenstellung" oder „Leichenhaltung" übersetzt werden. In Shavasana üben wir uns im übertragenen Sinne im Sterben. Der Körper liegt still und gelassen da, die Gedanken kommen zur Ruhe.

Dieser Abschluss ist beim Yoga Walk nicht immer möglich.

Wenn das Wetter gut und eine entsprechende „Liegefläche" vorhanden ist, spricht natürlich nichts dagegen, den Yoga Walk mit einem klassischen Shavasana zu beenden.

Ansonsten möchte ich dir ein paar Meditationen vorstellen, die deine Übungseinheit wundervoll abrunden.

Übungen

Die Gehmeditation

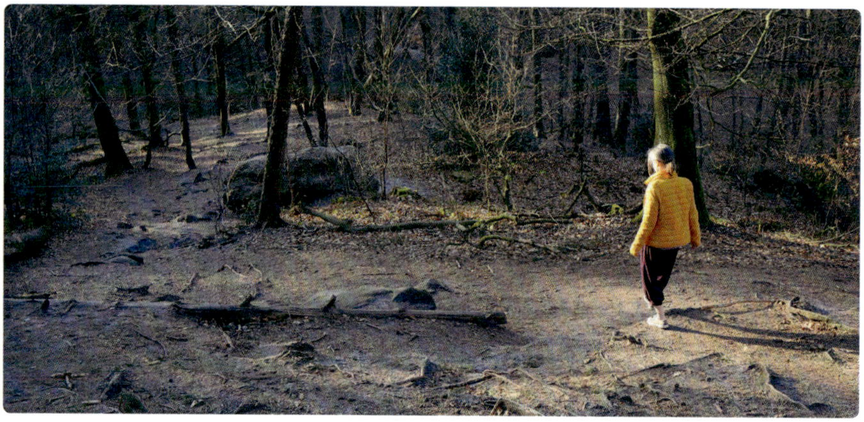

Normalerweise bewegen wir uns, um von A nach B zu kommen und so ein bestimmtes Ziel zu erreichen. Und dabei sind wir meist gedankenverloren und der Prozess des Gehens läuft automatisiert ab.

Und genau das wollen wir sowohl bei der Gehmediation als auch in den Walking-Phasen vermeiden, denn beim Yoga Walk gibt es kein Ziel.

Während aller Phasen der gesamten Praxis ist das einzige „Ziel", wenn man es denn so nennen mag, im Augenblick zu verweilen.

Bei der Gehmeditation ist der Prozess des Gehens also die Übung selbst; du konzentrierst dich voll und ganz auf diese Aktivität.

So geht's:

Im Grunde funktioniert die Gehmeditation wie jede andere Meditation/Achtsamkeitsübung auch: Es geht um das bewusste Wahrnehmen des gegenwärtigen Augenblicks.

Du versuchst also, jede Bewegung, jede Empfindung in den Muskeln, jede Regung auf der Haut wahrzunehmen, was dir dabei hilft, die Aktivität im Geist zur Ruhe kommen zu lassen.

Achte darauf, die Bewegungen wirklich langsam durchzuführen und – wie in Zeitlupe – einen Fuß vor den anderen zu setzen. Das ermöglicht es dir, den Vorgang besser zu beobachten und Körperempfindungen etc. leichter wahrzunehmen.

Mit etwas Übung kannst du jedes noch so kleine Detail, wie die Beschaffenheit des Bodens, die Gewichtsverlagerung des Körpers, das Anspannen der Muskeln, das Aufsetzen der Ferse, das Abrollen über den Zehenballen, den Luftzug an der Haut etc., wahrnehmen.

Finde zunächst einen entspannten Stand und spüre den Boden unter den Füßen. Konzentriere dich ganz auf diese Empfindung. Achte darauf, dass dein Atem ruhig und gleichmäßig durch dich hindurchfließt.

Richte dann den Blick nach unten, sodass du einen kleinen Sichtbereich rund um die Füße wahrnehmen kannst. Wenn du magst, kannst du auch die Augen noch etwas schließen, um den Sichtbereich zu minimieren.

Dann beginnst du mit der Gehmeditation, indem du das Gewicht des Körpers auf den rechten Fuß verlagerst. Langsam hebst du dann den linken Fuß von der Ferse über die Sohle hin zu den Zehen an und setzt den Fuß etwa eine halbe Schrittlänge weiter vorne achtsam und mit der Ferse beginnend wieder ab.

Mache möglichst kleine Schritte und gleichmäßig fließende Bewegungen. Das Gewicht wird dabei abwechselnd verlagert und du versuchst, den Bewegungsablauf und damit verbundene Veränderungen des Körpers achtsam zu beobachten. Du nimmst auch wahr, wie sich der Boden anfühlt und wie dein Körper agiert, um die Balance zu halten.

Von Schritt zu Schritt, von Augenblick zu Augenblick.

PRAXISTIPP

Wenn du feststellst, dass du schnell und dann auch länger mit dem Geist abdriftest, dann stelle dir für die Meditation einen Achtsamkeitsalarm, indem z. B. jede Minute eine Glocke ertönt. Die Glocke soll dich daran erinnern, wieder in den gegenwärtigen Augenblick zurückzukommen.

Beginne am Anfang und je nach Zeit mit wenigen Minuten und wenn dir diese Meditation guttut, dann kannst du sie auch gerne verlängern.

Dabei atmest du tief und gleichmäßig durch die Nase ein und aus. Es wird immer wieder passieren, dass du zwischendurch mit den Gedanken auf Wanderschaft gehst. Sobald du das bemerkst, lasse sie wieder alleine weiterziehen und komme mit der Aufmerksamkeit zurück zu deinen Füßen und dem bewussten Gehen.

Das Tempo und die Schrittlänge können variieren, aber gerade am Anfang und an unruhigen Tagen hilft es, das Tempo zu verringern und die Schrittlänge klein zu halten.

INFO

Abschlussritual nach jedem Yoga Walk

Zur » Audiodatei

Bleibe am Ende der Meditation bzw. deines persönlichen Abschlusses noch einen Augenblick mit geschlossenen Augen stehen.

Spüre einfach noch einmal nach, wie sich dein Körper JETZT anfühlt. Lausche noch einen Augenblick deinem Atem und genieße die wohltuende Ruhe.

Nimm dann voller Dankbarkeit und Liebe die Hände im Namasté-Mudra vor dein Herz und verneige dich vor dir, deinem Herzen und deinem Leben.

Wenn du magst, nimmst du dir eine Intention wie z. B. „Gelassenheit" mit in deinen Alltag hinein. Dann legst du die Hände im Namasté vor die Stirn für gelassene Gedanken, vor den Mund für gelassene Worte und vor dein Herz für gelassene Taten und gehst gestärkt, erholt und mit dieser Gelassenheit in deinen Alltag hinein.

Naturmeditationen

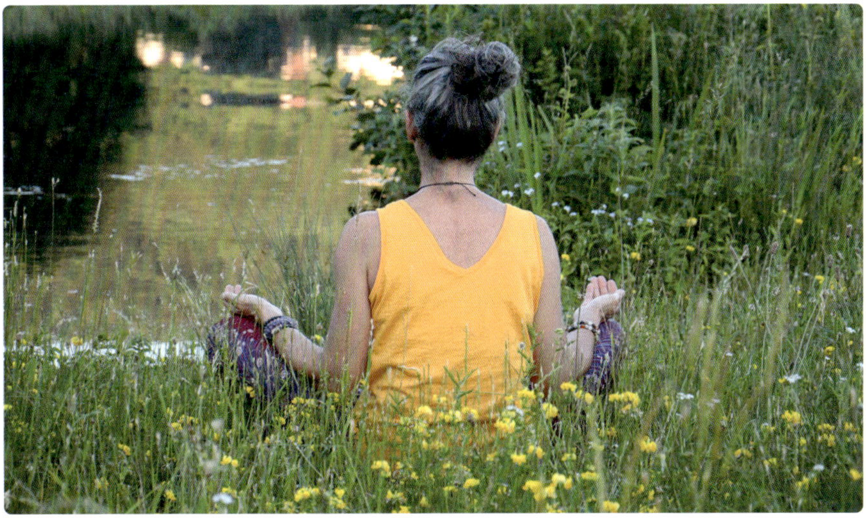

Naturmeditationen haben eine besondere Kraft. Eine Wald-, Baum- oder Bergmeditation hilft dir beispielsweise dabei, dich sicherer zu fühlen, Kraft und Stabilität aufzubauen und dich in Gleichmut zu üben. Eine Seemeditation verhilft zu mehr Klarheit, den Berg besteigen für Weitsicht und Perspektivwechsel. Der „Fluss" hilft dir beim Loslassen und das Meer wirkt beruhigend.

Wenn du die Augen schließt, dann kannst du dich überall an den gewünschten „Kraftort" begeben.

Solltest du gerade mit einem Thema beschäftigt sein, welches z. B. mit Vergebung (Loslassen) zusammenhängt und sollte es dir möglich sein, den Yoga Walk an einen wundervollen Fluss zu verlegen, an dem du dann diese Naturmeditation machen kannst, hat das natürlich eine ganz besondere Kraft.

PRAXISTIPP

Wenn es dir leichter fällt, dich durch die Meditationen führen zu lassen, kannst du bei mir ein Meditationsbundle zum Download erwerben. Mit dem Stichwort „Yoga Walk" bekommst du einen Rabatt von 10 Prozent.

Einstimmung vor der eigentlichen Meditation

Du kannst – je nach Wetterlage – die Meditationen im Stehen, Sitzen oder Liegen durchführen. Stimme dich auf die jeweilige Meditation ein, indem du eine bequeme Haltung im Liegen, Sitzen oder Stehen einnimmst. Richte dich so ein, dass du dich wohlfühlst.

Wenn du deine Position gefunden hast, dann nimm jetzt noch einmal einen richtig tiefen Atemzug und schließe dann sanft deine Augen.

Atme einige Male tief ein, halte den Atem kurz und lasse beim Ausatmen das Außen immer mehr los. Komme mit der Aufmerksamkeit ganz bei dir selbst an.

Spüre, wie du mehr und mehr in die mentale und körperliche Entspannung kommst und loslassen kannst.

Mit jeder Einatmung strömt eine nährende Energie in dich ein und mit jeder Ausatmung verlässt dich das, was dich schwächt und einengt.

Genieße es einfach, einmal nichts tun zu müssen.

Und wann immer doch mal etwas auftaucht und dich aus der Gegenwart herauszieht – nimm einfach alles so an, wie es ist, aber versuche nicht, daran festzuhalten. Lasse es einfach mit der Ausatmung wieder ziehen.

Wald- oder Baummeditation für Stabilität und Verbundenheit

Für diese Meditation stellst du dir einen Ort (Wald, Wiese) vor, an dem es (viele) Bäume gibt. Dort schaust du dich so lange um, bis du den einen Baum entdeckst, der dich jetzt magisch anzieht. Vielleicht hast du „deinen" Baum schon längst gefunden; dann suche ihn im Geiste oder örtlich auf.

Umarme/begrüße ihn herzlich. Nimm dir einen Augenblick, seinen Stamm zu ertasten und dich mit seiner Stärke zu verbinden. Dein Baum strahlt eine natürliche Sicherheit aus, die er auf dich überträgt.

Und vielleicht magst du dir dann vorstellen, dass dieser starke Baum und du, dass ihr beide für einen Augenblick miteinander verschmelzt und eins werdet.

Du bist nun dein Baum. Fühle dein Baumsein.

Stelle dir vor, wie aus deinen Füßen Wurzeln wachsen und wie sie sich tiefer und tiefer in die Erde eingraben. Dein Körper verbindet sich mit dem starken Stamm und deine

Arme werden zu kräftigen Ästen, von denen viele weitere Äste abzweigen, an denen viele Blätter wachsen.

Und dein Kopf wird zur Baumkrone. Du hast hier die klare Übersicht.

In diesem Augenblick bist du nichts anderes als ein atmender Baum, der ausgeglichen und stabil in der Stille von Körper und Geist verweilt.

Fühle dich hier rein. Spüre die Verbundenheit mit der Erde. Spüre die tiefe Verwurzelung. Spüre deinen Gleichmut, wie windig es auch gerade im Alltag sein mag.

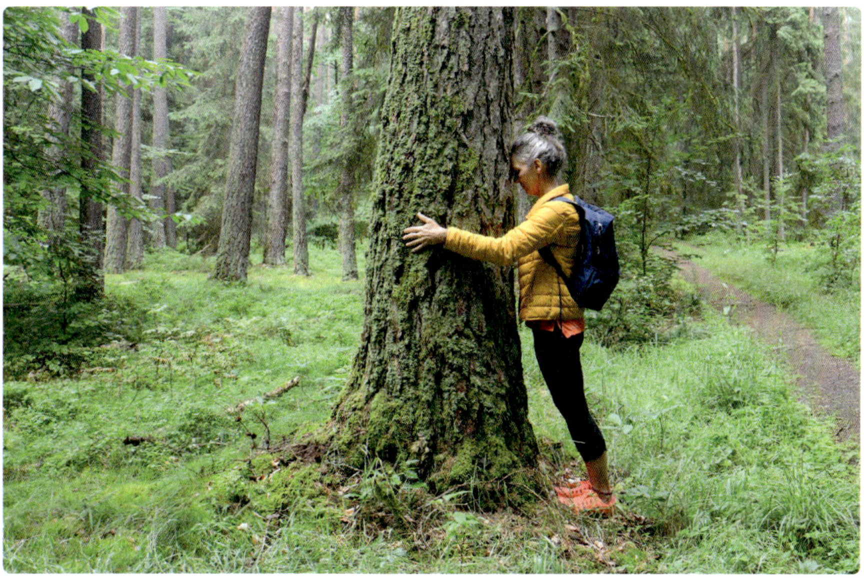

Stelle dir vor, wie du mit deinen Blättern die Sonnenstrahlen (Licht) aufnimmst und die Energie bündelst, die du bis hinunter in deine Wurzeln schickst.

Haaaahhh! Fühle, wie dieser Strom lebensspendender und reinigender Energie durch deinen gesamten Körper und den Geist fließt.

Auf den Tag folgt die Nacht, auf den Frühling der Sommer – die Tage und Nächte, Wochen, Monate und Jahre kommen und gehen und mit ihnen Freud und Leid.

Und noch immer fließt die Lebensenergie durch deinen Körper hindurch.

Immer wieder bekommst du neue Blätter, Knospen sprießen, du beginnst zu blühen, trägst Früchte. Die Blätter werden bunt, bis sie schließlich abfallen und du ganz nackt dastehst.

Doch deine Lebensenergie fließt gleichmäßig weiter – immer weiter. Was auch immer kommt.

Kraftvoll und würdevoll stehst du da, bis eines Tages neue Blätter wachsen und sich der Kreislauf wiederholt.

Und so erlebst du Tag und Nacht, Sonne und Regen, Wärme und Kälte, Schnee und Eis. Und so mancher Sturm fegt um dich herum, lässt deine Äste im Wind biegen und manchmal sogar brechen – aber tief in dir drin bist du ganz gefestigt, ganz stabil.

Verweile so lange hier mit deinem Baum, bis du dich wieder geerdet und sicher fühlst.

Bergmeditation für besonders starken Halt

Prinzipiell stehen Berg und Baum für ähnliche Qualitäten, aber im Gegensatz zum Baum bleibt der Berg auch im stärksten Sturm unbewegt, was manchmal hilfreich sein kann.

Für diese Meditation kannst du dir einen Berg vorstellen oder aber du bist tatsächlich gerade in den Bergen und hast einen wahrhaftigen Berg vor Augen.

Stelle ihn dir vor und betrachte ihn. Werde dir seiner massiven Form bewusst – des tief in der Erdkruste verwachsenen Fußes, seiner Steilhänge oder der eher sanft abfallenden Bergflanken und des aufragenden Gipfels.

Jeder Berg hat seine besonderen Merkmale.

Welche Form und welche speziellen Eigenheiten dein Berg auch immer haben mag – achte auch darauf, wie massiv und unbeweglich er da steht. Wie erhaben er ist, wie schön und wie stolz.

Dein Berg ist wundervoll, einzigartig und dabei so unerschütterlich.

Wie immer sein Erscheinungsbild auch sein mag – verweile dort und atme mit diesem Bild vor deinem (geistigen) Auge.

Und während du mit dem Berg atmest, erlaube deinem Körper, einmal so ausladend zu werden wie der vorgestellte „Körper" deines Berges. Wenn es dir angenehm ist – und nur dann –, dehne dich gedanklich so weit aus, bis du eins wirst mit deinem Berg und mit ihm verschmilzt.

Dein Kopf wird zum hoch aufragenden Gipfel des Berges, Schultern und Arme zu den Flanken, Gesäß und Beine zur soliden Basis.

In diesem Augenblick bist du nichts anderes als ein atmender Berg, der unbeweglich, ausgeglichen, stabil in der Stille von Körper und Geist verweilt.

So verschieden alle Berge auch sein mögen – sie alle verkörpern die Eigenschaften des Bergseins: Stabilität, Festigkeit und eine unbeirrbare Ruhe.

Und werde dir jetzt dieser Qualitäten bewusst. Zentriert. Stabil. Ganz präsent.

Mit einem solchen Gefühl und dem Bild des Berges vor deinem inneren Auge kannst du in allen Dingen, die sich in deinem Leben ständig verändern, die gleiche unbeirrbare Ruhe verkörpern, in gleicher Weise gefestigt sein.

Wenn du bewusst mit der Kraft und dem Gleichmut deines Berges verschmilzt, ermöglichst du dir, auch im stürmischen Alltag eine tiefe innere Ruhe zu bewahren.

Verweile so lange, wie es dir guttut.

Berggipfel für Weitsicht und Perspektivwechsel

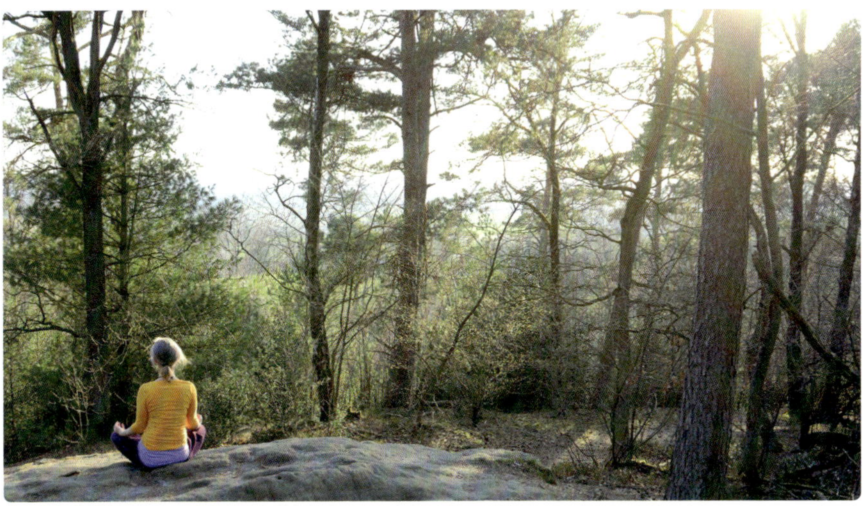

Du stellst dir vor, dass du den Wipfel eines Berges erklimmst. Mit jedem Schritt entfernst du dich mehr vom Alltagseinerlei und damit auch von dem, was dich derzeit vielleicht ärgert, sorgt oder belastet.

Wie beschwerlich der Weg auch zwischendurch sein mag, wann immer du dich umdrehst, wird dir leichter ums Herz, denn frei nach Reinhard Meys Song „Über den Wolken" erscheint dir mit jedem Schritt weiter gen Wipfel das, was eben noch groß und wichtig war, plötzlich nichtig und klein.

Und wenn du oben angekommen bist, suchst du dir einen schönen Platz und nimmst dir einen Augenblick, deine „Themen" aus dieser übergeordneten Perspektive zu betrachten und gehst dann mit dieser Weitsicht wieder in deinen Alltag hinein.

Seemeditation

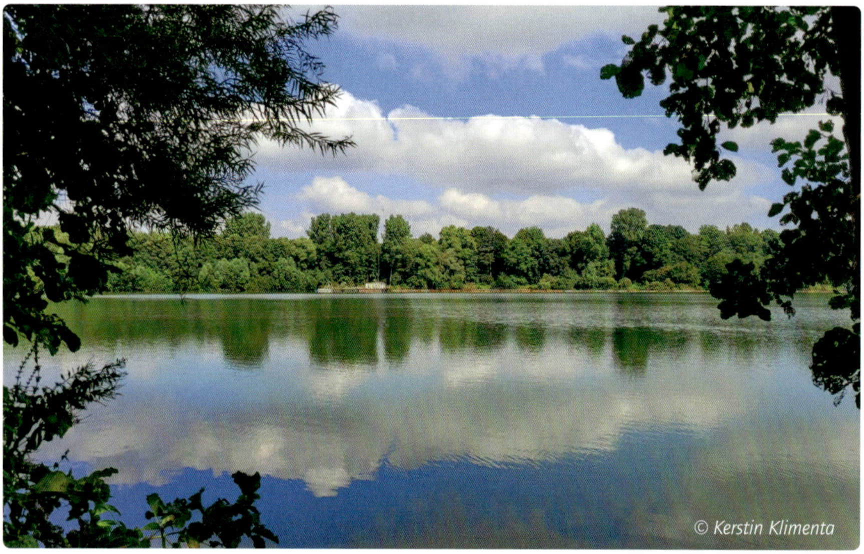

Die Seemeditation eignet sich super, um sich einmal in Ruhe zu spiegeln und neutral anzuschauen, was gerade im Alltag los ist.

Wie in allen Naturmeditationen kannst du entweder gezielt den Ort deiner Wahl aufsuchen oder aber du lässt ihn vor deinem inneren Auge entstehen. Betrachte oder visualisiere deinen See.

Nimm dir so viel Zeit, wie du brauchst. Und wenn er vor deinem geistigen Auge Gestalt angenommen hat, nimm wahr, dass dieser See in der Erde eingebettet ist. Die Erde hält deinen See zusammen, sie trägt ihn.

Vielleicht magst du dir jetzt vorstellen, dass du selbst zu diesem See wirst, dass dein Körper und der See eins werden. Dein Körper wird weiter und weiter und dein ganzes Sein dehnt sich aus und verbindet sich mit dem Sein des Sees.

Und während du mit jeder Ausatmung deinen Körper und den See mehr und mehr ineinanderfließen lässt, spürst du dich durch Mutter Erde, die dich umspannt, dich trägt und stützt, wunderbar geborgen und sicher. Mutter Erde nimmt dich einfach an, so, wie du bist – ohne Wenn und Aber.

Der Kern des Sees, der Kern deines Seins, atmet auf. Alles ist ruhig und aus dieser Ruhe heraus kannst du nun beobachten, was sich an der Oberfläche deines Sees widerspiegelt.

- Kannst du vielleicht Bäume und Wiesen sehen oder Berge, nimmst du die Sonne oder den Mond wahr, erkennst du Wolken oder spiegelt sich der blaue Himmel?
- Ist es windstill, sodass das Wasser glatt und die Bilder gut zu erkennen sind?
- Oder trifft gerade Wind auf das Wasser deines Sees, sodass sich die Wasseroberfläche bewegt?
- Vielleicht ganz seicht, vielleicht stärker?

Je nach Außeneinwirkung beginnen sich auch die Spiegelbilder in Farbe und Form zu verändern.

Nachts leuchtet der See im Mondlicht und spiegelt die Sterne wider oder verschwindet ganz in der Schwärze der Nacht. Tagsüber ist die Oberfläche mal ganz dunkel, dann wieder spiegelt sich das Sonnenlicht auf ihr, die Schatten sind deutlich und glitzernd zu erkennen.

Wenn es stürmt, sind sie gar nicht mehr zu erkennen und lösen sich ganz auf.

Die Bedingungen und Einflüsse, die auf den See wirken, sind je nach Tages- und Jahreszeit und je nach Witterung verschieden und dennoch bleibt das Wesen des Sees immer gleich.

Verbinde dich noch einmal bewusst mit diesem tiefen inneren Wesenskern der Ruhe und betrachte nun genauso die Begebenheiten deines Alltags.

- Wie sieht es momentan aus?
- Was erkennst du auf der Oberfläche?
- Ist überhaupt etwas zu erkennen oder ist alles bewegt und verzerrt?

Wie unser See sind wir ständigen Veränderungen im Außen ausgesetzt. Wir können beobachten und wahrnehmen, wie Ereignisse, Gedanken und Gefühle, angenehme oder unangenehme Körperempfindungen unsere Oberfläche tagtäglich beeinflussen und größere oder kleinere Wellen erzeugen.

Diesen Wellen kommen und gehen. Entstehen und vergehen wieder. Und wir beobachten den ständigen Wechsel, wie wir auch den Wechsel auf der Oberfläche des Sees beobachten können.

Bleibe einfach offen und empfänglich für alles, was sich zeigt, dich bewegt oder sich widerspiegelt.

Nimm all diese Veränderungen wahr und spüre gleichzeitig die Sicherheit und Geborgenheit, die dir die Geborgenheit von Mutter Erde vermittelt.

Nimm die Stille jenseits der Oberfläche wahr, die dir immer innewohnt, wie auch immer die Beschaffenheit der Oberfläche sein mag.

Wann immer du im Alltag bemerken solltest, dass dein See zu zittern beginnt und du dich im Außen zu verlieren drohst, dann nimm das wahr und nutze die Kraft deines Atems, um in die Tiefe des Sees – die Tiefe deines Seins – abzutauchen, Stille zu erfahren und dich nicht im Außen zu verlieren.

Flussmeditation

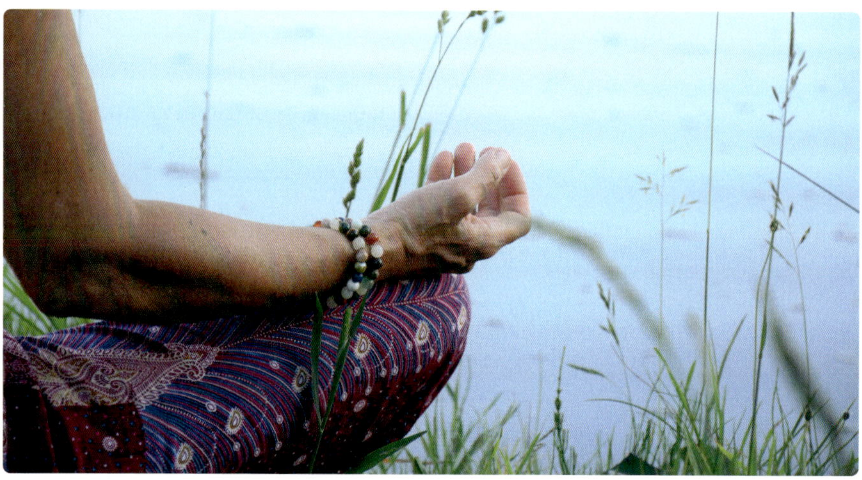

Die Flussmeditation, die sich besonders gut dafür eignet, aktuellen Ballast loszulassen, kannst du mit deinem individuellen Weg zu deinem Platz an deinem Fluss beginnen. Wieder entspringen sowohl der Weg als auch der Fluss und dein besonderer Platz dort deinen eigenen Vorstellungen.

Lasse dich auf dem Weg dorthin gerne von einem plätschernden Geräusch begleiten, wenn dich dieses Geräusch beruhigt.

Nimm – am Ufer des Flusses angekommen – das wohlige Gefühl von Freude und innerem Frieden wahr. Schaue dich hier in aller Ruhe um und finde dann einen Platz, wo du verweilen möchstest.

Sitze eine Weile einfach nur da und lausche dem leisen Rauschen des Wassers. Spüre dabei, wie dein Geist mehr und mehr entspannt.

Du genießt die Ruhe an diesem Kraftort in vollen Zügen.

Und wenn du dann so weit bist, dann lädst du hier an diesem wundervollen und sicheren Kraftort noch einmal alle Gedanken und Gefühle, die dir in letzter Zeit begegnet sind und die dich im Alltag noch beschäftigen, ein, sich offen zu zeigen.

Alles darf hier und jetzt noch einmal hochkommen und du schaust dir die Bilder einfach an.

Und vielleicht ist da einiges dabei, wo du intuitiv spürst: „Das tut mir nicht gut!" Wenn dem so ist, kannst du dich jetzt bewusst dafür entscheiden, dich von emotionalem Ballast zu trennen.

Schaue dir die Bilder an. Alles, was dich kleinmacht, dich einengt und dir deinen inneren Frieden raubt, darfst du JETZT entsorgen!

Stelle dir wirklich vor, du entrümpelst innerlich und packst das unnötige „Zeugs" in eine große imaginäre Kiste. In die Kiste kommen möglicherweise ein aufgestauter Ärger, eine energieraubende Wut oder eine andauernde Traurigkeit, eine Verletztheit und Neid. Auch blockierende Ängste und anhängliche Sorgen sowie all die Gedanken, die diese Gefühle erst in dir ausgelöst haben, dürfen ziehen.

Erlaube dir, wirklich richtig großzügig auszumisten.

Schaue noch ein letztes Mal auf die Kiste und wirf sie dann schwungvoll in den Fluss, der sie samt dem ganzen emotionalen Ballast mit sich fortträgt.

Nimm die Erleichterung in dir wahr!

Und während du noch einmal auf den Fluss schaust, sind die Kisten schon in weite Ferne gerückt und verschwinden JETZT auf Nimmerwiedersehen, lösen sich einfach auf.

HAAAA! Du atmest auf und das wunderbare Gefühl der Freiheit dehnt sich in dir aus.

Der Atem fließt so tief und so frei – in deinem Brustkorb macht sich Weite breit, Platz für Neues – Platz für Liebe.

Nimm diesen tiefen, inneren Frieden wahr. Genieße es, dich selbst so gelöst zu erleben und eins mit dir selbst zu sein.

Wasserfall – eine Meditation zur Klärung/Reinigung/Heilung

Und auch bei der Wasserfallmeditation kannst du dir deinen Ort und deinen Wasserfall zunächst visualisieren und versuchen, ihn ein wenig zu „erfahren" und mit den geistigen Sinnen wahrzunehmen.

Dieser Wasserfall, an dem du gerade bist, ist ein ganz besonderer Wasserfall, denn das Wasser ist heilig und es reinigt dich von innen.

Wann immer du bereit bist, stellst du dir vor, wie du dich unter diesen wundervollen Wasserfall stellst und das heilige Wasser dich ganz neu belebt, erfrischt und von innen reinigt.

Wenn du gerade ein besonderes körperliches oder auch emotionales Thema hast, spüre bewusst, wie das Wasser hier klärt und wie sich heilende Energie in dir ausbreitet. Dusche so lange, wie es dir guttut und nimm dabei die kraftvolle, heilende Energie wahr, die sich in deinem Körper und auch im Geist ausbreitet.

Und wenn du so weit bist, kommst du erfrischt und gestärkt zurück ins HIER und es ist JETZT.

PRAXISTIPP

Wenn du lieber badest, dann stelle dir einfach eine heilende Quelle vor.

Dem Meeresrauschen lauschen

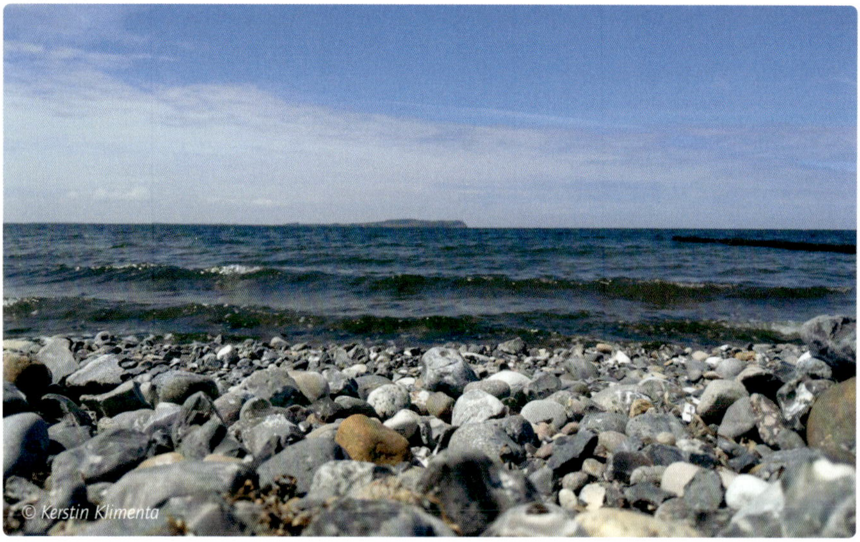

Ein Aufenthalt am Meer ist für viele Menschen Entspannung und Entschleunigung pur. Gerne kannst du dir deinen Ort am Meer visualisieren und versuchen, ihn sinnlich zu erfahren.

Finde einen Platz an „deinem" Strand – ein Platz, an dem du dich besonders wohlfühlst und lasse dich dort nieder. Spüre die Wärme der Sonne und den warmen Wind, der liebevoll deine Haut streichelt.

Du bist ganz entspannt und dir ist wohlig warm.

Und während du hier so angenehm warm, entspannt und geborgen am Strand verweilst, taucht vor deinem inneren Auge das Meer auf.

Und du vernimmst, wie die Wellen an den Strand gespült werden und sich wieder ins Meer zurückziehen. Und so, wie die Wellen kommen und gehen, atmest du ein und aus.

Immer wieder ein und aus. Ein und aus.

Spüre, wie sich beim Einatmen der Brustkorb sanft hebt und beim Ausatmen wieder senkt.

Spüre, wie sich beim Einatmen der Bauch leicht wölbt und wie beim Ausatmen der Nabel wieder in Richtung Wirbelsäule sinkt.

Dein Atem ist ruhig und gleichmäßig und ein Gefühl von Weite und Freiheit breitet sich in dir aus.

Lausche einfach weiter deinem Atem, den du auch gerne rauschen lassen kannst (vgl. S. 56) und bleibe in diesem schönen Gefühl, solange es dir guttut.

Eigene Naturmeditationen/Meditation vor Ort

Die Natur schenkt uns einfach besondere Kraft. Vielleicht hast du einen ganz eigenen Kraftort, wo du auftanken kannst. Vielleicht ist das genau der Ort, an dem du jetzt gerade bist, ein heilender Ort.

Ob du dir deinen Ort „nur" vorstellst oder dich auch physisch gerade an dem für dich richtigen Kraftort befindest – du kannst dich mit der Energie dort verbinden und sie durch dich fließen lassen.

Jeder Mensch braucht etwas anderes und jede herausfordernde Situation will individuell gemeistert werden.

Der Yoga Walk und die Kraft der Natur werden dir dabei helfen, dich in deiner derzeitigen Lebenssituation zu stärken und dich mit dem zu füllen, was dir dabei hilft, durch diese Phase des Lebens zu gehen.

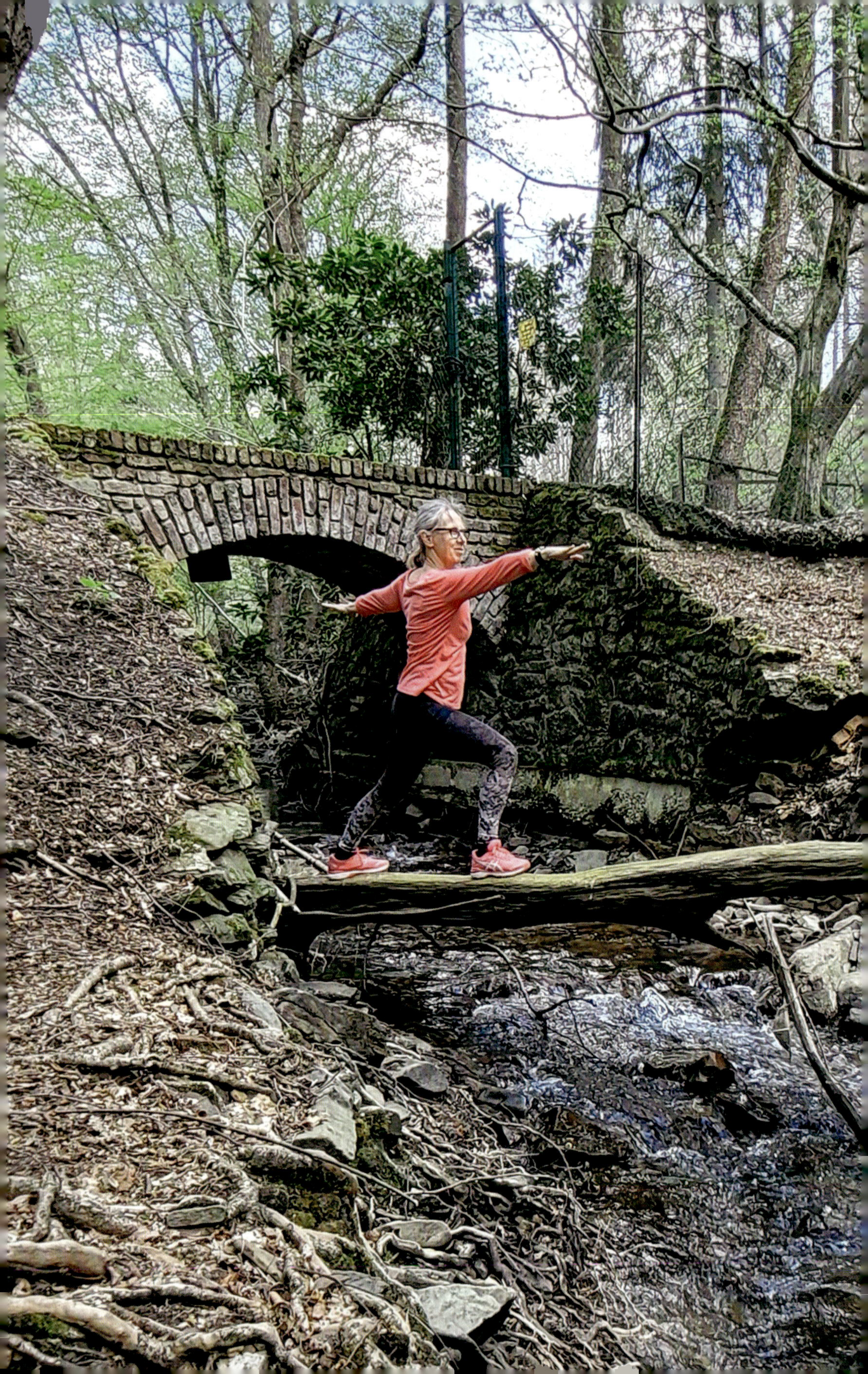

YOGA WALK DER ELEMENTE

Exkurs: Die Chakren

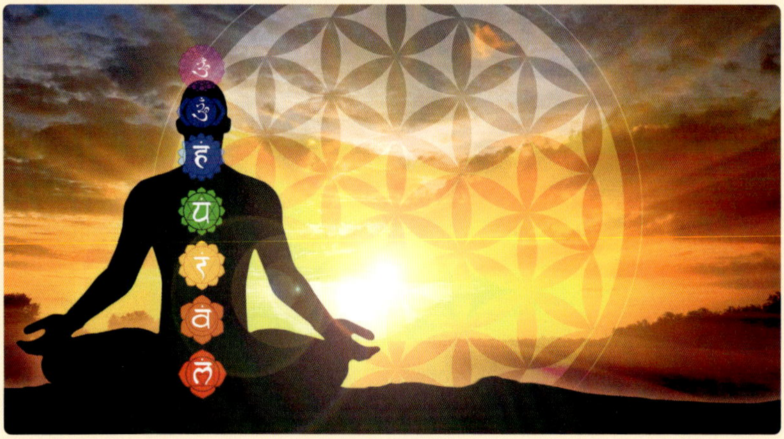

Die Chakren im Yoga sind unsichtbare, feinstoffliche Energiezentren im Körper. Es gibt sieben Hauptchakren, die als Zentren subtiler Lebensenergie gelten und die Bewusstseinszentren und Lagerplätze für Energiekräfte sind. Sie reihen sich entlang der Wirbelsäule bis zur Kopfeskrone auf.

Wörtlich übersetzt bedeutet „Chakra" so viel wie „Rad". Du kannst dir vorstellen, dass die Energie über das „Rad" von einer tieferen zur nächsthöheren Entwicklungsstufe transportiert wird. Wenn alle Blockaden gelöst und alle Chakren so offen sind, dass die Energie wieder frei und ungehindert fließen kann, dann herrscht ein Zustand von tiefem inneren Frieden und Ausgeglichenheit. Die verschiedenen Yogaübungen von den Asanas über Pranayama bis hin zur Meditation helfen dabei, die Blockaden zu lösen.

Die „Beschaffenheit" der einzelnen Chakren sagt etwas über den Zustand des Bewusstseins bzw. der Spiritualität aus. Die Chakren sind quasi der Spiegel unseres Bewusstseinszustandes. Dabei hat jedes Chakra seine eigene Charakteristik und Ausprägung für unseren Körper, den Geist und die Seele.

Die sieben Chakren auf einen Blick

Das **Muladhara Chakra** – auch Basis- oder Wurzelchakra genannt, hat seinen Sitz im Beckenboden. Ihm werden unter anderem das Element Erde, der Geruchssinn, die Farbe Rot, die Silbe/der Buchstabe Lam/U und der Planet Merkur zugeordnet. Es wird mit der Fähigkeit verbunden, sich im Leben verwurzelt zu fühlen.

Das **Svadhishthana Chakra** – auch Sakralchakra genannt – sitzt im Unterbauch. Ihm werden unter anderem das Element Wasser, der Geschmackssinn, die Farbe Orange, die Silbe/der Buchstabe Vam/O und der Planet Venus zugeordnet. Verbunden wird dieses Chakra mit allem, was die eigene Identität ausmacht.

Das **Manipura Chakra** - auch Solarplexus- oder Nabelchakra genannt – sitzt im Bereich des Nabels. Ihm werden unter anderem das Element Feuer, der Sehsinn, die Farbe Gelb, die Silbe/der Buchstabe Ram/OU und der Planet Mars zugeordnet. Es wird verbunden mit dem, was das eigene Selbst ausmacht.

Das **Anahata Chakra** – auch Herzchakra genannt – sitzt im Brustraum. Ihm werden unter anderem das Element Luft, der Tastsinn, die Farbe Grün, die Silbe/der Buchstabe Yam/A und der Planet Jupiter zugeordnet. Verbunden wird es mit allen emotionalen Themen.

Das **Vishuddha Chakra** – auch Hals- oder Kehlkopfchakra genannt – sitzt im Hals. Ihm werden unter anderem das Element Äther, der Hörsinn, die Farbe Meeresblau, die Silbe/der Buchstabe Ham/I und der Planet Saturn zugeordnet. Verbunden wird es mit dem achtsamen Verarbeiten und der Interpretation der Sinneseindrücke.

Das **Ajna Chakra** – auch Stirn- oder Drittes-Auge-Chakra genannt – sitzt im Stirnraum. Ihm werden unter anderem Geisteskräfte (feinstofflich), der Gleichgewichtssinn, die Farbe Dunkelblau, die Silbe/der Buchstabe OM/E und der Planet Uranus zugeordnet. Verbunden wird es mit der Fähigkeit, sich selbst und das Leben zu erkennen.

Das **Sahasrara Chakra** – auch Kopf- oder Kronenchakra genannt – sitzt an der Krone des Kopfes. Ihm wird weder Element noch Sinn zugeordnet, wohl aber die Farbe Violett, die Silbe/der Buchstabe/I, das Mantra Om/innerer Klang oder M und der Planet Neptun. Es wird verbunden mit der Fähigkeit, mit sich selbst und allem im Einklang zu sein – das, was man gemeinhin als „Erleuchtung" bezeichnet.

Im Einklang mit dir – Blockaden lösen

Das Thema „Chakren" ist sehr komplex und kann hier nur kurz angerissen werden. So viel sei gesagt: Die Asanas (S. 64ff.) können – je nach Übung – dabei helfen, die verschiedenen Chakren zu harmonisieren.

Wer tiefer in die Materie eintaucht, kann Blockaden erkennen und lösen. Die dafür notwendige Selbstreflexion ist am Anfang nicht ganz einfach, aber durch den „Blick in den Spiegel" und durch das bewusste Annehmen gelingt es, mehr und mehr loszulassen und in Einklang zu kommen und Frieden zu finden. Eine Aktivierung, Öffnung, Reinigung und zuletzt Heilung der Chakren nimmt entsprechenden Einfluss auf unseren Bewusstseinszustand.

Der *Yoga Walk der Elemente* zielt auf die vier unteren Chakren ab. Die ersten drei Chakren und die damit verbundenen Elemente beschäftigen sich mehr mit der Materie/dem physischen Körper und das vierte Chakra – das mit dem Element Luft verbunden ist – ist die Verbindung der physischen und der geistigen Ebene, mit der sich die letzten drei Chakren beschäftigen.

Da die meisten Menschen in Hinblick auf die Chakren weiter „unten" feststecken, ist die Reihe der Chakren wunderbar, um sich ein stabiles Fundament zu schaffen.

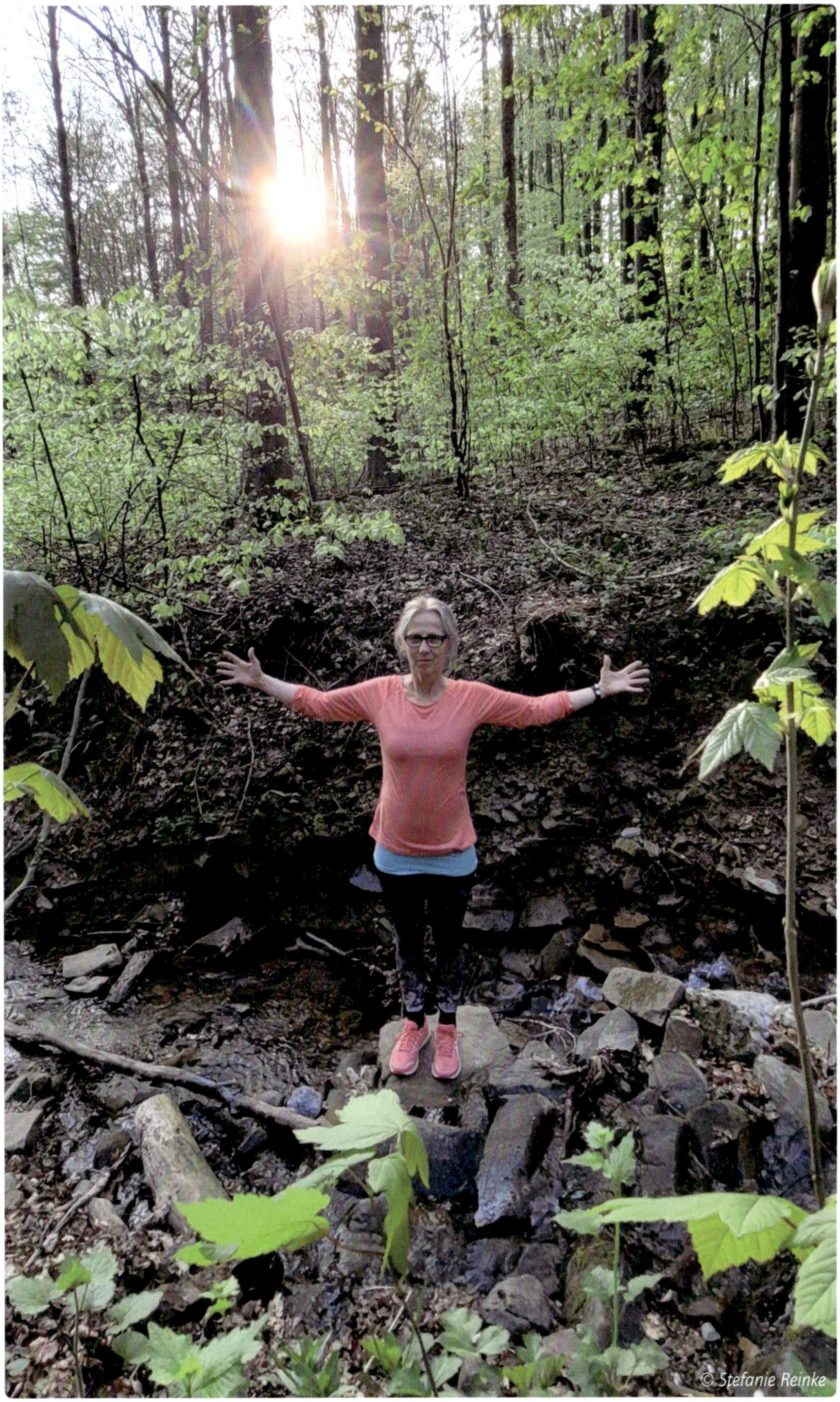
© Stefanie Reinke

Das Element Erde

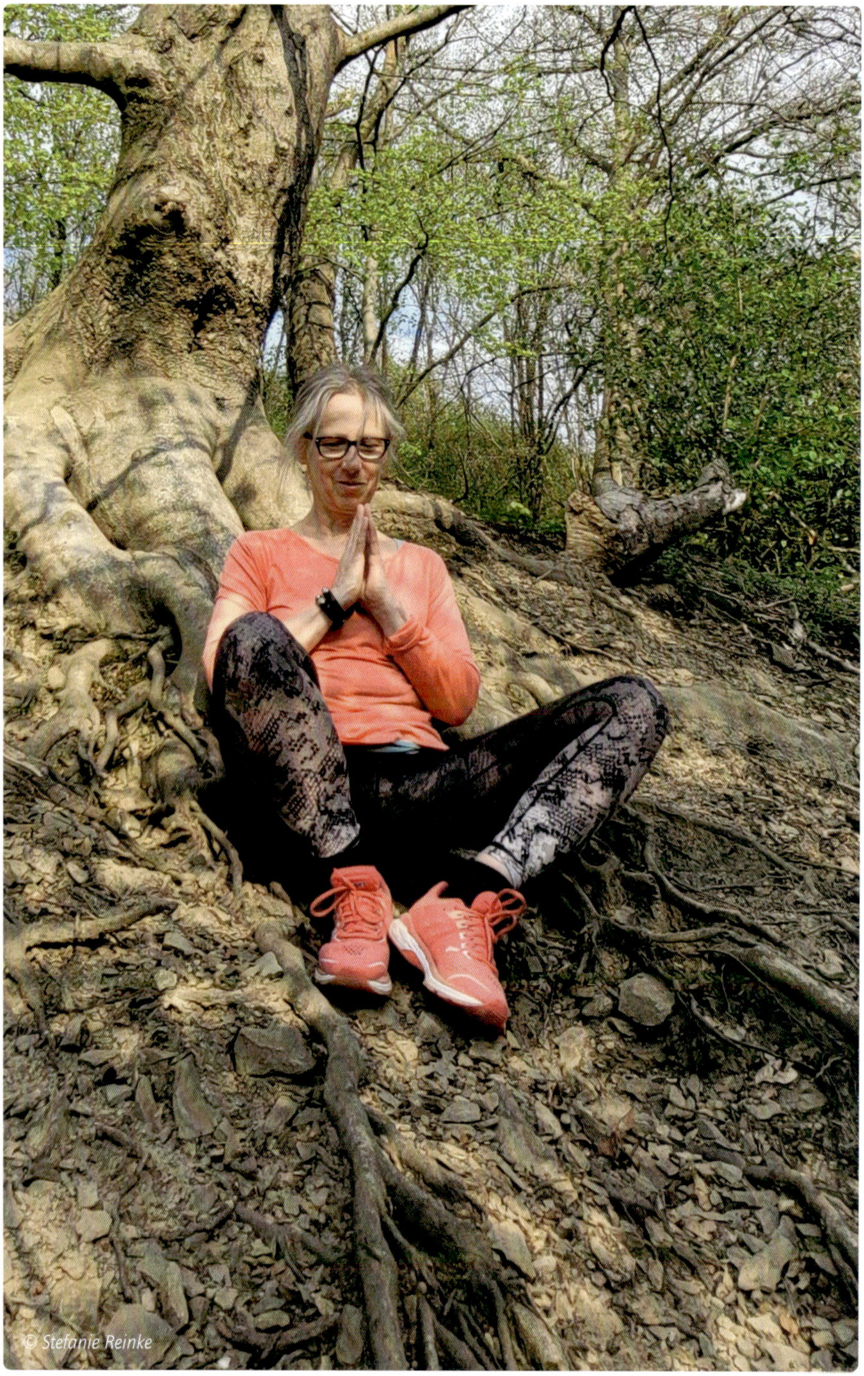

© Stefanie Reinke

Das Element Erde ist eng mit dem Wurzelchakra (vgl. S. 162ff.) verbunden.

Es spricht fundamentale Lebensthemen wie Sicherheit, Nahrung, Obdach, Gelassenheit, Erdung und Urvertrauen an.

Menschen mit einer „gesunden" Basis oder, anders ausgedrückt, „mit einem geöffneten Wurzelchakra", fühlen sich oft sehr mit der Natur verbunden, sind selbstsicher, aktiv und vital. Sie stehen sozusagen mit beiden Beinen im Leben.

Wenn unsere Lebensthemen mit Ängsten und Sorgen bezüglich unserer Basis (also das vermeintliche Überleben oder auch unsere Fortpflanzung) einhergehen oder wir uns heimatlos und unsicher fühlen, sind das Anzeichen dafür, dass es uns an Erdung und Stabilität im Leben fehlt – und das Muladhara Chakra mit Sitz im Beckenboden blockiert ist.

Das kann verschiedene Ursachen haben. Familiäre oder finanzielle Probleme – bedingt durch Arbeitslosigkeit oder Ähnliches – oder eine schwere Krankheit können uns manchmal im wahrsten Sinne des Wortes „den Boden unter den Füßen" wegziehen.

Nicht selten hängt die Blockade in diesem Chakra auch mit einem traumatischen Erlebnis in der Vergangenheit zusammen, bei dem das „Urvertrauen" angegriffen und noch nicht wieder geheilt wurde.

Körperlich drückt sich eine Störung im Basischakra z. B. durch Darmerkrankungen, Kreuzschmerzen oder depressive Verstimmung, bedingt durch existenzielle Ängste, aus.

Menschen, die keinen Halt finden, neigen auch zu Suchtproblemen.

Der Yoga Walk ist eine wundervolle Unterstützung, wenn es darum geht, das Urvertrauen wieder aufzubauen, sich zu erden und das Selbstwertgefühl zu steigern.

In einen Yoga Walk, in dem du deine Basis stärken möchtest und „Erdthemen" angesprochen werden, solltest du folgende Übungen mit einbauen:

- Mula Bandha (S. 74f.);
- alle Stand- und Balancehaltungen, insbesondere Tadasana (da wir diese beim Yoga Walk fast ausschließlich üben, wird in jedem Yoga Walk auch an diesen Themen gearbeitet) (S. 83ff.)

- Waldbaden (S. 49) oder eine Baummeditation (S. 150 f.);
- Erd-Mudra/Prithivi-Mudra (S. 168f.) sowie
- Visualisierung des ersten Chakras. (S. 172)

Übungen

Erd-Mudra – Prithivi-Mudra

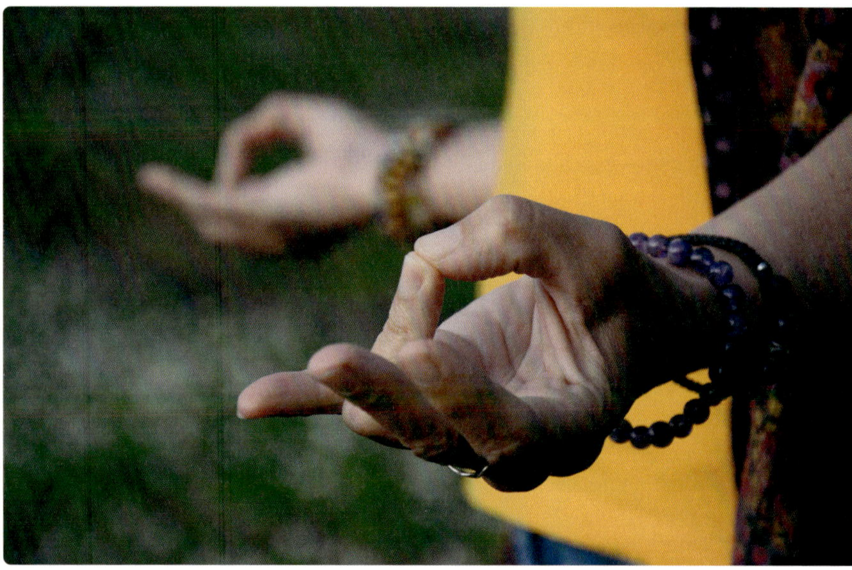

Dieses Mudra, welches nach der altindischen Erd- und Muttergöttin Prithivi benannt wurde, hilft dabei, das Erdelement zu verstärken, ins Vertrauen zu kommen und Sicherheit zu spüren. Es hilft für mehr Ausgeglichenheit und Balance im Alltag.

So geht's:
Bringe die Kuppen der Daumen und Ringfinger zueinander, die anderen Finger sind leicht abgespreizt. Das Erd-Mudra kannst du immer mal wieder in den Yoga Walk einbauen, insbesondere in deiner Anfangssammlung, zum Nachspüren nach den Körperübungen oder in der Meditation.

Wenn du dich auf das Element Erde fokussieren möchtest, dann praktiziere – wenn möglich – den Yoga Walk im oder am Wald oder da, wo viele Bäume sind. Sie vermitteln dir diese Festigkeit und so spürst du die Wirkung nochmals tiefer.

Vielleicht findest du für die Anfangssammlung und die Meditation einen Baum zum Anlehnen.

Sammlung zum Element Erde

Halte inne und nimm liebevoll wahr, was gerade ist – wertfrei und neutral. Finde dann durch die Verbindung zum Atem in eine wohltuende Ruhe.

Aus dieser Ruhe heraus nimmst du nun die Erde wahr. Spüre sie mit allen Fasern deines Körpers. Die Erde, die dich trägt und dich nährt. Nimm gerne die Beine etwas weiter auseinander als üblich, nimm dir heute den Raum, den du brauchst. Du weißt, du hast deinen Platz hier auf der Erde. Du weißt, du bist ein wichtiger Teil dieser Erde.

Du weißt, du bist hier sicher und du kannst vertrauen.

Wenn du magst, dann bringe die Daumen und Ringfinger im Erd-Mudra zueinander, um die Verbindung zu diesem Element nochmals mehr zu fokussieren.

Stelle dir gerne vor, wie aus deinen Fußsohlen Wurzeln in die Erde wachsen, vielleicht sind es richtig dicke und tiefe Wurzeln, vielleicht sind sie noch etwas dünner und wachsen nicht ganz so tief. Du sollst eine wohlfühlende Verbindung zur Erde spüren.

Stelle dir vor, wie du mit jeder Einatmung die Energie aus der Erde ziehen darfst, die dich nährt und die dich stärkt. Ganz freimütig und selbstverständlich gibt dir die Erde all das, was du heute brauchst. Und mit jeder Ausatmung darfst du das an die Erde zurückgeben, was dich kleinmacht, ängstigt oder sorgt – was du nicht mehr brauchst. Hier ist es in guten Händen, denn die Erde verwandelt allen Ballast in positive Energie.

Atme einige Male in diesem Kreislauf. Nimm die Verbundenheit wahr. Nimm wahr, wie die Erde dich nährt und stärkt. Spüre, wie du so wächst und gedeihst.

Und mit dieser neuen Energie startest du in deine Aufwärmphase und in deinen Yoga Walk. Nutze das Bild der Anfangssammlung gerne häufiger. Stärke und nähre dich damit.

Kleiner Erdflow

Schritt 1: Beginne in der Berghaltung (S. 83ff.), gerne mit der oben beschriebenen Sammlung zum Element Erde.

Schritt 2: Einatmen: Erde den rechten Fuß, bringe die Arme über die Seiten in Richtung Himmel und hebe das linke Bein angewinkelt auf Hüfthöhe an. (S. 94f.)

Schritt 3a: Ausatmen: Neige den Oberkörper nach vorne und nimm dabei die Arme näher zueinander – die Handflächen zeigen zum Himmel. Das angewinkelte linke Bein zieht nach hinten raus. (vgl. S. 94, Tänzer-Variation)

Schritt 3b: Sollte es „einbeinig" zu wackelig sein, stellst du den Fuß/die Zehenspitzen kurz ab. Das rechte Knie darf leicht angewinkelt sein.

Schritt 4: Einatmen: Richte dich wieder auf und ziehe dabei die Arme lang zum Himmel, das linke Bein geht wieder mit nach vorne und wird auf Hüfthöhe angewinkelt. (S. 94f.)

Schritt 5a: Ausatmen: Schiebe das angewinkelte linke Bein zur linken Seite und öffne die Arme auf Schulterhöhe. **5b:** Auch hier gilt: Wenn es zu wackelig wird, einfach den linken Fuß kurz am Boden absetzen. (S. 92)

Schritt 6: Wiederhole diesen Bewegungsablauf (Schritt 2 bis Schritt 5) einige Male.

Schritt 7: Finde nach einigen Wiederholungen in deine Baumvariante (S. 92f.) und verweile hier für ein paar tiefe Atemzüge.

Schritt 8: Spüre in der Berghaltung nach.

Wiederhole dann den kleinen Erdflow auf der anderen Seite.

Nutze gerne das Erd-Mudra in den Sammel- und Haltephasen oder wann immer dir danach ist.

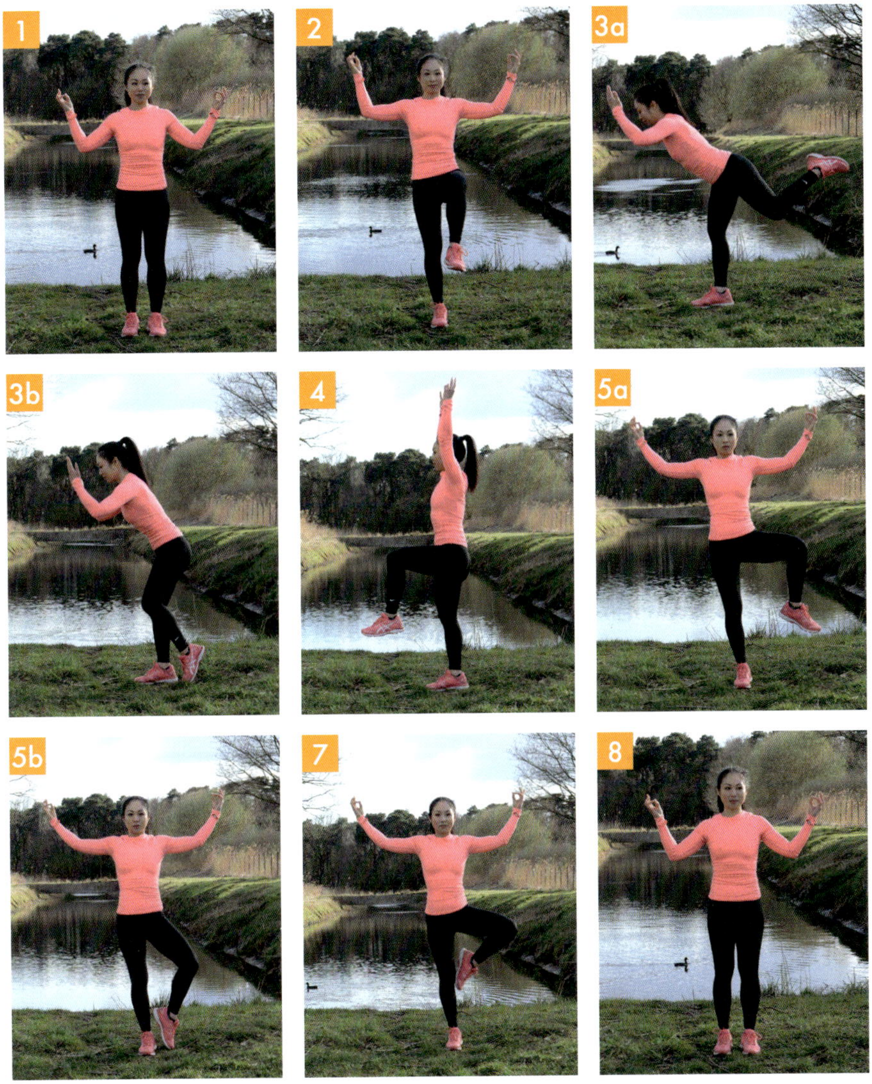
1
2
3a
3b
4
5a
5b
7
8

Abschluss

Um den Yoga Walk zum Erdelement zu beenden, kannst du z. B. die Anfangsmeditation wiederholen, das Wurzelchakra visualisieren, eine Baummeditation (S. 150 f.) machen oder dir abschließend einfach ein (kleines) Waldbad (S. 49) gönnen.

INFO

Chakrameditation/-visualisierung

Du kannst zu jedem der vier Elemente eine kleine Meditation zum zugehörigen Chakra in deinen Yoga Walk einbauen oder auch eine kleine Reise durch alle Chakren.

Du konzentrierst dich dafür einfach auf den Sitz des jeweiligen Chakras und visualisierst dort die dazugehörige Farbe. Nimm die Lebensenergie in diesem Bereich wahr, erlaube dieser Energie, sich als Lichtstrom in der jeweiligen Farbe auszubreiten und in der Umgebung zu verteilen.

Wenn du durch die Chakren reist, beginne mit dem roten Licht im Wurzelchakra und gehe Chakra für Chakra weiter, bis du an der Krone des Kopfes angelangt bist.

Du kannst – je nach Zeit – ein paar Atemzüge bei einem Chakra verweilen und dann weiterwandern.

Wenn du spürst, dass ein Bereich mehr Aufmerksamkeit braucht, verweile hier einfach etwas länger.

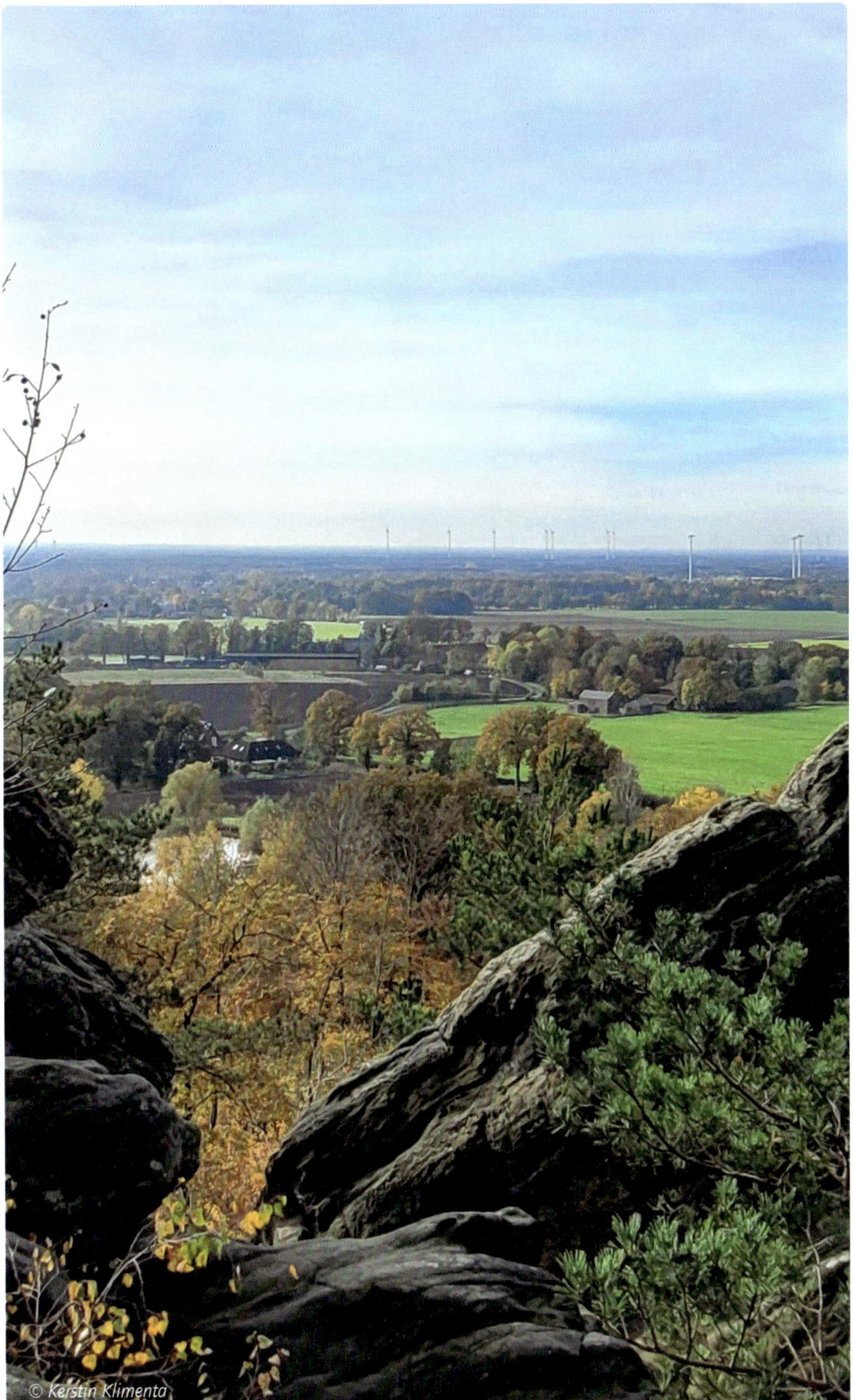
© Kerstin Klimenta

Das Element Wasser

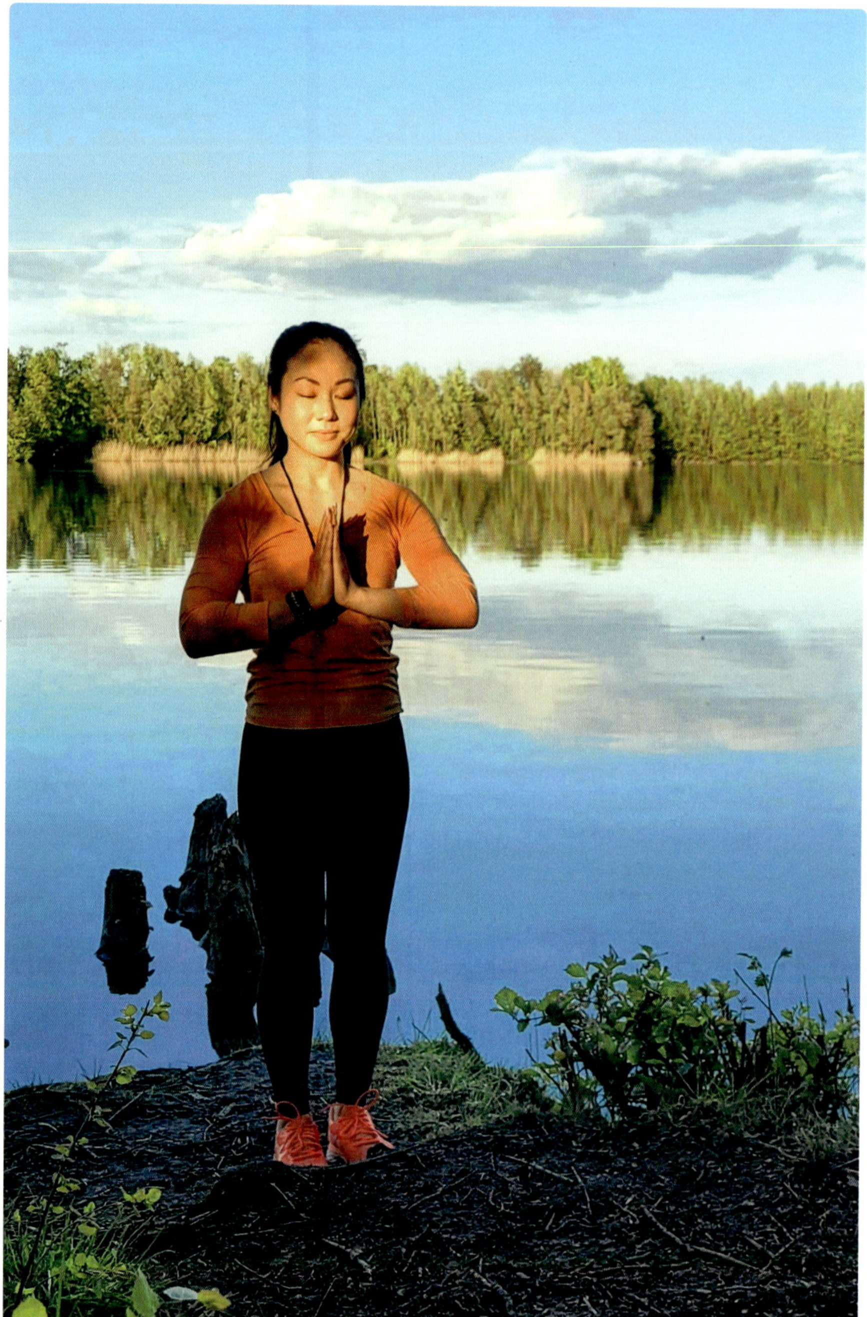
© Kerstin Klimenta

Das Element Wasser ist eng mit dem zweiten Chakra, auch Sakral- oder Svadhisthana Chakra genannt, verbunden.

Es steht für Themen wie Kreativität, Sinnlichkeit, Leidenschaft oder Lebensfreude und es lehrt uns, mit dem Leben zu fließen.

Wenn das zweite Chakra blockiert ist, dann kann durch verschiedene Prägungen das eigentliche Verlangen unterdrückt sein. Auch vergangene Erfahrungen oder Traumata wie sexueller Missbrauch können möglicherweise zu einer Störung (im sexuellen Bereich) führen.

Menschen mit blockiertem Sakralchakra sind nicht selten müde und lustlos, sie haben wenig Zugang zum eigenen Körper und können das Leben nicht richtig genießen.

Menschen mit einem geöffneten Sakralchakra hingegen sprühen vor Lebensenergie und ihr Leben ist im Fluss. Sie genießen das Leben mit allen Sinnen, man merkt, dass ihnen das Leben schmeckt!

Auch, wenn mal etwas nicht so läuft, können Menschen mit einem geöffneten zweiten Energiezentrum das Leben so annehmen, wie es gerade ist.

Blockaden im Svadhisthana-Chakra machen sich häufig in einer steifen Hüfte bemerkbar. Alte Gefühle setzen sich gerne hier fest. Asanas, in denen die Hüfte mobilisiert und geöffnet wird, helfen dabei, Verspannungen in diesem Bereich zu lindern und alte Emotionen loszulassen. Ganz nebenbei wird dabei auch das Svadhisthana-Chakra geöffnet, das dich wieder zurück in den Lebensfluss bringt und deine Lust und Sinnlichkeit wieder aufblühen lässt.

Auch Vorbeugen – insbesondere, wenn der Bauch die Oberschenkel leicht berührt – lenken die Aufmerksamkeit in das Svadhisthana-Chakra. Versuche, hier wahrzunehmen, wie sich die Bauchdecke ständig im Fluss der Atmung auf- und abbewegt – so kannst du den Lebensfluss spüren. Das leichte Auf und Ab, Ein und Aus symbolisiert ein wenig den beständigen, immerwährenden Fluss – alles ist stetig in Veränderung.

Vorbeugen stehen auch für Hingabe und lehren uns Demut. Je mehr du loslassen kannst, desto tiefer sinkst du ins Vertrauen. Lasse los. Vertraue. Alles wird gut.

Wenn du dich hier angesprochen fühlst und dich beim Yoga Walk gezielt mit dem Element Wasser verbinden und so dein Sakralchakra stärken möchtest, dann nimm einige der folgenden Übungen mit auf den Weg:

- Mula Bandha, Uddiyana Bandha (S. 74f.);
- Hüftöffner- und Vorbeugen (S. 86/S. 72);
- Naturbad am Wasser (S. 49);
- Flussmeditation (S. 156);
- wiegende Atmung (S. 56);
- Sarasvati-Mudra (S. 176 f.) sowie
- Visualisierung des zweiten Chakras (S. 172).

Übungen

Sarasvati-Mudra – Mudra für Kreativität und Inspiration

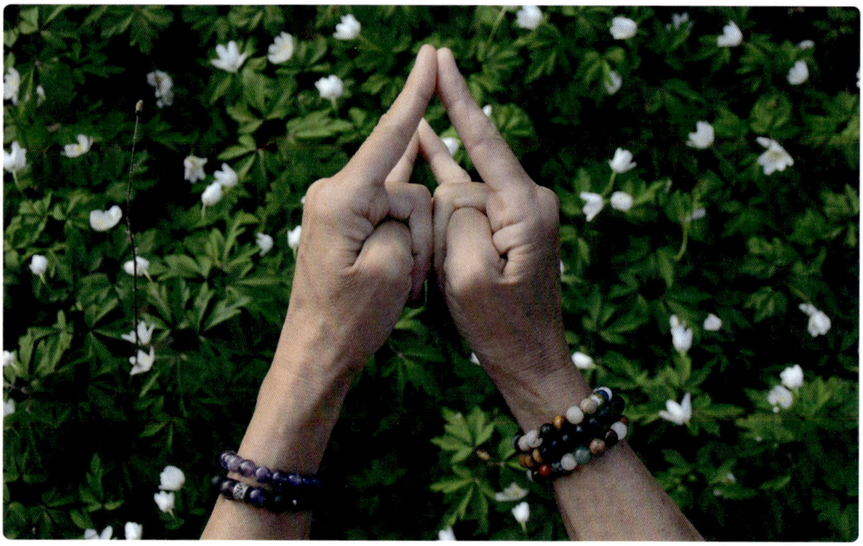

Das Sarasvati-Mudra passt wunderbar in eine Wasserstunde. Sarasvati ist die hinduistische Göttin der Künste, der Dichtung, der Literatur und Schrift, der Weisheit, des Tanzes, des Gesanges und der Musik – eben die Göttin, die für Kreativität und Inspiration steht und insofern eine würdige Namensgeberin ist.

Mit diesem Mudra öffnest du dich für ein inspiratives und kreatives Leben, indem du dich auf die Entdeckungsreise nach deinen einzigartigen Talenten und Gaben machst und Möglichkeiten findest, sie kreativ ein- und umzusetzen.

Gib dich hin und lasse dich überraschen, was für Ideen auftauchen. Was ist dein Beitrag, die Welt für andere bunter, fröhlicher, lebenswerter zu machen und dabei selbst in deinem Element zu sein?

So geht's:
Du legst die Daumen in die Handflächen und umschließt ihn mit den Mittel- und Ringfinger. Dann legst du die Fingerrücken aneinander, die Kuppen der Zeigefinger und gegebenenfalls auch die der kleinen Finger berühren sich (es gibt Darstellungen, in denen sich nur die Zeigefinger berühren). Spüre einfach, was sich besser anfühlt, folge auch hier schon deiner Intuition!

Wenn du dich auf das Element Wasser fokussieren möchtest, dann praktiziere – wenn möglich – den Yoga Walk am Wasser. Das Element in deiner Nähe zu haben, hilft dir dabei, locker zu werden, mehr zu fließen und die Kreativität in dir zu wecken.

Sammlung zum Element Wasser

Komme wieder für dich an und finde durch den Atem in eine Ruhe ...

Nimm bewusst wahr, wie dein Atem deinen Körper ganz sanft bewegt und alles in einem immerwährenden Fluss ist, dem du dich jetzt voll und ganz hingibst.

Wenn du magst, stelle dir vor, du stehst (sitzt oder liegst) auf einem Floß oder in einem kleinen Boot auf einem Fluss und lässt dich vom Atem flussabwärts treiben.

Mal ist der Atem schneller und unruhiger, mal ist er lang und gleichmäßig. Und je ruhiger und gleichmäßiger er ist, desto angenehmer ist die Fahrt auf dem Fluss des Lebens.

Je weniger du versuchst, gegen den Strom anzukämpfen, zurückzupaddeln oder vorzueilen, desto angenehmer, freudvoller, freier und gegenwärtiger ist die Tour.

Und hier und jetzt genießt du alles einfach nur. Fließe mit dem Atem, der dich in eine wohltuende inspirierende Ruhe hineinschaukelt.

Und mit dieser neuen Energie startest du in deine Aufwärmphase und in deinen Yoga Walk. Nutze das Bild der Anfangssammlung gerne häufiger. Bringe dich damit immer wieder zum Fließen.

Kleiner Wasserflow

Schritt 1: Beginne in der Berghaltung (S. 83ff.), gerne mit der oben beschriebenen Sammlung zum Element Wasser. Übe den Berg dynamisch, indem du dein Gewicht immer wieder leicht nach vorne, hinten, rechts oder links verlagerst.

Schritt 2: Einatmen: Bringe die Arme über die Seiten in Richtung Himmel. (S. 85/88)

Schritt 3: Ausatmen: Beuge die Knie und lege die Hände auf deine Oberschenkel (gestützter Stuhl). (S. 96)

Schritt 4: Einatmen: Hebe von hier aus dein Herz und komme in ein geführtes Hohlkreuz. (S. 96)

Schritt 5: Ausatmen: Runde dich, dein Kinn zieht in Richtung Brustbein. Wiederhole das gerne einige Male. (S. 96)

Schritt 6: Einatmen: Tritt mit dem linken Bein einen Schritt zurück und komme in den „Krieger I" oder in den hohen Ausfallschritt. (S. 97)

Schritt 7: Ausatmen: Drehe die Hüfte auf für den „Krieger II". (S. 98)

Schritt 8: Schwinge einen Augenblick ganz intuitiv im „Krieger II". Die Fußsohlen bleiben dabei geerdet.

Schritt 8: Einatmen: Komme zurück in den „Krieger I" oder in den hohen Ausfallschritt. (S. 97)

Schritt 9: Ausatmen: Ziehe das hintere Bein nach vorne für den „gestützten Stuhl". Wiederhole hier gerne nochmals den Bewegungsablauf von Schritt 4 und 5. (S. 96)

Schritt 10: Einatmen: Richte dich wieder auf und strecke die Arme lang zum Himmel. (S. 85/88)

Schritt 11: Ausatmen: Beende die Flowrunde wieder in der Berghaltung, nimm hier gerne die Hände in das Sarasvati-Mudra und spüre kurz nach. Wiederhole den Flow auf der anderen Seite. (S. 83 ff.)

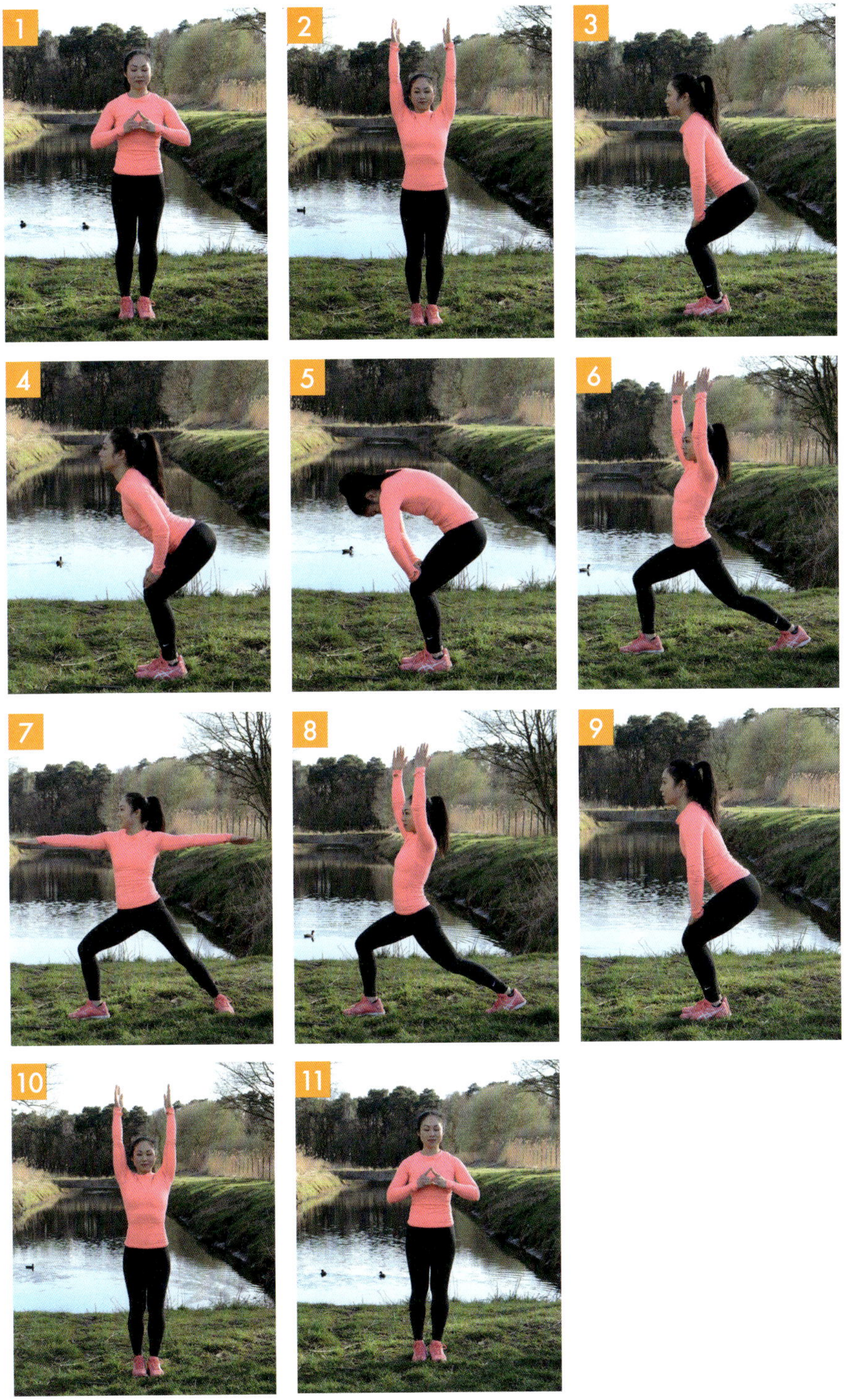
1
2
3
4
5
6
7
8
9
10
11

PRAXISTIPP

Ich halte in einer Wasserpraxis die Übungen weniger und fließe mehr. Auch intuitive Bewegungen in den einzelnen Asanas passen prima. Selbst der Berg darf mal etwas schwingen. Versuche, einen Fluss aufzubauen, in dem du dich wohlfühlst. Nutze das Sarasvati-Mudra in den Stillephasen und zum Nachspüren.

Abschluss

Um den Yoga Walk zum Wasserelement zu beenden, kannst du z. B. die Anfangsmeditation wiederholen, eine Chakra-Visualisierung durchführen, eine der Naturmeditationen zum Thema Wasser (Fluss-, See- oder Meermeditation) machen oder dir abschließend einfach ein (kleines) Naturbad am Wasser (S. 49) gönnen.

Wenn du dich für den Wasserfall entscheidest, stelle dir am Ende gerne vor, wie du mit einem Mal bemerkst, dass sich von der Gebirgsquelle aus ein kleiner Fluss abgabelt.

- War er immer schon da?
- Und das Floß, das du jetzt entdeckst, scheint dich abholen zu wollen.
- Welchen Weg nimmt der Fluss?
- Birgt er Gefahren?

Du weißt es nicht. Aber du bist erfrischt, befreit, bestärkt, inspiriert und voller Zuversicht und bereit, dich auf diesen besonderen Weg zu machen. Auf deine ganz individuelle Reise!

Du weißt jetzt, dass du deinen Weg gehen kannst, ganz gleich, was andere darüber sagen oder denken mögen! Lasse dich noch eine Weile vom Fluss des Lebens treiben und genieße hier einfach dein Sein.

Und wenn du so weit bist, lege noch einmal die Hände auf deinen Unterbauch, verbinde dich mit deinem Sakralchakra und dem dir innewohnenden Fluss. Vom Wasser gereinigt, inspiriert und geklärt, gehst du nun mit neuem Schwung zurück in den Alltag.

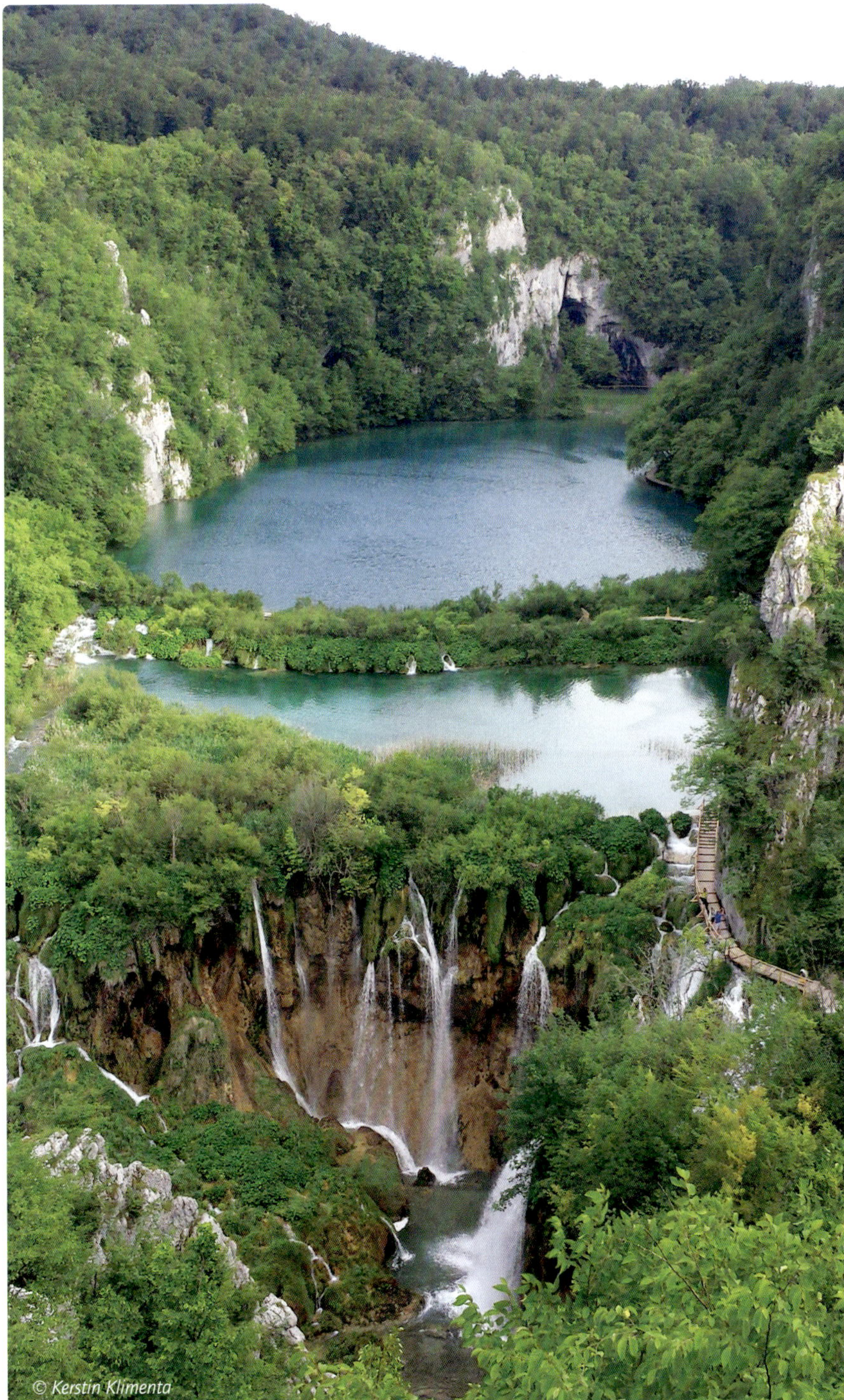
© Kerstin Klimenta

Das Element Feuer

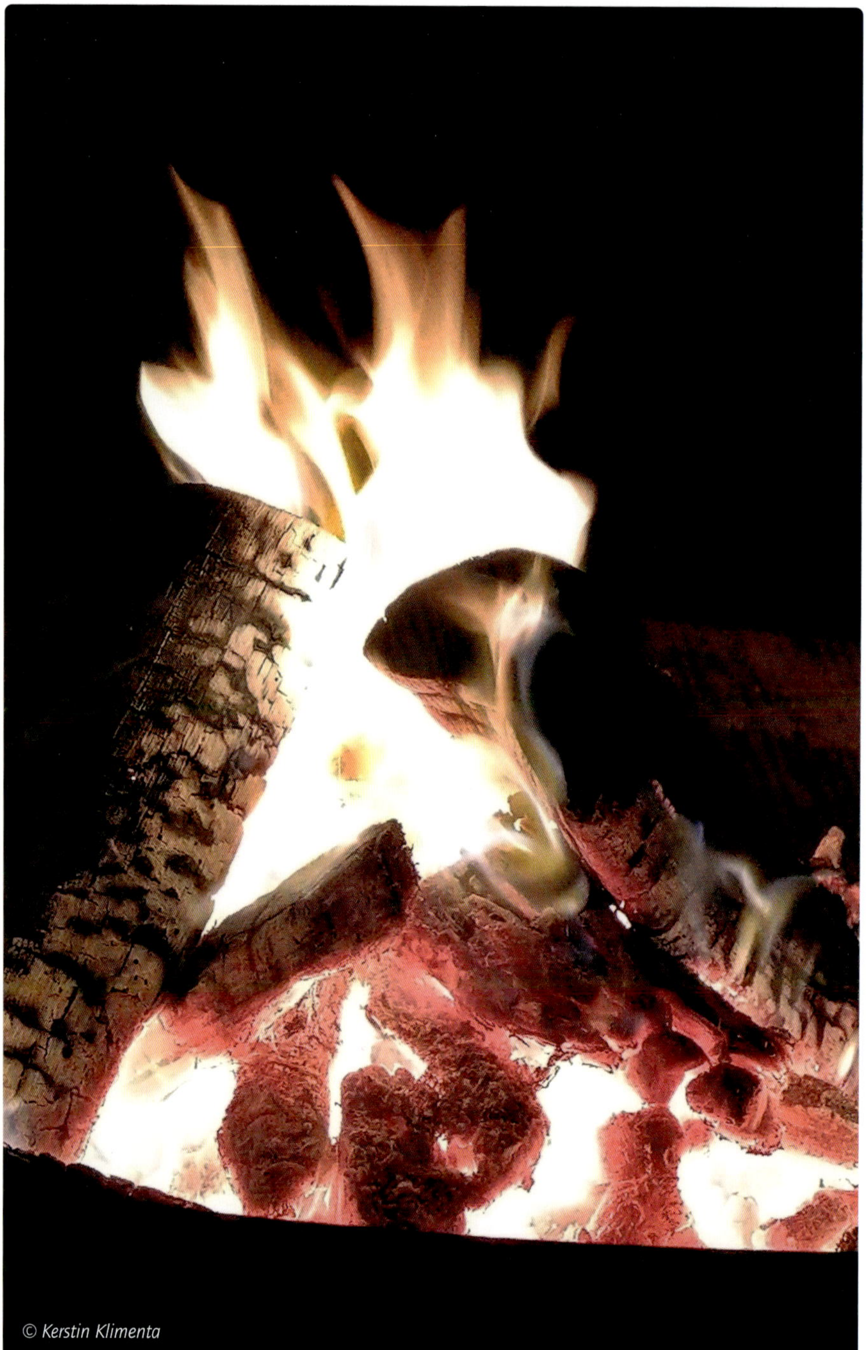

© Kerstin Klimenta

Beim Element Feuer wird unser drittes Chakra – das Nabel- oder auch Manipura-Chakra – angesprochen.

Themen wie Selbstbewusstsein, Willenskraft und Mut werden mit diesem Chakra und mit dem Element Feuer in Verbindung gebracht. Ihm wird die Farbe Gelb zugewiesen – ein starkes Sonnengelb – das dir viel Energie und Antrieb gibt.

Wenn das dritte Chakra blockiert ist, dann fällt es den Menschen schwer, den inneren Schweinehund zu überwinden und ins Tun zu kommen. Oft stehen wir auch da und wissen einfach nicht, welchen Weg wir nun einschlagen sollen.

Menschen mit einem geöffneten Solarplexuschakra hingegen sind selbstbewusst, antriebsstark und innerlich sehr ausgeglichen. Sie hören auf ihr Bauchgefühl, können sich leicht entscheiden und stellen sich ihren Ängsten. Mit Widrigkeiten und Kritik können sie gut umgehen, da sie einfach gefestigt sind.

Diese Yogapraxis kann dir dabei helfen, dein inneres Feuer zu entfachen und herauszufinden, wofür du wirklich brennst!

Folgende Übungen eignen sich besonders zur Entfachung des Feuers:

- Uddiyana Bandha (S. 74f.);
- Feueratmung (S. 61);
- Kerzen-/Feuermeditation (S. 188);
- Matangi Mudra (S. 184) sowie
- Visualisierung des dritten Chakras (S. 172).

Übungen

Matangi-Mudra – Mudra zur Stärkung der Willenskraft

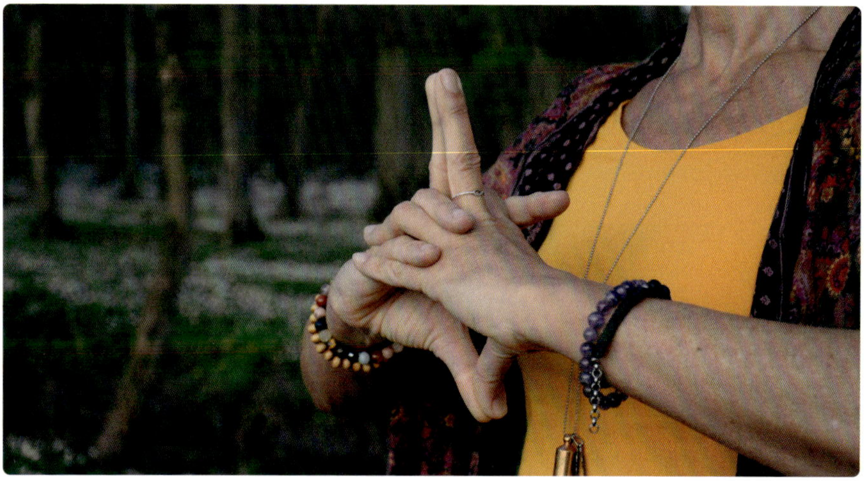

Mit diesem Mudra kannst du sinnbildlich dein Ziel anvisieren und im Auge behalten. Es stärkt deine Willenskraft, weckt das Feuer in dir und hilft dabei, dich zu stärken und bei deinem Vorhaben am Ball zu bleiben.

So geht's:

Verschränke deine Finger ineinander. Die Mittelfinger und die Daumen ziehst du lang, die jeweiligen Kuppen berühren sich. Die Daumen zeigen zum Chakra, die Zeigefinger zeigen nach oben. Sie symbolisieren den Weg von „Agni" – deinem Lebensfeuer.

Zentriere dich wieder mithilfe deines Atems.

Und während du jetzt allmählich deinen Atem tiefer werden lässt und vielleicht auch deinen Ujjayi-Atem etablierst, kommst du mit deiner Aufmerksamkeit zu deiner Körpermitte. Hier, ein paar Zentimeter über dem Nabel, befindet sich dein drittes Chakra, das Manipura-Chakra. Nimm wahr, wie sich deine Bauchdecke mit jeder Einatmung leicht wölbt und wie sie mit der Ausatmung sanft nach innen fällt.

Visualisiere hier in diesem Bereich ein schönes, kräftiges, goldgelbes Licht. Verweile einen Augenblick bei diesem Licht und gib ihm so viel Aufmerksamkeit und Kraft, wie es gerade geht.

Sammlung zum Element Feuer

Das dritte Chakra ist mit dem kraftvollsten aller Elemente verbunden: mit dem Feuer!

Feuer ist Leidenschaft pur. Passion! Es unterstützt uns dabei, unsere Wünsche und Träume zu verwirklichen.

Wir brauchen Durchsetzungskraft, Selbstbewusstsein und Willensstärke, damit unsere Wünsche und Träume keine Luftschlösser bleiben.

Nimm jetzt einmal deine Hände ins Matangi-Mudra. Die Finger verschränken sich, bis auf die Mittelfinger und die Daumen, die du zusammennimmst. Die Daumen zeigen zum Chakra, die Zeigefinger zeigen nach oben. Sie symbolisieren den Weg des Feuers „Agni" – des Lebensfeuers.

Spüre jetzt tief in dich hinein.

- Wofür bist du Feuer und Flamme?
- Wofür brennst du wirklich?
- Was möchtest du gerade schaffen?

Spüre auch die Kraft, die du aufbringen kannst, die Kraft, die in dir ist, um genau das zu tun, das zu erreichen, wofür du brennst! Spüre dieses kraftvolle, lodernde Feuer in dir und nimm es mit in deinen Yoga Walk und später deinen Alltag hinein.

Verbinde dich so im Laufe des Yoga Walks immer wieder mit dem „Feuer" in dir.

Kleiner Feuerflow

Schritt 1: Beginne in der Berghaltung (S. 83ff.), gerne mit der oben beschriebenen Sammlung. Nimm die Hände in dein Matangi-Mudra. Gerne kannst du diesen Flow mit der Feueratmung (S. 61) beginnen und beenden. Du kannst das Mudra im gesamten Flow halten, wenn du magst.

Schritt 2: Einatmen: Ziehe die Arme mit dem Matangi-Mudra nach oben. (S. 85/88)

Schritt 3: Ausatmen: Tritt mit dem linken Bein einen Schritt zurück für den „Krieger I" oder in den hohen Ausfallschritt (S. 97). Die Arme bleiben lang.

Schritt 4: Einatmen: Ziehe die Arme lang nach vorne, dein Ziel im Visier. Wenn du es knackig magst, dann winkle das linke Knie an und gehe mit dem Schienbein so tief, wie du es körperlich kannst.

Schritt 5: Ausatmen: Beide Beine strecken, die Arme lang nach oben ziehen (den Bewegungsablauf einige Male wiederholen).

Schritt 6: Einatmen: Nochmals dein Ziel in deiner Variante vom „Krieger I" anvisieren.

Schritt 7a: Ausatmen: Mit deinem anvisierten Ziel vor Augen kommst du in den „Krieger III" (S. 102) (alternativ in den „Skispringer"). Hier kannst du kurz halten und dann direkt mit Schritt 10 weitermachen oder

Schritt 8: Einatmen: Beuge beide Knie, gehe etwas tiefer und nimm das Mudra vor dein Herz.

Schritt 9: Ausatmen: Komme zurück in den „Krieger III" und visiere dein Ziel an (wiederhole diese beiden Schritte gerne einige Male).

Schritt 10: Einatmen: Erde das (schwebende) linke Bein neben dem rechten und strecke die Arme mit dem Mudra nochmals lang noch oben, dein Blick kann folgen. (S. 85/88)

Schritt 11: Ausatmen. Führe die Hände im Willensmudra vor dein Herz und spüre nach. (S. 83 ff.)

Auch diesen Flow wieder mit der anderen Seite wiederholen.

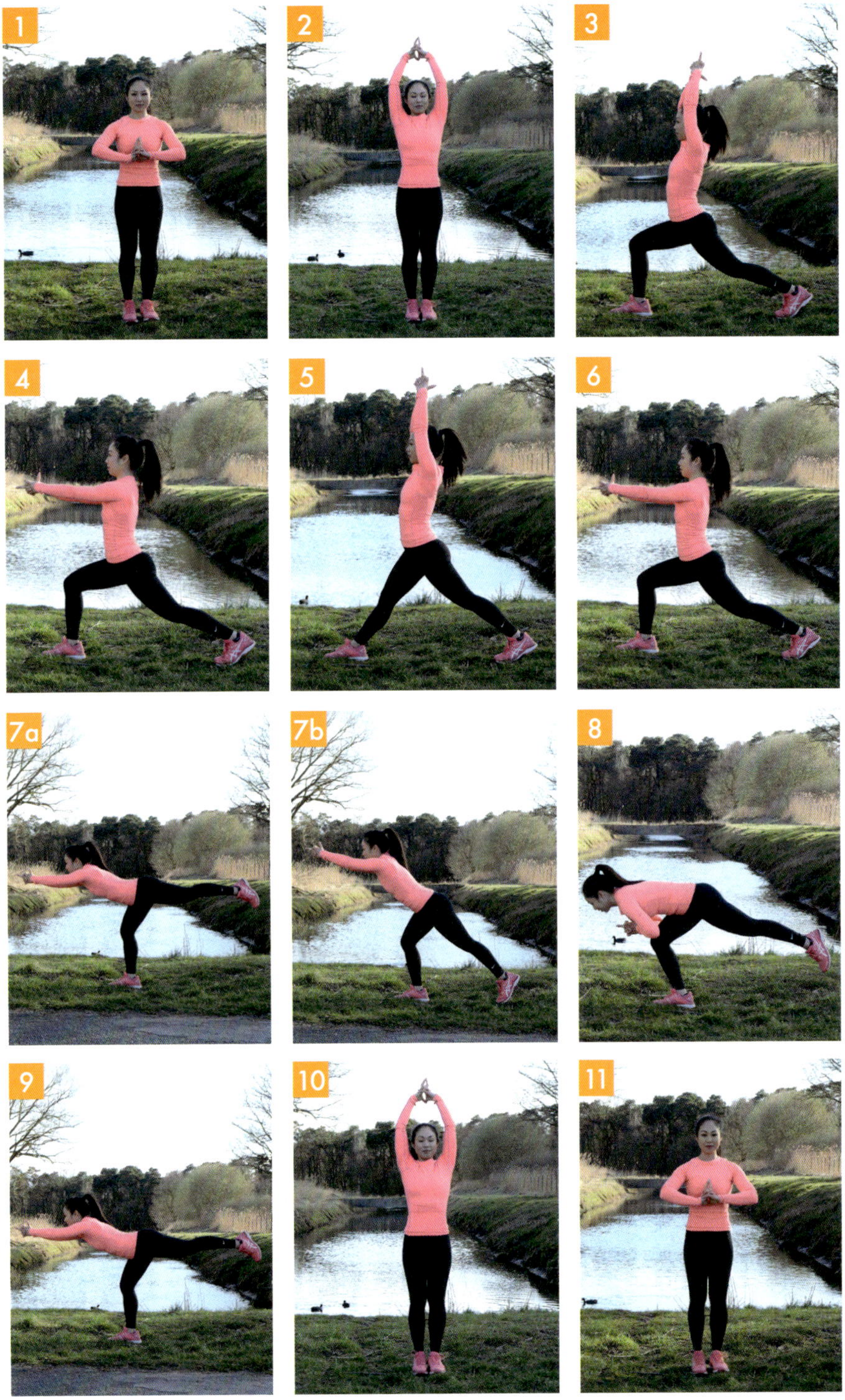
1
2
3
4
5
6
7a
7b
8
9
10
11

Abschluss

Um den Yoga Walk zum Feuerelement zu beenden, kannst du z. B. die Anfangssammlung wiederholen oder dich mit der nachfolgenden Meditation noch intensiver mit dem Element Feuer verbinden:

Zünde jetzt in deiner Vorstellung eine Kerze (ein Feuer) an und visualisiere die Flamme (das Feuer), so gut es dir möglich ist. Blicke einfach eine Weile in die Flamme.

PRAXISTIPP

Je nach Jahreszeit und Witterungsbedingungen kannst du dir natürlich eine echte Kerze für die Meditation mitnehmen.

Bemerke, wie sie sich durch kleine Luftzüge bewegt und entspanne dich immer mehr. Atme tief ein und aus, genieße das Gefühl einer neuen Leichtigkeit, die dich immer mehr umgibt.

Spüre die beruhigende Wirkung der Flamme.

Atme entspannt weiter und lasse mit der Ausatmung alle negativen Energien aus dir herausfließen.

Vielleicht kannst du den Geruch des Feuers wahrnehmen, das leiste Knistern oder Knacken der Flamme.

Dabei entspannst du immer mehr. Wirst ruhig und hörst nur noch auf dich selbst, auf deine eigene Mitte, auf dein Herz.

Spüre noch einmal tief in dich rein. Wofür brennst du wirklich?

Wenn du magst, dann visualisiere einmal, dass du in einem Meer aus Feuer stehst. Ein Feuer, das dich nicht verletzt, sondern das dir Kraft gibt!

Nimm mit jedem Atemzug das Feuer, die Hitze, in dir auf.

Spüre, wie sich die Flamme in dir ausbreitet. Erst ganz langsam und dann immer mehr.

Lasse dabei jede Form von Angst los, denn dieses Feuer möchte dir nichts anhaben.

Du kannst dich an ihm weder verbrennen noch ersticken.

Auch wenn du unangenehme Gefühle spüren solltest, atme weiter die Hitze des Feuers ein. Spüre, wie alles in deinem Körper zu brennen beginnt.

Eine neue, ungeahnte Kraft breitet sich aus.

Eine Kraft, die dir Ruhe und Frieden bringt.

Eine Kraft, die dich bestärkt, Schritt für Schritt deinen Weg zu gehen.

Du bist erfüllt von dieser unbändigen Kraft aus Glück, Frieden und Ruhe. Nimm das bewusst wahr.

Dein Bewusstsein öffnet sich nun vollkommen in Hingabe.

Lasse die entzündete Flamme in deinem Körper noch etwas weiter brennen.

Entspanne dich in die ruhende Kraft der Flamme hinein.

- Welche Gefühle, welche Emotionen kommen in dir hoch?
- Was spürst du?
- Spürst du eine neue Kraft?
- Eine neue Energie?
- Heiße sie willkommen!

Lasse sie noch einen Augenblick in dir wirken. Wenn du so weit bist, lässt du die Hitze wieder aus dir herausfließen und mit ihr alle Sorgen, alle Zweifel und jene Ängste, die dich davon abhalten, das zu tun, wofür du wirklich brennst.

Du weißt jetzt, dass du eine unbändige Kraft in dir hast, die dir dabei hilft, alles zu erreichen, was du wirklich möchtest. Und du kannst dich jederzeit wieder mit dem Feuer in dir verbinden, wenn dich doch mal wieder Zweifel oder Ängste aufsuchen sollten.

Gestärkt und voller Zuversicht und Vertrauen zu dir selbst kommst du langsam wieder zurück ins Hier und Jetzt und gehst gestärkt in den Alltag hinein.

Das Element Luft

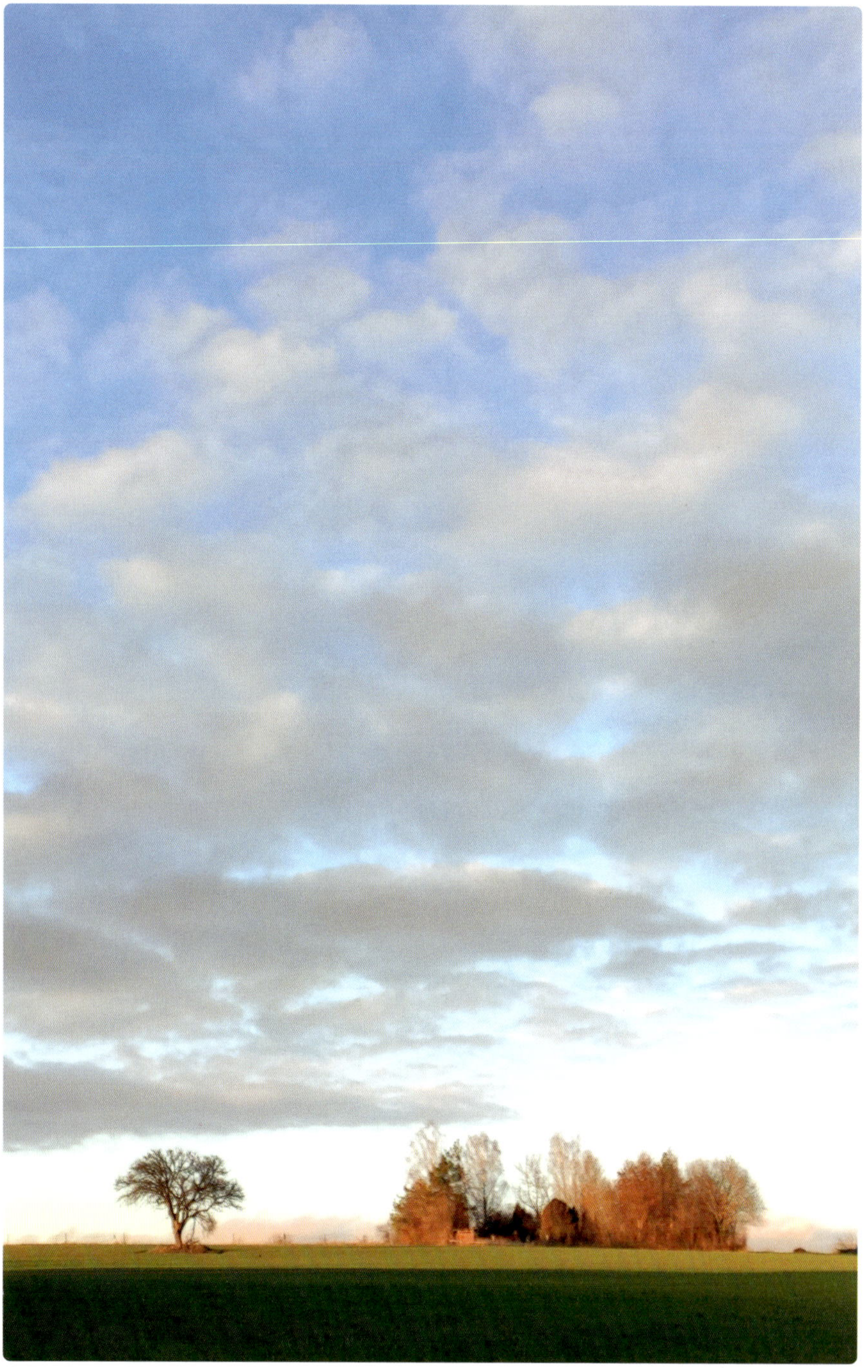

Das Element Luft ist mit dem vierten Chakra, dem Herz- oder Anahata-Chakra, verbunden. Es sitzt zwischen Brustbein und Brustwirbelsäule auf der Höhe des Herzens.

In ihm bündeln sich die drei unteren physisch-emotionalen und die drei oberen geistig-spirituellen Zentren.

Das Herzchakra steht für die Menschlichkeit in uns, für Eigenschaften wie Liebe, Mitgefühl, Hingabe und Güte. Grün – die Farbe der Hoffnung – und der Tastsinn werden diesem Chakra zugeordnet, was im übertragenen Sinne meint, „mit Dingen in Berührung zu sein" oder „uns im Herzen berühren lassen".

Ein blockiertes Herzchakra hängt häufig damit zusammen, dass unser Vertrauen verletzt worden ist. Eine starke Enttäuschung oder tiefe Trauer geht damit einher. Das Herz wurde verletzt und aus Angst vor erneuten Kränkungen bauen Menschen gerne eine Mauer um ihr Herz auf, um es zu schützen. Auch wenn wir selbst anderen schmerzvolle Dinge angetan haben, kann das Verdrängen zu einer Blockade im vierten Chakra führen.

Ein blockiertes Herzchakra kann sowohl körperliche als auch seelische Beschwerden wie Depressionen, Angstzustände, Atembeschwerden, Herzerkrankungen, Rücken- oder Schulterschmerzen oder Ähnliches zur Folge haben.

Ein Mensch mit einem gesunden Anahata-Chakra strahlt aus dem Herzen heraus, er ist geduldig und nimmt nichts persönlich.

Anahata – das steht für die universelle, bedingungslose Liebe – und die zeichnet sich durch die Annahme aller unserer Facetten und die anderer Menschen und des Lebens allgemein aus.

Der Atem ist die Luft zum Leben. In einer klassischen Luftstunde hilft die Verbindung von Atem und Bewegung zu mehr Leichtigkeit.

Ebenso wie die Wasserstunden sind die Luftstunden eher locker, leicht und lebendig.

Folgende Übungen eignen sich besonders zur Stärkung des viertes Chakras/für eine Luftpraxis:

- Alle „Herzöffner"/Rückbeugen (S. 70 ff.);
- Pranayama – Herzatmung (S. 62);
- Garuda-Mudra (S. 192) sowie
- Visualisierung des vierten Chakras (S. 172).

Übungen

Garuda-Mudra/Adler-Mudra/Mudra für mehr Leichtigkeit

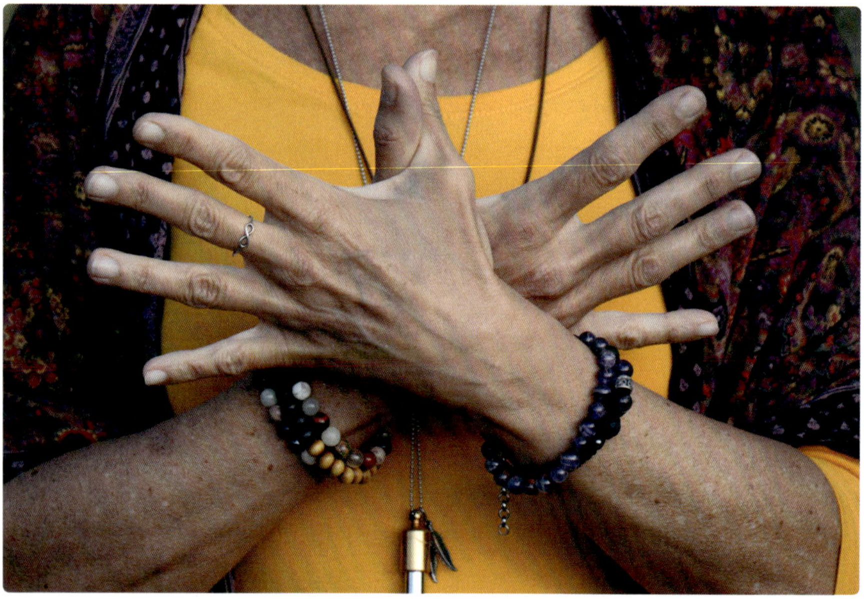

Das Garuda-Mudra sieht aus wie ein Vogel – oder wie Flügel. Daher wird es auch Adler-Mudra genannt, denn der Adler steht für Freiheit.

So geht's:

Du nimmst beide Hände, die Handflächen zeigen zu dir hin. Die Finger sind abgespreizt und dann gibst du die Finger so übereinander, dass die Daumen sich verhaken.

Dieses Mudra kannst du als Ausgangspunkt für einen Flow und auch für die Meditation nehmen.

Sammlung zum Thema Luft

Nimm ein paar tiefe Atemzüge und komme gemeinsam mit dem Atem HIER (an dem Ort, an dem du gerade bist) und bei dir an.

Und während du jetzt allmählich deinen Atem tiefer werden lässt und vielleicht auch deinen Ujjayi-Atem etablierst, kommst du mit deiner Aufmerksamkeit einmal zu deinem Herzen. Im Brustbereich auf Herzhöhe befindet sich dein viertes Chakra, das Anahata-Chakra.

Lege, wenn du magst, die Hände im Garuda-Mudra auf den Brustbereich.

Nimm wahr, wie sich deine Rippenbögen mit jeder Einatmung ausdehnen und wie sie sich mit der Ausatmung wieder senken.

Stelle dir vor, wie sich dein Herz mit jeder Einatmung immer mehr öffnet und du dir erlaubst, alles, was du noch auf dem Herzen hast, loszulassen.

Spüre, wie so Leichtigkeit entsteht.

Nimm dir diesen Augenblick, um einfach nur zu sein. FREI. Lasse diese Freiheit Raum einnehmen – lasse sie ganz groß und weit werden. Diese Freiheit ist immer da, sie ist immer in dir. Verleihe der Freiheit Flügel!

Freiheit ist der Zustand fernab von Wertungen, Wünschen, Erwartungen und Ängsten – fernab von der Steuerung im Außen.

Atme und verbinde dich mithilfe des Atems noch einmal bewusst mit dieser dir innewohnenden Freiheit und dann nimm sie mit in deinen heutigen Yoga Walk hinein.

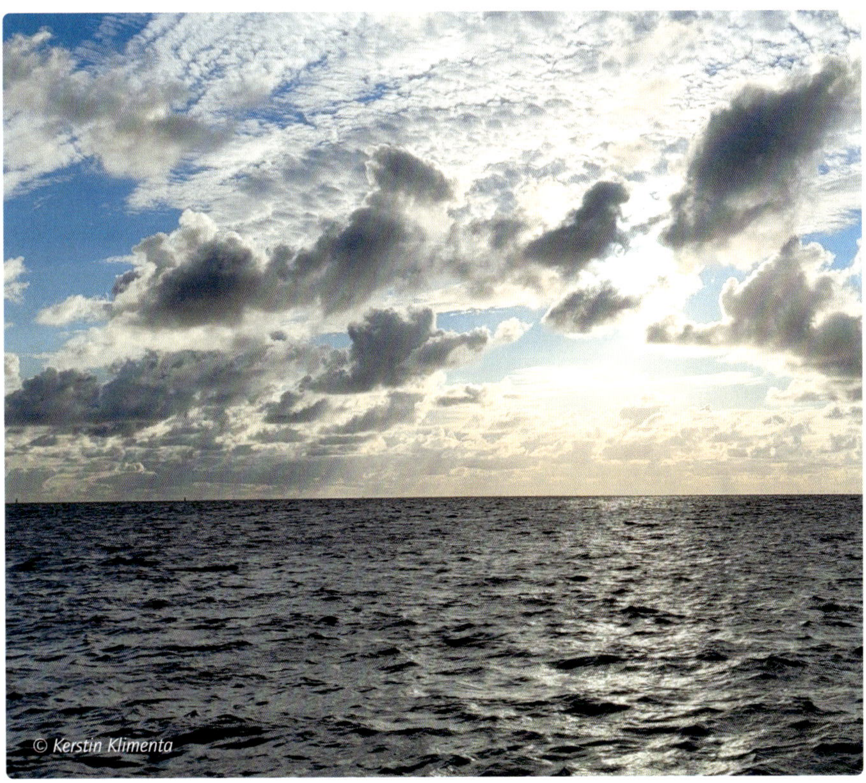

Kleiner Luftflow

Schritt 1: Beginne in der Berghaltung (S. 83ff.), gerne mit der oben beschriebenen Sammlung zum Element Luft. Nimm hierfür die Hände gerne im Garuda-Mudra vor dein Herz und praktiziere für einen Augenblick die Herzatmung (S. 62). Versuche, dich von dem zu befreien, was dir gerade noch „schwer" auf dem Herzen liegt.

Schritt 2: Einatmen: Nimm deine Arme auf Schulterhöhe auseinander und öffne dein Herz (leichte Rückbeuge). (S. 85)

Schritt 3: Ausatmen: Beuge leicht deine Knie, verhake die Daumen wieder im Garuda-Mudra und verneige dich sinnbildlich vor dir, deinem Herzen, deiner Freiheit. (S. 96)

Wiederhole Schritt 2 und 3 gerne mehrere Male.

Schritt 4 – Einatmen: Stelle dir deine Arme jetzt als Flügel vor, die du zu den Seiten hin ausbreitest und nach oben „schwingst". (S. 90)

Schritt 5 – Ausatmen: Lasse deine „Flügel" nach unten gleiten und komme dabei in eine leichte Hocke oder deine Variante der stehenden Vorbeuge. (S. 89)

Schritt 6 – Einatmen: Strecke die Beine wieder (die Knie dürfen natürlich auch leicht angewinkelt bleiben) und der Rücken ist gerade etwa auf Hüfthöhe. Dabei breitest du die Flügel wieder aus. (S. 90)

Schritt 7 – Ausatmen: Du lässt die „Flügel" nach unten gleiten und kommst zurück in die Hocke oder in eine Vorbeuge.

Wiederhole auch Schritt 6 und 7 gerne mehrere Male.

Schritt 8 – Einatmen: Du richtest dich vorsichtig auf, trittst mit dem linken Fuß einen Schritt zurück („Krieger I" oder Variante) und öffnest die Arme wieder auf Schulterhöhe. (S. 97)

Schritt 9 – Ausatmen: Komme von hier aus zurück in die Vorbeuge; gerne kannst du hier die Hände wieder im Garuda-Mudra zusammenbringen. (S. 89)

Wiederhole das gerne mehrere Male und wechsle dabei immer das Bein.

Schritt 10 – Einatmen: Richte dich wieder auf, die Arme nimmst du über die Seiten zum Himmel. (S. 85/88)

Schritt 11 – Ausatmen: Nimm die Hände noch einmal in das Garuda-Mudra und spüre nach. (S. 83 ff.)

Da du die Seiten direkt im Flow wechselst, muss er nicht mit der anderen Seite wiederholt werden. Natürlich kannst du hier so oft durchfliegen, wie du magst! Breite einfach deine Flügel aus und fühle dich frei!

In einer „luftigen" Yogapraxis liegt der Fokus darauf, die Herzen zu öffnen, sich leicht, lebendig und frei zu fühlen.

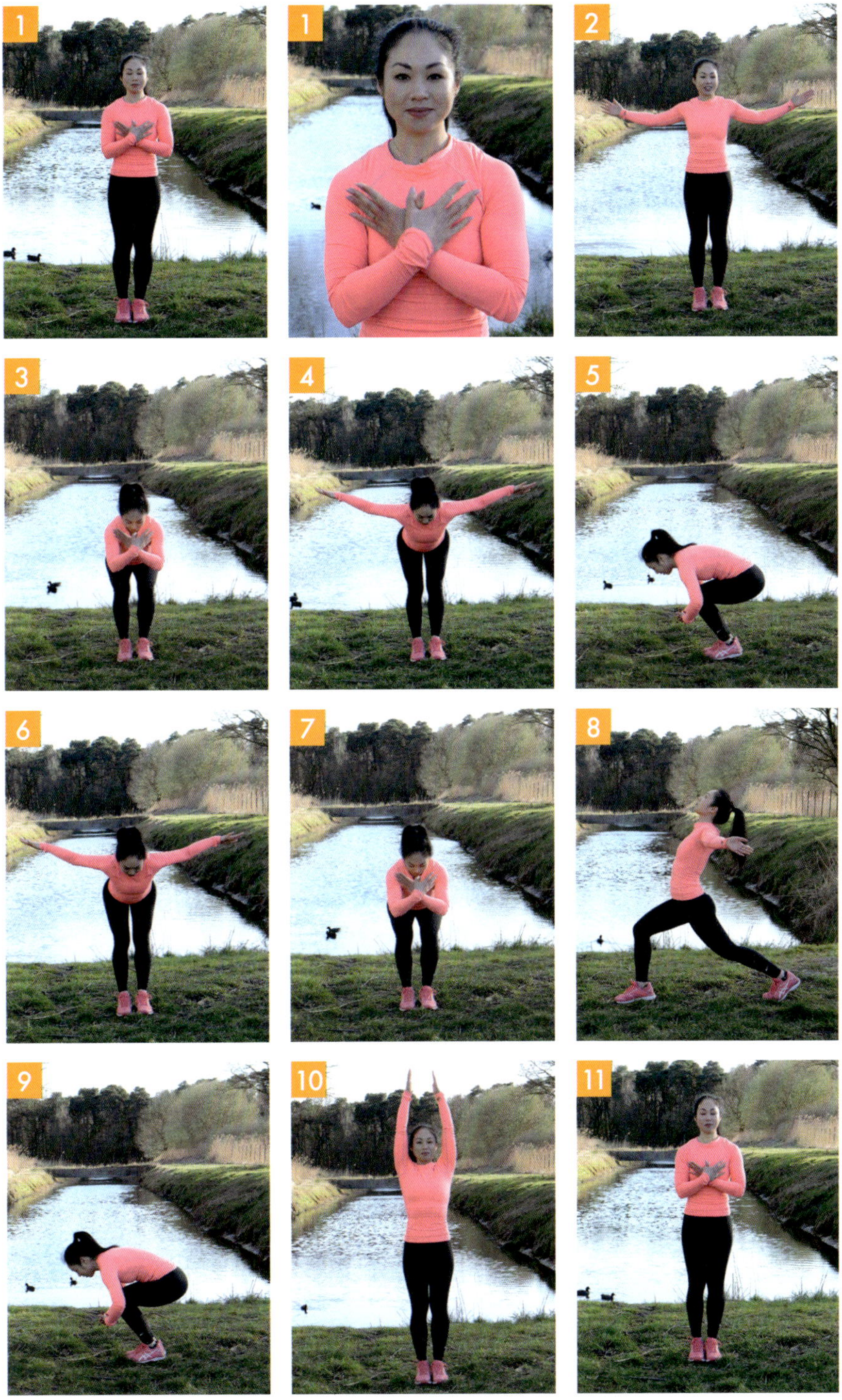
1
1
2
3
4
5
6
7
8
9
10
11

Abschluss

Um den Yoga Walk zum Luftelement zu beenden, kannst du auch die Anfangssammlung wiederholen oder dich mit der nachfolgenden Meditation noch intensiver mit dem Element Luft verbinden:

Lasse zunächst wieder Ruhe einkehren – Ruhe im Körper und Ruhe in den Geist.

Spüre, wie diese wohltuende Ruhe dich immer mehr einnimmt, wie sie dich ummantelt, umhüllt und in jede einzelne Zelle deines Körpers dringt. Ruhe. Stille.

Atme tief ein und aus und schalte die Umgebung um dich herum ab.

Dein Atem fließt ruhig und gleichmäßig. Und mit jedem Atemzug entspannst du mehr und mehr ...

Höre nur noch deinen Herzschlag und auf deinen Atem.

Spüre, wie du immer ruhiger wirst.

Stelle dir nun einen wundervollen Ort vor, einen Ort, an dem es eine ganz besondere Luft gibt. Vielleicht bist du auch gerade an genau so einem Ort.

Visualisiere ihn oder schaue dich einfach um.

Spüre diese wundervolle, angenehme Luft, von der du jetzt umhüllt bist. Mit jedem Atemzug nimmst du diese köstliche Luft in dir auf.

Achte auf eine gleichmäßige, ruhige und tiefe Atmung.

Verbinde dich mit dem Element Luft. Verbinde dich mit Leichtigkeit.

Weite dein Bewusstsein und lasse die Luft und alles Reine, was von ihr kommt, in dich hineinfließen.

Spüre, wie alle Anspannungen mit jedem Atemzug von dir weichen und sich immer mehr Luft in deinem Körper ansammelt.

Atme diese köstliche, angenehme Luft so lange ein, bis du dich leicht wie die Luft selbst fühlst.

Nimm wahr, wie sich mit jedem Atemzug die Luft in reine Energie umwandelt und wie sie sich in deinem Körper vermehrt.

Spüre diese neue Kraft, die jetzt durch deine Adern fließt.

Diese reine Energie befreit dich von deinen Sorgen, Ängsten und Problemen.

Diese reine Energie entfacht eine neue Kreativität.

Diese reine Energie ist pure Inspiration.

Diese reine Energie ist Freiheit.

Breite deine Flügel aus. Schwebe. Frei. Freudig. Leicht.

Spüre, wie du immer und immer leichter wirst. Genieße noch einen Augenblick diese Leichtigkeit, die Weite, dein reines Herz und komme, wann immer du magst, zurück in dein Alltagsbewusstsein.

Verlasse den Ort in dem Wissen, dass du genug reine Energie und reine Luft aufgesogen hast und dich diese Leichtigkeit jetzt im Alltag begleiten wird.

Du weißt auch, dass du diesen Ort jederzeit wieder aufsuchen kannst, wenn dir etwas schwer auf deinem Herzen liegt.

AUSBLICK: YOGA WALK – DIE MISCHUNG MACHT'S

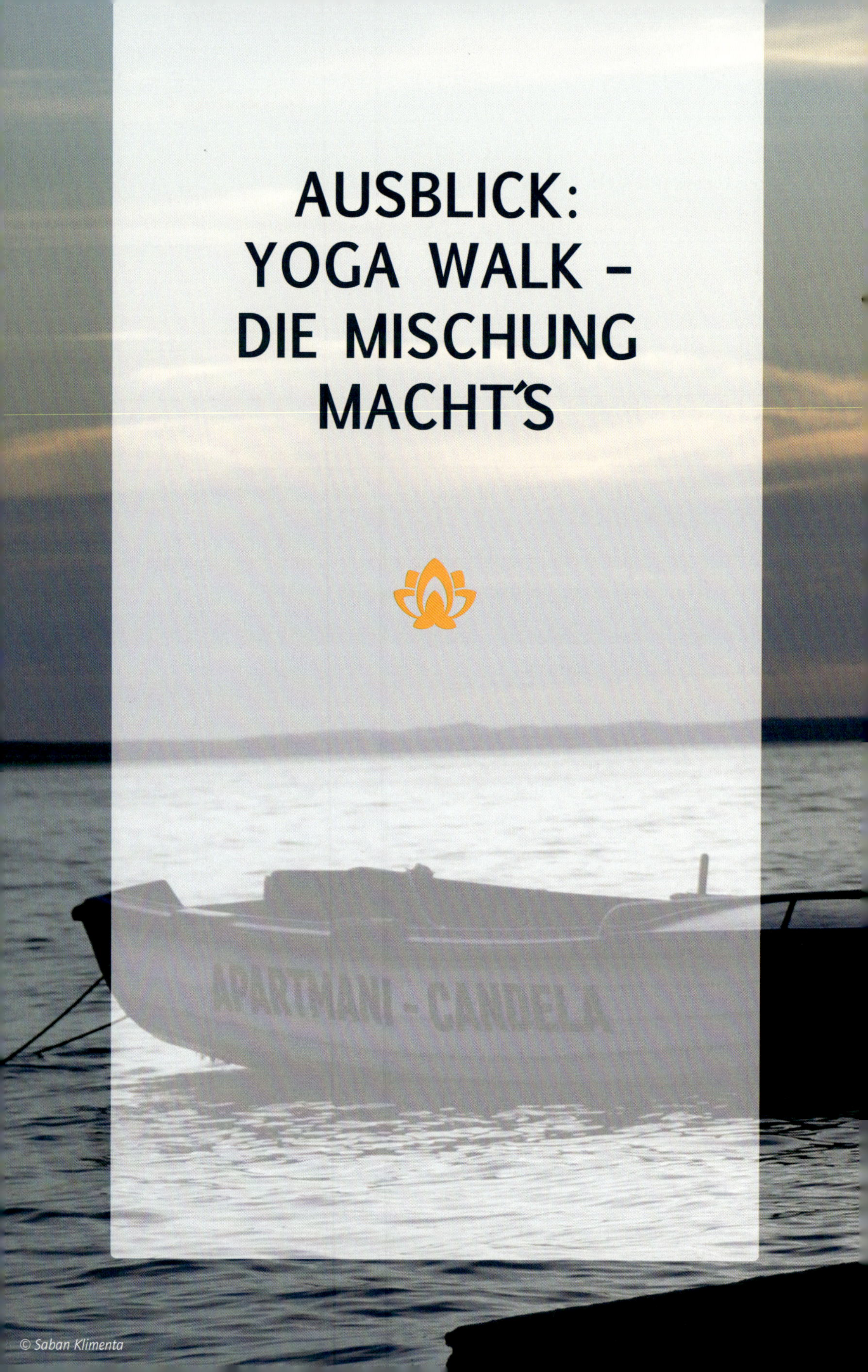

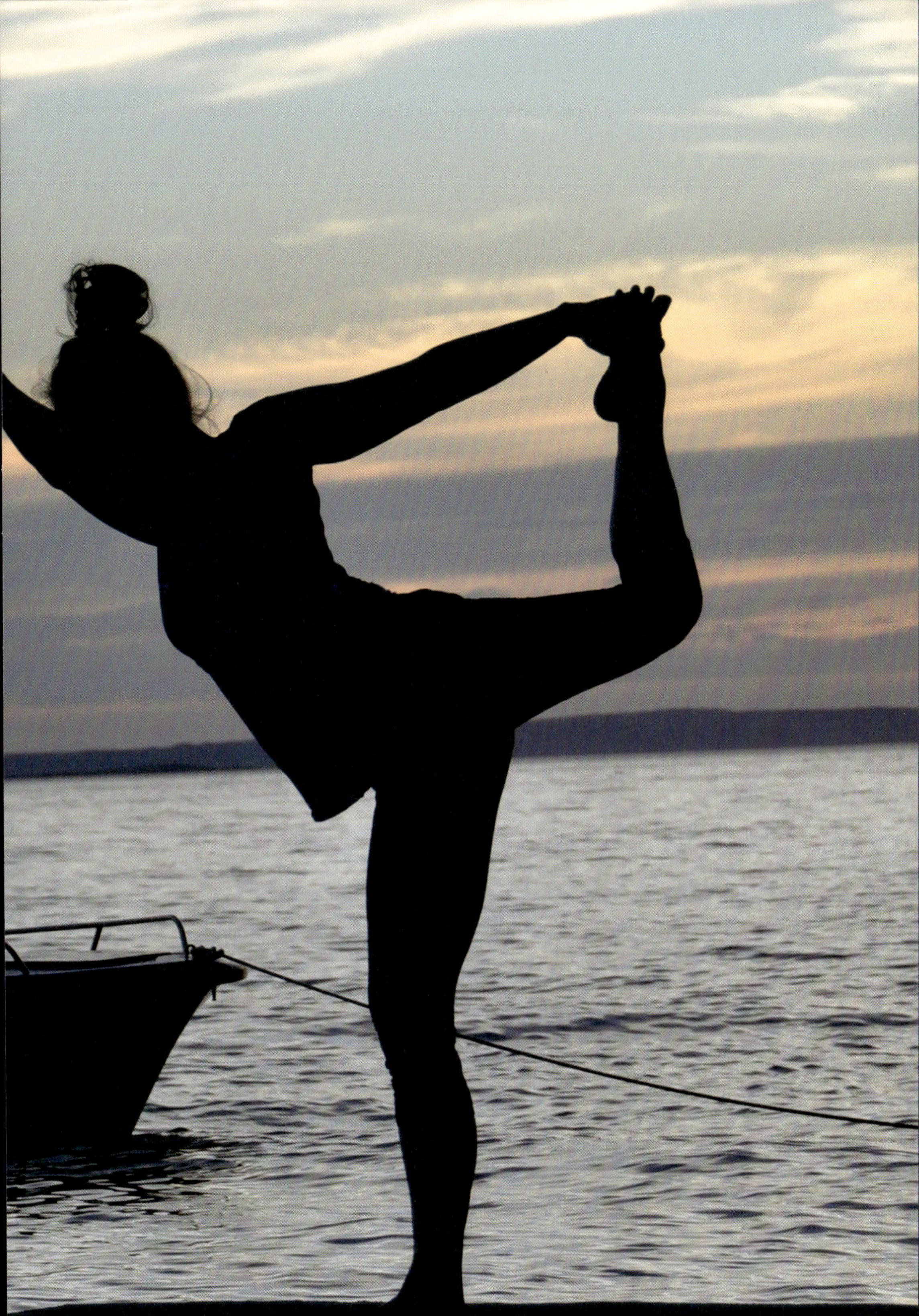

Jede in diesem Buch vorgestellte Übung kannst du natürlich auch für sich stehend in einem Raum oder draußen praktizieren, denn nicht immer finden wir im Alltag die Kraft, Zeit oder Muße, uns länger auf den Weg zu machen. Für den Yoga Walk solltest du mindestens 60 Minuten einplanen. Eine kleine (Atem-)Pause kannst du dir aber immer und zu jeder Zeit an jedem Ort schenken.

Um richtig aufzutanken und zur Ruhe zu kommen, ist der Yoga Walk mit seinen verschiedenen Phasen einfach ideal. Kombiniere hierfür die Übungen deiner Wahl und mache den Yoga Walk so zu deiner individuellen Auszeit in der Natur.

Probiere einfach ein wenig aus, experimentiere mit den verschiedenen Übungen und bekomme allmählich ein Gefühl dafür, was dir besonders guttut.

Während der Arbeit an diesem Buch bin ich an Krebs erkrankt. Eine Schockdiagnose, die mir erst einmal den Boden unter den Füßen weggerissen hat.

Der Yoga Walk war und ist mir in dieser schweren Zeit eine große Stütze. Fast jeden Tag bin ich draußen in der Natur. Und auch an Tagen, an denen das Kopfkino besonders laut war, ist es mir unterwegs mit den Übungen des Yoga Walks im Gepäck immer leichter gefallen, mich wieder in die Gegenwart zu holen.

Das Schöne an der Gegenwart ist, dass es hier keinen Platz für die „Horrorszenarien" und „Panikmacherei" des Egos gibt.

Denn es ist der unruhige EGOgeist mit seinen nicht enden wollenden Geschichten, der mit uns permanent in die Vergangenheit oder die Zukunft reist. Doch HIER, im gegenwärtigen Augenblick und beim Atem, ist es ruhig und friedlich. Immer.

Die achtsamen Momente beim Yoga Walk waren und sind Balsam für meine Seele. Die Bewegung und die frische Luft vitalisieren den Körper und der Geist darf Pause machen.

Natürlich gibt es Tage, da klopft der EGOgeist mit seinen Geschichten unaufhörlich an – doch mit ein wenig Hartnäckigkeit kannst du ihn immer wieder in seine Schranken verweisen. Und mit etwas konsequenter „Erziehung" ist er irgendwann auch nicht mehr ganz so aufdringlich und geschwätzig.

Ich kann für mich sagen, dass es mir an jedem Tag, an dem ich mit meinen Übungen draußen war, so viel besser ging als an jenen Tagen, an denen ich mich mit der Panik des Egos identifiziert habe.

Ich bin mir sicher, dass der Yoga Walk in seiner Ganzheit erheblich zur Steigerung des Wohlbefindens – besonders in schwierigen Lebensphasen – und schlussendlich zur Heilung beiträgt.

Auch wenn der Körper geschwächt ist, tut es gut, ihn sanft zu bewegen. Setze dich nicht unter Druck! Du musst nicht unzählige Kilometer runterreißen und anstrengende Asanas praktizieren – ein kurzer, achtsamer Walk mit ein paar entsprechend angepassten Übungen an (d)einem Wohlfühlort in der Natur reicht schon, um sich besser zu fühlen.

In der heutigen Gesellschaft werden wir quasi dazu erzogen, immer etwas (Besonderes) tun und leisten zu müssen. Selten ist uns etwas gut genug – wir streben immer nach mehr.

Der Dalai Lama bringt das Dilemma auf den Punkt. Als er einmal gefragt wurde, was ihn am meisten überrascht, antwortete er:

„Der Mensch, denn er opfert seine Gesundheit, um Geld zu machen. Dann opfert er sein Geld, um seine Gesundheit wiederzuerlangen. Und dann ist er so ängstlich wegen der Zukunft, dass er die Gegenwart nicht genießt. Das Resultat ist, dass er nicht in der Gegenwart lebt. Er lebt, als würde er nie sterben, und dann stirbt er, und hat nie wirklich gelebt."

Der Yoga Walk ist deine Auszeit und da musst du gar nichts. Es gibt kein Höher und kein Weiter, kein Schneller, kein Mehr, kein Richtig und kein Falsch.

Erlaube dir, in dieser Zeit einfach zu sein und den Augenblick zu genießen.

Und dabei wünsche ich dir ganz viel Frieden und Freude!

Namasté

Kerstin Klimenta

ANHANG

Literaturliste

(1) Annesley, M. (2020). *Achtsamkeit – eine Anleitung: Schritt für Schritt zu mehr Gelassenheit und Lebensfreude im Alltag.* Dorling Kindersley Verlag GmbH.

(2) Badwal, W. (2021). *Chakra-Yoga: Die wichtigsten Übungen zu den 7 Chakren für mehr Klarheit, Energie und Heilung.* Knaur Balance.

(3) Desikachar, T.K.V. (2011). *Über Freiheit und Meditation. Mit CD. Das Yoga Sutra des Patanjali. Eine Einführung.* Via Nova.

(4) Dienstmann, G. (2018). *Meditation: Eine praktische Anleitung.* Dorling Kindersley Verlag GmbH.

(5) Kingsland, J. (2017). *Die Hirnforschung auf Buddhas Spuren: Wie Meditation das Gehirn und das Leben verändert.* Beltz.

(6) Klimenta, K. (2020). *Yoga – Flows & Asanas auf dem Stuhl: So effektiv ist Yoga im Sitzen.* Trias.

(7) Kornfield, J. (2008). *Das weise Herz: Die universellen Prinzipien buddhistischer Psychologie.* Arkana.

(8) Krishnamurti, J. (2001). *Vollkommene Freiheit: Das große Krishnamurti-Buch.* FISCHER Taschenbuch.

(9) Osho (2004). *Das Buch vom Ego – Von der Illusion zur Freiheit.* Allegria.

(10) Sharamon, S. (2007). *Das Chakra-Handbuch. Vom grundlegenden Verständnis zur praktischen Anwendung.* Windpferd.

(11) Skuban, R. (2011). *Patanjalis Yogasutra: Der Königsweg zu einem weisen Leben.* Arkana.

(12) Tolle, E. (2015). E*ine neue Erde: Bewusstseinssprung anstelle von Selbstzerstörung.* Arkana.

Stichwortverzeichnis

Bildnachweis

Covermotiv:	Kerstin Klimenta (großes Motiv), Stefanie Reinke (oben links), Angela Stegmeyer (oben Mitte und rechts)
Covergestaltung:	Annika Naas
Fotos Innenteil:	Kerstin Klimenta: S. 24, 30, 37, 51, 63, S. 85 oben links, unten rechts, 154, 158, 173, 174, 181, 182, 193 Stefanie Reinke: S. 10, 12-13, 38-39, 52-53, 64-65, 144-145, 160-161, 165, 166 Saban Klimenta: S. 123, 131, 198-199 Angela Stegmeyer: alle übrigen Fotos
Models:	Wing-Yue Kan, Kerstin Klimenta, Stefanie Reinke, Elke Lang
Bild S. 162:	© Adobe Stock
Layout & Satz:	Annika Naas
Lektorat:	Dr. Irmgard Jaeger

Abonnieren Sie unseren kostenlosen Newsletter unter **www.dersportverlag.de**

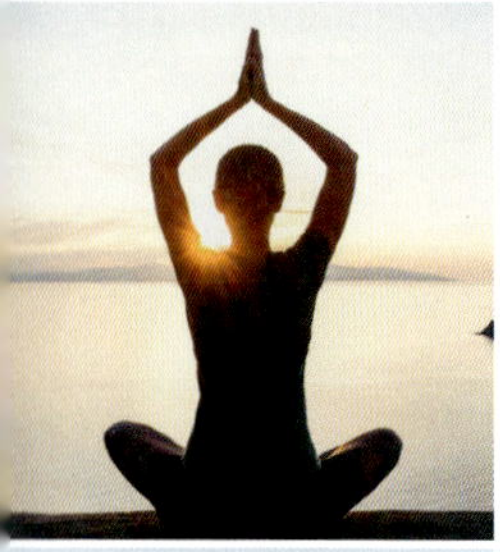

YOGA & ENTSPANNUNG

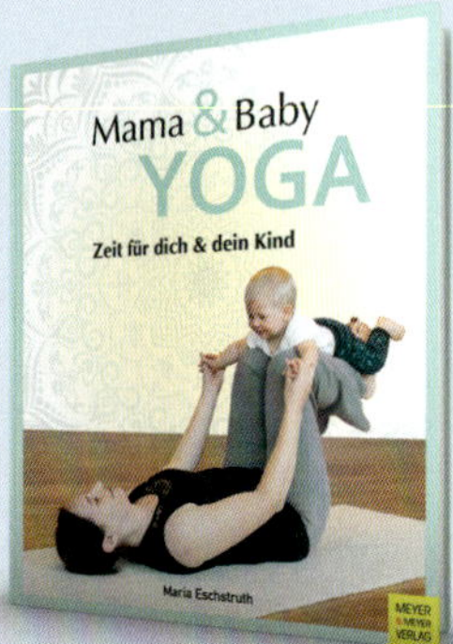

ISBN 978-3-8403-7845-4
ca. € [D] 22,00/[A] 22,70

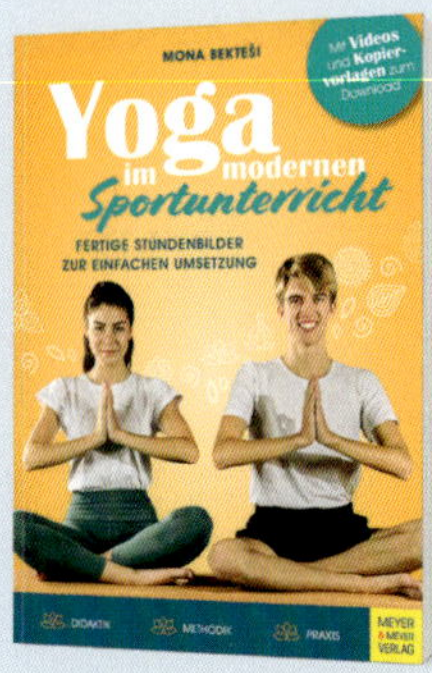

ISBN 978-3-8403-7821-8
ca. € [D] 24,00/[A] 24,70

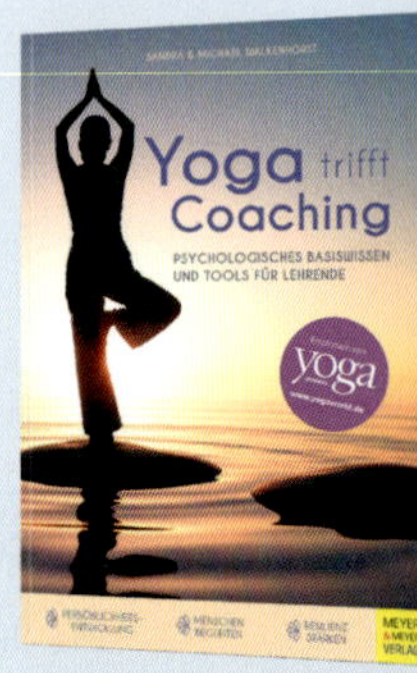

ISBN 978-3-8403-7722-8
€ [D] 28,00/[A] 28,80

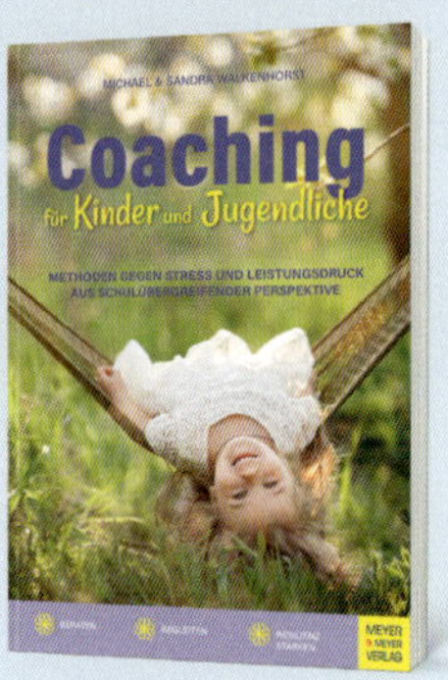

ISBN 978-3-8403-7820-1
ca. € [D] 30,00/[A] 30,90

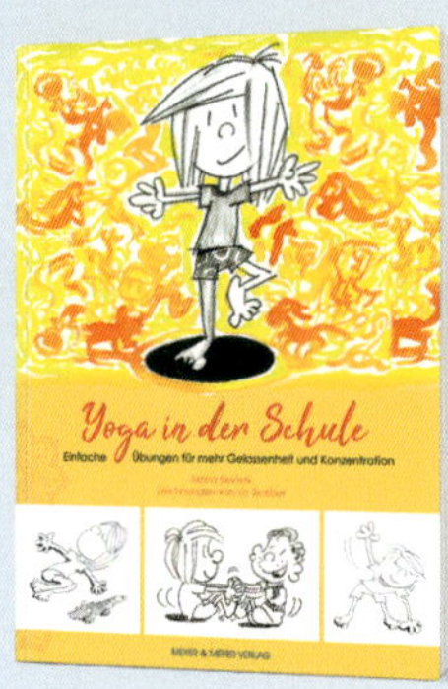

ISBN 978-3-8403-7697-9
€ [D] 24,00/[A] 24,70

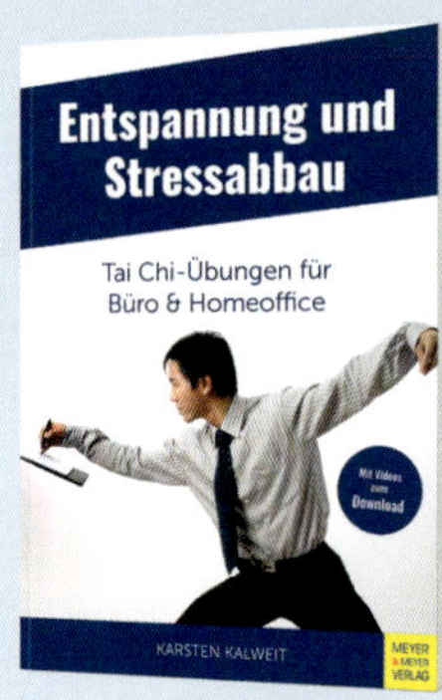

ISBN 978-3-8403-7818-8
ca. € [D] 24,00/[A] 24,70

* Preisänderungen vorbehalten und Preisangaben ohne Gewähr! ©Adobe Stock

MEYER & MEYER VERLAG

MEYER & MEYER Verlag
Von-Coels-Str. 390
52080 Aachen

Telefon 02 41 - 9 58 10 - 13
Fax 02 41 - 9 58 10 - 10
E-Mail vertrieb@m-m-sports.com
Webseite www.dersportverlag.de

Unsere Bücher erhalten Sie online oder bei Ihrem Buchhändler.

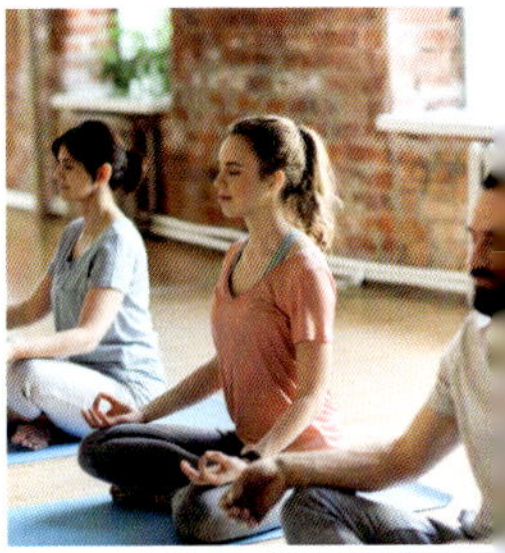

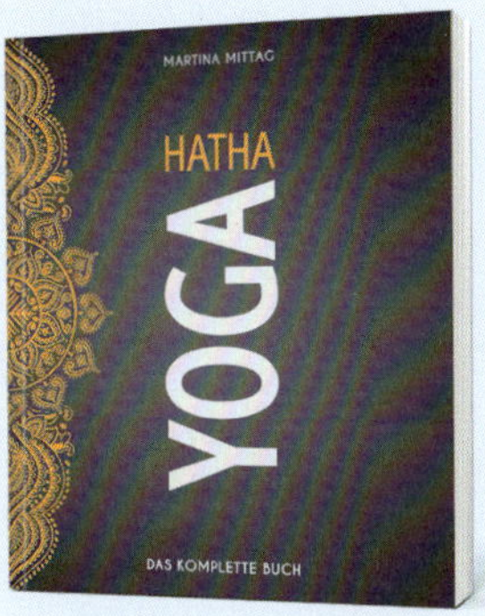
MARTINA MITTAG
HATHA
YOGA
DAS KOMPLETTE BUCH

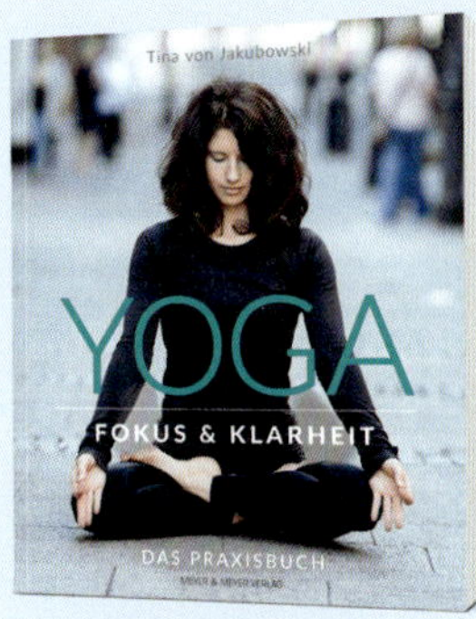
Tina von Jakubowski
YOGA
FOKUS & KLARHEIT
DAS PRAXISBUCH

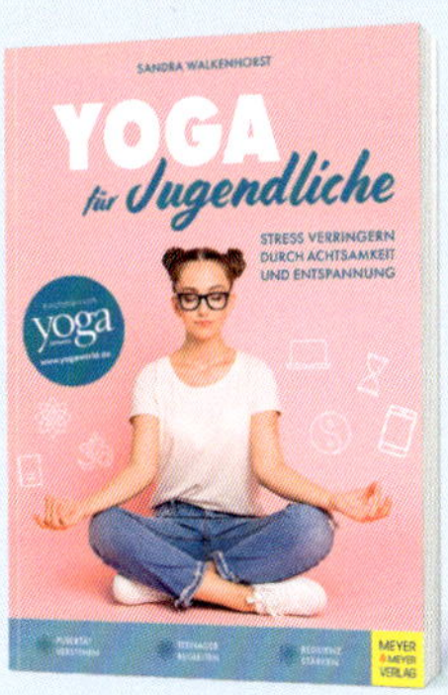
SANDRA WALKENHORST
YOGA
für Jugendliche
STRESS VERRINGERN DURCH ACHTSAMKEIT UND ENTSPANNUNG
yoga

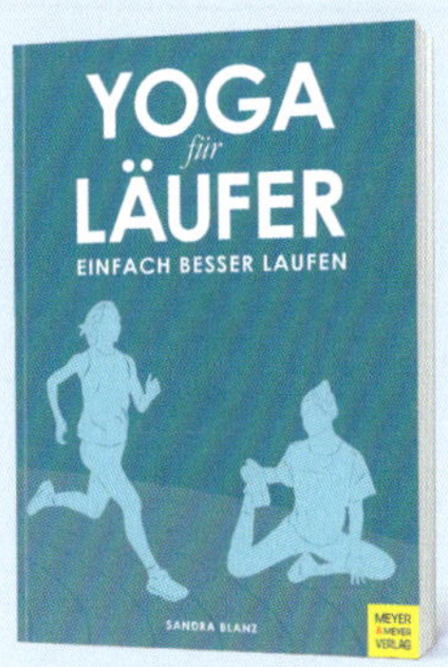
YOGA
für
LÄUFER
EINFACH BESSER LAUFEN
SANDRA BLANZ